Dieter Bürgin

Psychosomatik im Kindes- und Jugendalter

Psychosomatik im Kindes- und Jugendalter

Dieter Bürgin

unter Mitarbeit von Dorothee Biebricher,
Kai von Klitzing, Peter Riedesser, Barbara Rost und Joachim Schreiner

8 Abbildungen, 7 Tabellen

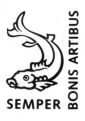

Gustav Fischer Verlag
Stuttgart · Jena · New York · 1993

Die Deutsche Bibliothek – CIP-Einheitsaufnahme
Bürgin, Dieter:
Psychosomatik im Kindes- und Jugendalter / Dieter Bürgin.
Unter Mitarb. von Dorothee Biebricher ... – Stuttgart; Jena; New York:
G. Fischer, 1993
  ISBN 3-437-00721-1

© Gustav Fischer Verlag · Stuttgart · Jena · New York · 1993
Wollgrasweg 49, D-70599 Stuttgart
Das Werk einschließlich aller seiner Teile ist urheberrechtlich geschützt. Jede Verwertung außerhalb der engen Grenzen des Urheberrechtsgesetzes ist ohne Zustimmung des Verlags unzulässig und strafbar. Das gilt insbesondere für Vervielfältigungen, Übersetzungen, Mikroverfilmungen und die Einspeicherung und Verarbeitung in elektronischen Systemen.
Gesamtherstellung: W. Röck, Weinsberg.
Printed in Germany

Vorwort

In den Praxen der Kinder- und Jugendmedizin, -psychiatrie, -psychologie, -psychotherapie und den entsprechenden Polikliniken und Kliniken sind Kinder und Jugendliche mit sogenannten psychosomatischen Krankheiten eine häufige Patientengruppe. Zu einer ganzheitlichen Erfassung einer in der Sprechstunde präsentierten Problematik solcher Patientinnen und Patienten gehört nicht nur die sorgfältige somatische Abklärungsuntersuchung, sondern auch das Verstehen der jeweiligen sozialen Einflüsse, der innerseelischen und innerfamilialen psychischen Strukturen und Dynamiken und schließlich auch der Wechselwirkungen zwischen diesen Perspektiven und Zugängen.

Den Faktoren der **Reifung** und **Entwicklung** kommt in den Lebensabschnitten der Säuglings-, Kinder- und Jugendzeit viel größere Bedeutung zu als beim Erwachsenen, vor allem der Einschätzung, ob der junge Patient in einem Normbereich situiert werden kann, in welchem die vorhandenen biologischen, intrapsychischen und interpersonalen **Ressourcen** ausreichen, um seine körperliche, seelische und soziale Entwicklung im gegebenen Umfeld zu ermöglichen, oder ob das Störungsgeschehen die Selbstregulationsfähigkeit überschreitet und äußere Hilfe unverzichtbar wird. Im vorliegenden Buch wird deshalb versucht, die genannten Krankheitsphänomene aus **entwicklungsbiologischer und -psychologischer** Sicht einerseits und auf dem Hintergrund **entwicklungspsychopathologischer** Kenntnisse und Erfahrungen andererseits darzustellen. In dieser Form soll dem von studentischer Seite her immer wieder geäußerten Wunsch nach einem Text entsprochen und die von den Patienten vermittelte Erfahrung weitergegeben werden. Der Text möchte dazu beitragen, den Studenten, angehenden Pädiatern, Kinder- und Jugendpsychologen und -psychotherapeuten sowie den Kinder- und Jugendpsychiatern in Ausbildung es zu erleichtern, die in den psychosomatischen Krankheiten oft enthaltenen – körperliche und interaktionelle Aspekte übergreifenden – **verkörperten Botschaften der Patienten und ihrer Umgebung** in ihrer Komplexität vertieft hören zu können und diesen, sowie ihrem Umfeld, mit Hilfe der daraus hervorgegangenen, integrativen Sicht, die den gegebenen Umständen angemessenste Behandlung angedeihen zu lassen.

Das Buch erhebt nicht den Anspruch, umfassend oder vollständig zu sein, sondern es folgt in erster Linie der Zielsetzung, den klinisch gehäuft auftretenden oder besonders schwierigen psychosomatischen Krankheitserscheinungen im Kindes- und Jugendalter nachzugehen. Die ausgeführten Krankheitsbilder wurden somit auf Grund ihrer klinischen Relevanz und der Häufigkeit ihres Vorkommens ausgewählt. Obwohl im allgemeinen Teil versucht worden ist, eine breitere theoretische Verständnisbasis aufzubauen, die in den nachfolgenden Kapiteln implizit enthalten ist, können die verschiedenen Beiträge des speziellen Teils durchaus aber auch einzeln gelesen und verstanden werden. Die praktischen Fallbeispiele – in Analogie zur großen Varianz klinischer Phänomene bewußt sehr unterschiedlich ausführlich dargestellt – sollen die Verbindung schaffen, um vom mehr Allgemeinen-Theoretischen zum mehr Spezifischen-Individuellen und zurück gelangen zu können.

Große Teile des Buches wurden in enger Zusammenarbeit mit langjährigen, klinischen Mitarbeiterinnen und Mitarbeitern der kinder- und jugendpsychiatrischen Universitätsklinik und -poliklinik in Basel gestaltet. Frau Dorothee Biebricher, Dipl.-Psych., war wesentlich an den Kapiteln «Eß-Störungen», «Adipositas» und «Asthma bronchiale» beteiligt. Dr. med. Kai von Klitzing übernahm zu weiten Teilen die Bearbeitung der Abschnitte «Entzündliche Darmkrankheiten» und «Tic-Störungen». Prof. Dr. med. Peter Riedesser war substantiell mitbeteiligt an den Ausführungen über «Konversion». Frau Dr. med. Barbara Rost gestaltete weitgehend die Abschnitte über «Eß-Störungen in der Adoleszenz» und «Hautkrankheiten»; zudem beteiligte sie sich auch an der Formulierung eines Fallbeispiels beim Kapitel «Konversion». Herr Joachim Schreiner, Dipl. Psych., arbeitete überwiegend die Passagen über «Enuresis» und «Enkopresis» aus.

Die klinische Erfahrung, Produktivität und Kreativität all dieser im Bereich der Kinder- und Jugendpsychiatrie und -psychologie sehr erfahrenen Kolleginnen und Kollegen ist somit in dieses Buch eingeflossen und hat es, gerade durch die manchmal leicht unterschiedliche Optik, bereichert und ergänzt.

Frau S. Kunz, die den Text global durchsah und korrigierte, den Mitarbeiterinnen unseres Sekretariats, Frau H. Hamberger und Frau K. Supka, vor allem aber Frau Margrit Ryser, die unermüdlich, mit großer Sorgfalt und Geduld sowie kritischer Hinterfragung, die Texte schrieb und umschrieb, gilt der besondere Dank.

Nicht zuletzt gilt unser Dank auch dem kurz vor dem Druck des Buches unerwartet verstorbenen Herrn H. Weder vom G. Fischer Verlag, der insofern auch am Anfang des Buches gestanden ist, als er den Anstoß dazu gegeben und mit seiner freundlich-unaufdringlichen, aber doch klar bestimmten Art auch die Ausgestaltung der Arbeiten im lebendigen Dialog mitbegleitet hat.

Dieter Bürgin

Aus Gründen der Lesbarkeit wurde im allgemeinen darauf verzichtet, bei Personennennungen (wie z. B. Patienten oder Ärzten) jeweils die Zweigeschlechtlichkeit (z. B. Patientinnen und Patienten) hervorzuheben.

Adressen der Autoren

Biebricher, Dorothee, Dipl.-Psych.
Kinder- und jugendpsychiatrische Universitätsklinik und -poliklinik,
Schaffhauserrheinweg 55, CH-4058 Basel

Bürgin, Dieter, Prof. Dr. med.
Kinder- und jugendpsychiatrische Universitätsklinik und -poliklinik,
Schaffhauserrheinweg 55, CH-4058 Basel

von Klitzing, Kai, Dr. med.
Kinder- und jugendpsychiatrische Universitätsklinik und -poliklinik,
Schaffhauserrheinweg 55, CH-4058 Basel

Riedesser, Peter, Prof. Dr. med.
Universitäts-Krankenhaus Eppendorf, Abt. Kinder- und Jugendpsychiatrie,
Martinistraße 52, D-2000 Hamburg 20

Rost, Barbara, Dr. med.
Kinder- und jugendpsychiatrische Universitätsklinik und -poliklinik,
Schaffhauserrheinweg 55, CH-4058 Basel

Schreiner, Joachim, Dipl.-Psych.
Kinder- und jugendpsychiatrische Universitätsklinik und -poliklinik,
Schaffhauserrheinweg 55, CH-4058 Basel

Inhalt

Vorwort	V
Adressen der Autoren	IX
Inhalt	XI

A. Allgemeiner Teil	1
Einleitung	3
Genetische Aspekte	11
Psychobiologie	14
Entwicklungspsychologie und Psychosomatik	26
Psychophysische Übergangsbereiche	42
Abklärungsuntersuchung und Klassifikation	53
Psychosomatische Störungen und Familiendynamik	64

B. Spezieller Teil	75
Konversionsstörungen	77
Eß-Störungen	99
Psychosoziale Gedeihstörungen und Minderwuchs	114
Drei-Monats-Kolik (Nabelkolik)	118
Rumination	119
Pica	121
Adipositas	122
Eßstörungen in der Adoleszenz: Anorexia nervosa	135
Bulimia nervosa	145
Entzündliche Darmerkrankungen (Colitis ulcerosa und Morbus Crohn)	151
Asthma bronchiale	166
Hauterkrankungen	176
Enuresis	180
Enkopresis	212
Tic-Störungen	230

Literatur	248
Register	261

Allgemeiner Teil

Einleitung

Gesundheit und Krankheit durchziehen alle Sphären des Lebens eines Kindes, Jugendlichen und seiner Eltern. Die körperlichen, psychischen und sozialen Bereiche werden dadurch betroffen, allerdings in jeweils sehr unterschiedlichem Ausmaß. Dies wird schon daraus ersichtlich, daß eine **Krankheit** leicht oder schwer, lokalisiert oder generalisiert, akut oder chronisch, einmalig oder rezidivierend sein kann. Aber neben der Art und den Charakteristika einer Krankheit spielen auch das Alter, das Temperament und die Intelligenz eines Kindes oder Jugendlichen eine Rolle. Es scheint, daß die Anpassungsleistungen proportional zur Intelligenzentwicklung verlaufen. Aber auch die Spezifitäten der Familie und diese der sozio-kulturellen Zugehörigkeit haben einen nicht zu vernachlässigenden Einfluß. Oft auferlegt Krankheit Einengungen in vielen Lebensbezügen und bewirkt Regression. Die optimale Auseinandersetzung mit ihr in Richtung «Gesundung» ist nicht nur abhängig von den individuellen, familialen, sozio-kulturellen und historischen Vorstellungen über die Phänomene von Krankheit und Tod, sondern auch vom Vermögen, weder völlig vom Krankheitsgeschehen überwältigt zu werden, d. h. sich übermäßig mit der Krankheit zu beschäftigen (Überakzeptanz), noch dieses zu minimalisieren oder zu verleugnen.

Obgleich der **Körper** über Jahrtausende hindurch gleich blieb, variieren die Vorstellungen, die sich der Mensch über seine Funktionen und Dysfunktionen machte, von geschichtlicher Epoche zu geschichtlicher Epoche, von Kultur zu Kultur. Er wurde z. B. als Instrument des Geistigen oder als eine Art Mini-Staat aufgefaßt. Bei dieser letzten Vorstellung allerdings stellt sich dann die Frage, welches gesellschaftliche Modell auf den Körper projiziert wird. Auch die Sprache, mit welcher über Krankheit gesprochen wird und die zur Verfügung steht, um Krankheitsempfinden auszudrücken, ist klassen-, geschichts-, familien- und kulturspezifisch (Boltanski, L., 1976).

In Stammesgesellschaften mit gleichen Symbol- und Glaubenssystemen, wo tradierte Rituale Probleme des einzelnen und des Kollektivs regeln, können gesellschaftliche Konflikte und soziale Spannungen gut mit Krankheit in Beziehung gebracht werden, da dort ein gesellschaftliches System besteht, das auf Gegenseitigkeitsstrukturen aufgebaut ist und nicht in soziale Klassen mit z. T. entgegengesetzten Interessen aufgespalten ist. «Wenn das Individuum keine andere Möglichkeit hat, seine Schwierigkeiten mit der Gesundheit, bzw. mit den Gruppen, mit welchen es zusammenlebt, auszudrücken und auszutragen, dann wird der Körper zum sozialen Ort, wo diese Konflikte inszeniert werden.» (Erdheim, M., 1989)

Die Steigerung der sozialen Komplexität, die Verschärfung sozialer Widersprüche und die Durchmischung von Kulturen hat in den westlichen Industrienationen zu einer Heterogenität geführt, die es immer schwieriger macht, gemeinsame Formen symbolischer Übereinkunft zu finden. Es gibt da keine allgemein geteilten Symbolsysteme mehr, welche es erlauben würden, den Sinn von Krankheit allgemeingültig zu verschlüsseln. Somit kann auch kein verbindliches Symbolsystem reaktiviert werden, dessen sozio-kulturelle Basis verschwunden ist. Denn solche Symbole sind mit bestimmten Lebenswelten verknüpft «und können nicht beliebig von einer Kultur oder Zeit auf eine andere übertragen werden ... die Sprache des Körpers ist offenbar zu einer Privatsprache geworden, die man nur durch Bezug auf die Lebensgeschichte des Individuums verstehen kann.» (a.a.O., pag. 29). Das Koordinatensystem überkommener Bedeutungen läßt sich nicht mehr mühelos über die gegenwärtige Wirklichkeit der westlichen Industrienationen legen. In jedem Einzelfall, und nicht nur bei Rentenbegutachtungen von Arbeitsemigranten und ihren Familien, ist die individuelle Psycho- und Somatodynamik, mit ihrem meist stimmungsabhängigen Bedeutungsgehalt, zu eruieren und danach diese auf dem jeweilig spezifischen, sozio-kulturellen Hintergrund zu interpretieren (Heberle B., 1989). Somit kommt, vor allem bei Kindern und Jugendlichen der ersten oder zweiten Generation von Arbeitsemigranten, aber auch bei der ursprünglichen Einwohnergemeinde, der Beziehung des Körpers zu bestimmten gruppenspezifischen Glaubensformen bei der Erkrankung, der Heilung und auch der Rehabilitation, eine nicht zu vernachlässigende Bedeutung zu.

Die Schwierigkeit, Sein und Haben auf einen Nenner zu bringen, hat in unserem Kulturbereich in der **dualistischen Auffassung** von Körper und Seele ihren Niederschlag gefunden. Ich **habe** einen Körper und ich **bin** ein Körper. Ich bin also etwas anderes als «nur» der Körper (und sein Zentralnervensystem), grenze mein Selbst von einem Nicht-Selbst ab. Der Begriff «**Leib**» als der belebte, beseelte Körper, faßt diese Tatsache zusammen, auch wenn wir sagen: «... wie er leibt und lebt.» «Leiben» hat einen Verweisungsgehalt. «Im Leiben geschieht Gebärde» (Condrau, C., 1989).

Die bisherigen wissenschaftlichen Bemühungen haben uns nicht in die Lage gesetzt, das Wesen des Psychischen und des Somatischen zu erfassen oder die beiden begrifflich gar zu fusionieren. Vertrat der Physiologe J. P. Müller 1840 noch ein Konzept einer psychophysischen Einheit von Organismus und der durch die Sinnesorgane interpretierten Umwelt, so übernahmen bereits seine Schüler (Dubois-Reymond, Brücke, von Helmholtz), auf dem Hintergrund des aufkommenden Industriezeitalters, die Newton'sche Mechanik in die Grundlagen der Medizin, was zur positivistischen Ansicht eines Vorherrschens physikalisch-chemischer Kräfte im Organismus führte und somit einer Medizin Vorschub leistete, die sich weitgehend als Biotechnik verstand (Uexküll, Th. v., 1990 a). Die somatische Medizin orientierte sich, – und das sehr erfolgreich –, an einem **biotechnischen Handlungssystem,** das den menschlichen Körper nach dem Paradigma einer hochkomplexen, physikalisch-chemischen Maschine behandelt. «Krankheit ist unter diesem Aspekt das Symptom eines Defizits an technischer Perfektion der Gesellschaft, und die Medizin hat die Aufgabe, diese Lücken zu schließen.» (a.a.O., pag. 17).

Die psychologische Medizin hingegen orientierte sich an der Psyche als einem «**historischen System**», das sich im Verlaufe seiner Entwicklung durch die schrittweise Sozialisierung biologischer Bedürfnisse ausgestaltet. Krankheit wird von ihr «als Defekt der Zeitgestalt der Sozialisierungsgeschichte eines Menschen» (und damit der Gesellschaft) verstanden, der von ihr kompensiert werden soll (a.a.O., pag. 18). Das **Sprechen** gewinnt in diesem Bereich die gleiche, fundamentale Funktion, wie das **Handeln** in der biotechnischen Medizin.

Uexküll (1990 c) unterscheidet drei Generationen psychosomatischer Theorien und Modelle:

1. Die erste Theorie leitet sich vom Freud'schen Modell der **Konversion** ab (vgl. auch Seite 77ff), das die symbolische Umsetzung konflikthafter Triebwünsche in körperliche Symptome zum Inhalt hat und bald als Patentrezept eine unkritische Verallgemeinerung erfuhr.

2. Das zweite Modell geht von einem **körperlich-materiellen** und von einem **psychisch-spirituellen** Sein aus, nach dessen psychophysiologischen Parallelismus körperliche und seelische Vorgänge, auf Grund einer geheimnisvollen Naturordnung, nebeneinander herlaufen, wobei die Kluft zwischen Psyche und Soma geheimnisvoll bleibt (Deutsch, F., 1959). Mitscherlich sprach diesbezüglich von «Gleichzeitigkeitskorrelationen».

3. Die Vorstellungen der dritten Generation versuchen, von der dualistischen Perspektive wegzukommen und monolineare Ursache-Wirkungs-Abfolgen zu überwinden. Sie beziehen die durch psychische Faktoren modulierten **Wech-**

selwirkungen zwischen Organismus und Umwelt stärker ein (z. B. die Streßreaktion; die fight-flight-Reaktion; die ergotrop/trophotrope Einstellung des vegetativen Nervensystems; die Hilflosigkeits-/Hoffnungslosigkeits-Konstellation (Henry I. P. u. Stephens P. M., 1977) und orientieren sich an den Strukturen dynamischer, **lebender Systeme,** deren Interaktionen durch **kreisförmige Abläufe** gekennzeichnet sind (z. B. die Modelle des Funktionskreises (Uexküll, v. J., 1920), des Gestaltkreises (v. Weizsäcker, V., 1950), der Zirkulärreaktion (Piaget, J.), des Regelkreises (Wiener, N.,) und des Situationskreises (zit n. Uexküll, v. Th. u. Wesiack, W., 1990, pag. 21). Diese Denkweise bewegt sich aus einer dyadischen in eine triadische Betrachtungsweise und bezieht den Beobachter (z. B. zwischen Seelischem und Körperlichem oder zwischen Organismus und Umgebung) als Systemvariable ein und stellt somit die Wechselbeziehung der verschiedenen Teile eines als System konzipierten Ganzen zueinander in den Vordergrund. Psychosomatik wird dadurch zu einer **Medizin der Beziehungen** im weitesten Sinne des Wortes. Solche Beziehungsgeschehnisse sind als Wechselwirkungen auch sich bildende Strukturphänomene, die sich durch stete Integration von Actio und Reactio, von Leistung und Gegenleistung, andauernd umgestalten und von einer Unzahl von **biologischen, psychologischen und sozialen Variablen** mitgestaltet werden. Sie benennen so die durch gegenseitige Abhängigkeiten untrennbar miteinander verbundenen Teilperspektiven eines Ganzen, das auf Grund der Beschränkungen, die der Conditio humana inhärent sind, nur durch eine Art integrierende Summierung erfaßt werden kann.

Die Beziehungsabläufe in lebenden Systemen werden durch **Zeichenprozesse** getragen, d. h. Reize werden als Zeichen von einem bestimmten Bedeutungsgehalt interpretiert und mit solchen beantwortet.

Jeder Mensch lebt in seiner eigenen, spezifischen, individuellen, körperlich-seelischen Wirklichkeit, in die er auch wie eingeschlossen ist. Seine Wahrnehmungen, Gefühle, Wünsche und Gedanken existieren für ihn bewußt nur dann und können auch nur dann von bedeutungsvollen Personen seiner Umwelt wahrgenommen werden, wenn sie im **Kommunikationssystem** seiner Familie und Umwelt, in einer **intersubjektiv geregelten Sprache,** Ausdruck finden, so daß die subjektiven Erlebniselemente durch transsubjektive Kanäle sprachlicher und nicht-sprachlicher Art überindividuell verknüpft werden können. Lebende Systeme «kodieren alle Einwirkungen zu Zeichen und Antworten auf Zeichen» (a.a.O. pag. 22). Jedes Zeichen besteht aus einem Vehikel und mindestens einer, meist mehreren, Bedeutungen, d. h. aus einer Information für den Empfänger (Sebeok, Th., 1979). Auch die Körpersprache des gesunden oder des kranken Leibes ist ein, allerdings oft sehr verschlüsseltes, Kommunikationsangebot. So gesehen entspricht jegliches körperliche oder psychische Symptom, aber auch jegliches Handeln oder Sprechen, einem komplexen Zeichensystem, dessen verschiedene, offene oder versteckte Bedeutungen und Mitteilungsbereiche es im Dialog gemeinsam zu entschlüsseln gilt.

Aber bereits die Volkssprache enthält viel von einem allgemeineren Sinn- und Bedeutungsgehalt eines Organs und dessen Störungen, da sich dem psychosomatisch kranken Menschen sein Leiden weitgehend körperlich eröffnet. Andere Bedeutungsinhalte oder verstehbare Gebärden einer Störung mögen sich aus der Funktion eines Organs, die ja bei allen Menschen auf der biologischen Ebene die gleiche bleibt, ergeben (z. B. für das Mund-/Rachen-/Magen-/Darm-System: Aufnehmen, Ausstoßen, Zerkleinern, Behalten, Verarbeiten, Zerlegen, Ausscheiden, Weggeben, Zurückbehalten etc.) (Condrau, C., 1989).

Schmerz ist sowohl ein inneres Signal aus dem Körper für das Zentralnervensystem oder, auf der psychischen Ebene, ein Phänomen, das dem Subjekt eine Kränkung oder eine psychische Verletzung/Störung anzeigt (z. B. bei Verlust eines geliebten Menschen), als auch ein fokussiert oder freiflottierend nach außen gerichtetes Signal für andere, um vom eigenen, leidhaften Zustand Kunde zu geben. Er vermittelt eine Art Negativbild von Wohlgefühl. Mit dem Fortschreiten der zivilisatorischen Prozesse scheint die Schmerzempfindlichkeit anzusteigen. Auch suchen Angehörige unterer sozialer Klassen oft erst dann ärztliche oder psychotherapeutische Hilfe, wenn das Krankheitsgefühl sehr stark geworden ist und/oder die körperliche bzw. seelische Fehlfunktion massive Einschränkungen auferlegt hat (Erdheim, M., 1989).

Da die Schmerzsignale aus Kopf, Brust und Bauch – vom vegetativen Nervensystem innervierte Organe – viel schwieriger zu diskriminieren sind als solche aus der Peripherie, stellen diese Körperregionen auch bevorzugte Orte für funktionelle Schmerzsyndrome bei Kindern und Jugendlichen dar (z. B. Bauch- oder Kopfweh). Körperlicher Schmerz wird im allgemeinen erst vorbewußt evaluiert und dann mit visuellen und taktilen Wahrnehmungen zu diskriminieren versucht, was an den genannten Körperbereichen besonders schwer fällt. Bei chronischen Schmerzen geht fast der gesamte Mitteilungs- und Symbolcharakter dieser Empfindung verloren (Lask, B. u. Fosson, A., 1989). In den meisten Gesellschaften werden körperliche Schmerzen und körperliche Krankheiten besser akzeptiert als seelische Schmerzen und psychische Krankheiten.

Bei den in vielen Ländern zu beobachtenden **Migrationsbewegungen** verlassen Eltern mit ihren Kindern, meistens auf Grund sozialer und ökonomischer Motive oder wegen kriegerischer Auseinandersetzungen, ihre Heimat, in der Hoffnung auf persönliche und wirtschaftliche Sicherheit und sozialen Aufstieg. Im Aufnahme- oder Gastland verlieren die idealisierten Vorstellungen oft bald ihre Potenz und münden in das Erleben einer Desillusionierung, die durch xenophobe Tendenzen und durch eine von harten (ökonomischen) Gesetzen geprägte Realität gefördert wird. Oft ist die Remigration ins wirtschaftlich oder sozial unsichere Herkunftsland, das die Sicherheit gebende Infrastruktur des Gastlandes vermissen läßt, auch wegen der erfolgten Entfremdung, in höherem Maße erschwert. In den Gastländern steht vielfach ein gut ausgebautes Netz von Zuwendung und Hilfe erteilenden Institutionen zur Verfügung, wenn der schmerzende oder dysfunktionale Körper, auf Grund des Verlusterlebnisses und einer nicht erfolgten, emotionalen Auseinandersetzung mit dem Migrationsgeschehen, zum Austragungsort solcher Spannungen geworden ist.

Der psychosomatischen Symptomatik als Stabilisationsversuch bei umfassenden Schmerzen und Nöten (bei Eltern handelt es sich oft um Rückenbeschwerden [Liatowitsch, A., 1989]) ist nicht einfach zu begegnen. Sie macht wegen ihres Auslassungscharakters, d. h. des Fehlens einer medikamentös behandelbaren, körperlichen Krankheit oder einer seelischen Trauerreaktion, die unter sozial normierten und akzeptierten Bedingungen vielleicht hätte auftreten können, aber im veränderten gesellschaftlich-kulturellen Kontext keinen Platz fand, die Helfenden oft hilflos.

Auch bei Kindern und Jugendlichen, die auf Grund eines Tumors oder einer schweren Verletzung (z. B. bei Verkehrsunfall) eine Extremitätenamputation erleiden mußten, zieht das Gefühl, körperlich nicht mehr ganz zu sein, eine tiefe **Verlustreaktion** nach sich, die, bei einer Unfähigkeit oder Unmöglichkeit zu trauern, eine depressive Entwicklung, eine Flucht nach vorne in die Verleugnung oder vielfältige Rehabilitationsbeschwerden zur Folge haben kann (Bürgin, D., 1978; Haefliger, J., 1989).

Der Verlust der Fähigkeit zu leiden, d. h. seelischen oder körperlichen Schmerz zu empfinden und auszuhalten, gehört zur «Krankheit, nicht krank sein zu können» (Müller-Eckard, H., 1954), zu einer Welt mit dem Leitbild von «Psychoathleten» (Richter, H. E., 1990), deren Fitneß und Potenz durch keinerlei Belastungen und Zumutungen beeinträchtigt werden kann und zur Ideologie der Machbarkeit, in der die Medizin immer perfekter gegen Krankheit schützen muß. Richter spricht vom Prinzip der «Entinnerlichung» als demjenigen Tatbestand, daß «man die psychische Innenwelt in technischen Modellen wie Streß, kybernetischen Prozessen und Verhaltensmodifikationen aufgehen und verschwinden läßt.» (a.a.O., pag. 321). «Oft wird bei psychosomatischen Beschwerden gar nicht erst gefragt, was diese an unbewältigten inneren oder psychosozialen Konflikten signalisieren» (pag. 320). Aber gerade in einer unerträglichen Lebensatmosphäre kann der Leib sich einem zerstörenden Geschehen verweigern und krank werden. Beim Bemühen, ohne furor sanandi zur Verhütung und Heilung beizutragen, muß sich der Arzt auch in dieser Situation stets eine Art Ehrfurcht vor der Krankheit bzw. der beeinträchtigten Gesundheit des Patienten, wie alt dieser auch immer ist, bewahren.

Eine größere Zahl von Kindern und Jugendlichen trägt Ängste in sich, die aus der Wahrnehmung ökologischer, demographischer und atomarer Gefahren stammen und die oft mit einer pessimistischen, mit Katastrophen verbundenen Zukunftsperspektive verknüpft sind, über die sie, wegen der kollektiven Verdrängung, kaum mit der älteren Generation sprechen können. Auch solche Ängste können ihren Ausdruck über den Körper finden (Petri, H., 1986).

Symptombildung und Krankheit zielen beide darauf hin, sowohl eine Störung zum Verschwinden zu bringen als auch – allerdings in verkleideter Form – sich über diese den anderen mitzuteilen und darin wahrgenommen zu werden. So gesehen rufen Symptome und Erkrankungen nach Hilfe und Abhilfe, entsprechen einem «noch nicht geglückten, aber auch nicht ganz untauglichen Versuch» zur Selbstheilung. Krankheit ist ein «menschliches Angebot», denn es fehlt ja etwas (Muschg, A., 1990, pag. 191). Das betroffene Organ verkörpert allerdings nicht so sehr die Störung, sondern es zeigt sie an. Das Kranksein wird zum krisenhaften Versuch, sich mit etwas Lebenswichtigem und Lebensgefährlichem zugleich auseinanderzusetzen. Sie zeigt an, daß die Störung größer ist als das momentane Vermögen eines Patienten, sie auszugleichen. Deshalb sucht dieser nach Begrenzung seines Leidens, vor allem nach Eindämmung von Angst, um überhaupt eine Mobilisierung seiner Ressourcen möglich zu machen. Vor der Angst war wohl ein Mut und eine Bereitschaft da, «einen Mangel einzuräumen und eine Schwäche zuzulassen.» Eine Erkrankung kann aus dieser Sicht als Leistung des Ich verstanden werden, durch die Schlimmeres verhütet wird, als eine Geschichte, die dieser Patient mit diesem Körper erzählt. Sie enthält aber auch die Beschämung, zu ihr als Ersatz gegriffen zu haben. In jedem Falle ist sie eine «Information von hohem sozialem und kulturellem Allgemeininteresse.» (a.a.O., pag. 196). Ist Krankheit «eine Chiffre in der Sprache unseres kollektiven Körpers», so zeigt sie eine umfassende Gleichgewichtsstörung des Individuums an (a.a.O., pag. 204).

Jeder Patient bringt mindestens eine Ahnung davon zum Arzt mit, auf welche Weise seine Krankheit im Detail mit seiner Persönlichkeit und seiner Geschichte zu tun hat. Er hat eine indirekte Sprache, nämlich die einer **verkörperten Botschaft** gewählt. Er gibt «die für ihn richtige, heilsame Antwort durch sein Verhalten, durch unzählige Signale bekannt» (a.a.O., pag. 197). Aber er braucht dazu ein Gegenüber mit «Wahrnehmungsbereitschaft und Kompetenz als Leser eines menschlichen Körpers» (a.a.O., pag. 191), das mit der Diagnosestellung ihm nicht die Krankheit enteignet, sondern davon ausgeht, daß der Patient krank ist und nicht eine Krankheit hat, das sich nicht «als Gefährte verweigert, [und] seinerseits nur dort zu suchen fortfährt, wo er Licht hat ...» (a.a.O., pag. 195). Nur wenn sich der Arzt dem Leiblichen entlang tastet, nicht auf der Flucht vor seiner eigenen Angst dem Patienten den Weg zur Anerkennung seiner Krankheit abschneidet, wird er imstande sein, sich rechtzeitig zum Helfer des Gelingens der Selbstheilungskräfte des Patienten zu machen, dessen unbewußtes Wissenspotential freimachen zu helfen und «in jeder Krankheit, statt einem bloßen Defekt, ein Stück Lebensarbeit zu sehen und sie, statt als Feind zu behandeln, als Nachricht zu verstehen» (a.a.O., pag. 202).

Genetische Aspekte

Viele psychische Risikofaktoren eines Kindes oder Jugendlichen sind mit psychischen Störungen bei den Eltern verbunden und erscheinen somit umweltbedingt. Sie könnten aber auch durch **genetische Einflüsse** entstanden sein. Die Frage, welcher Art denn die gegenseitigen Interaktionen zwischen genetischen und umweltbedingten Faktoren bei ihren Einwirkungen auf die Entwicklung oder Erkrankung eines Kindes oder Jugendlichen sind, hat bisher, neben einzelnen, eindeutig determinierten Gegebenheiten, zu vielen Beispielen einer wechselseitigen Abhängigkeit geführt, obwohl gerade die empirischen Hinweise für die Bedeutung genetischer Faktoren anhaltend zugenommen haben (Rutter, M. et al., 1990 a).

So sind z. B. bei der Determinierung der Körpergröße hereditäre Faktoren in starkem Ausmaß beteiligt. Dennoch konnte man in den westlichen Industrienationen eine massive Zunahme der durchschnittlichen Körpergröße in diesem Jahrhundert beobachten, wahrscheinlich aufgrund besserer Ernährungsbedingungen. Als weiteres Beispiel kann die Tatsache gelten, daß bei genetisch gleichartigen Menschen günstigere familiale Bedingungen beim einen zu höheren Intelligenzquotienten führen als beim anderen, der unter ungünstigen familialen Bedingungen aufwuchs, obwohl auch hier hereditäre Faktoren sehr bedeutsam sind. (Tizard, J., 1975; Schiff, M. u. Lewontin, R., 1986).

Genetische Einflüsse scheinen im Verlauf der Entwicklung eines Individuums zuzunehmen (Plomin, R., 1986). Die Untersuchungen monozygoter und dizygoter Zwillingspaare, die verschiedenen Orts aufwuchsen und bezüglich einer bestimmten Krankheit konkordant oder diskordant waren, Studien über gesunde und kranke adoptierte Kinder und Jugendliche und ihre gesunden oder kranken leiblichen Eltern, Erhebungen über die familiale Häufung bestimmter Störungen sowie Chromosomenanalysen und molekulargenetische Analysen (z. B. DNA-Fingerprinting) zeigten immer wieder auf, wie, im Bereich der Kinder- und Jugendpsychiatrie und -Psychosomatik, multifaktorielle Modelle, an denen mehrere Gene beteiligt sind, bezüglich ihrer Schwellenwerte nur schwer zu überprüfen sind. Es ist insbesondere auch schwierig, den Phänotyp eines klinischen Zustandsbildes, dem ein bestimmter Genotyp zugrunde liegt, genau zu definieren. Zudem kann jedes Gen eine sehr unterschiedliche Expression haben, die im übrigen auch im Zeitverlauf der Entwicklung noch veränderlich sein mag.

Auch könnte sich ein und dieselbe Krankheit in verschiedenen Erscheinungsformen manifestieren oder z. B. das Risiko für eine andere Erkrankung erhöhen. Schließlich ist jeweils auch die Validität von Annahmen über Kontinuität/ Diskontinuität partiell genetischer Einwirkungen im zeitlichen Verlauf einer Krankheit zu überprüfen (z. B. bei delinquentem, antisozialem Verhalten, das bei Jugendlichen in viel geringerem Maß genetisch mitbedingt zu sein scheint als bei Erwachsenen). Viele Krankheiten treten im Kindes- und Jugendalter zusammen mit anderen in Erscheinung. Die Bedeutung und Häufigkeit dieser Komorbiditäten ist vielfach nicht klar. Es könnte aber sein, daß eine Krankheit das Risiko für eine andere erhöht oder auch, daß eine gleichzeitig auftretende, unterschiedliche Symptomatologie vom gleichen Risikofaktor herstammt. So mag eine klinisch homogene Störung genetisch eventuell gar nicht homogen sein.

Selbst wenn man die jedem Design einer Studie innewohnende Aussagebegrenzung durch Kombination und Vergleich von verschiedenen Studien, durch Ausschluß von komplizierenden Komorbiditäten (z. B. Angstkrankheiten und Störungen depressiver Art) und durch Limitierung auf einen bestimmten Entwicklungsabschnitt auszugleichen versucht und ein genetisch relevanter Faktor nachgewiesen wird, so bleibt doch stets noch zu klären, in welcher Form und auf welche Weise dieser wirksam wird, mittels welcher Mechanismen er sich realisiert. Dies kann über verschiedene Wege erfolgen, z. B. über Einwirkungen auf die Ausgestaltung des Temperamentes, auf die Entwicklung der Sensibilität bzw. Vulnerabilität gegenüber Umweltfaktoren, auf Umweltfaktoren selbst (z. B., daß ein Individuum auf Grund seiner genetischen Störung viel ungünstigeren psychosozialen Situationen ausgesetzt ist) oder auch auf Kombinationen davon (Rutter, M. et al., 1990 b).

Nur einige und wahrscheinlich recht wenige Krankheitsbilder im Bereich der Kinder- und Jugendpsychiatrie dürften auf einzelne, dominante Gene (z. B. bei Huntington'scher Chorea solche auf Chromosom 4, bei der tuberösen Hirnsklerose solche auf Chromosom 9) oder auf chromosomale Aberrationen (Mongolismus: Trisomie 21; Klinefelter Syndrom: XXY-Konstellation; bei 10% aller schweren psychischen Retardationen: fragiles X-Chromosom) zurückzuführen sein. Es fehlen im Bereich der gesamten Psychiatrie bisher auch Phänomene, die alle Kriterien, die an einen genetischen Marker gestellt werden, erfüllen würden (z. B. Erblichkeit, Spezifität für eine bestimmte Bedingung, State-Unabhängigkeit, Erzeugung eines höheren Erkrankungsrisikos bei Verwandten).

Könnten das Ausmaß der genetischen Heterogenität einer Störung und die Art des Einflusses überzeugend umschrieben werden, ließen sich auch die Stärke und die Art des Einflusses von Umweltfaktoren exakt bestimmen und wären schließlich die wechselseitigen Einflüsse erfaßbar, so müßten, als Folge der Ergebnisse dieser Forschungen, die diagnostischen Kriterien in den bisher gängigen Klassifikationssystemen neu definiert werden. Bei den häufigen Tic-Krankheiten und dem viel selteneren Syndrom von Gilles-de-la-Tourette (s. S. 231, 232) wirken relativ wesentliche genetische Faktoren und Umweltkomponenten eng verflochten zusammen, wie sich neulich nachweisen ließ. Möglicherweise können das Tourette-Syndrom, chronische Tics und die Symptome der ausgeprägten Zwangskrankheit als ein ähnlicher Phänotyp angesehen werden, der über ein und dasselbe, autosomal-dominante Gen beeinflußt wird (Rutter, M., et al., 1990 b). Auch bei der Anorexia mentalis stellt sich immer wieder die Frage, ob es eine genetische Prädisposition gibt, d.h. eine Persönlichkeitsvariable mit bestimmter Vulnerabilität. Die bisherigen Ergebnisse sind diesbezüglich aber noch keineswegs schlüssig.

Psychobiologie

Neben den genetischen Einflüssen kommt der **Psychobiologie** als Bindeglied zwischen der Seele und dem Körper eine übergreifende Rolle zu (Gröbe, H., 1990), da die beiden aus der dualistischen Sicht des Menschen stammenden Wissenschaften (Physiologie und Psychologie) zwar von ihrem jeweiligen Standpunkt her Definitionen der Psyche oder des Körpers geben können, «niemals aber in der Lage sind, den anderen Standort zu bestimmen oder gar zu erkennen» (a.a.O., pag. 32). Die Psychobiologie versucht abzuklären, wie Steuerungen in biologischen Funktionskreisen, unter Berücksichtigung auch molekularer Prozesse, in ihren Wechselwirkungen mit Reizen aus der Außenwelt verlaufen. Sie kümmert sich sowohl um organspezifische Regulationsmechanismen als auch um die Einflüsse des Zentralnervensystems auf diese peripheren Steuerungsvorgänge (neuronale und humorale Aktivität oder Blockierung) und schließlich auch um die Aufnahme und Verarbeitung von Signalen aus dem Körper und aus der Umwelt in den entsprechenden kortikalen und subkortikalen Gehirnabschnitten.

Als **Belastung** und **Streß** muß jeder Außenreiz gelten, der eine genügend große Intensität besitzt, um eine unlustbetonte, emotionale Reaktion hervorzurufen. Die Streßreaktion ist die individuelle Antwort biochemischer, physiologischer und/oder psychologischer Natur auf den Belastungsreiz. Die verschiedenen Stressoren müssen eine kritische Grenze von Intensität überschreiten, um eine bestimmte Krankheit, wie z. B. das Asthma bronchiale, auszulösen.

Jede **Belastung** des Ichs, welche seine momentane Verarbeitungsfähigkeit überschreitet, stellt eine Überforderungssituation dar. Es handelt sich dabei um einen relativen Begriff, der von der Art der Belastung ziemlich unabhängig ist, hingegen vom Alter des Patienten, von seiner Ich- (d.h. Verarbeitungs-)Stärke und von der puffernden Wirkung der Umwelt mitbestimmt wird. Die Belastung selbst ist in ihrer Auswirkung außerordentlich abhängig von der Erwartungslage des Kindes, von der Möglichkeit einer vorwegnehmenden Verarbeitung (worry work) und auch von der stützenden Hilfsfunktion, die Erwachsene ausüben können. Eine Bewältigung im voraus kann wie eine Art psychologischer Immunisierung (Kliman, G., 1973) verstanden werden, bei der die traumatisierenden Belastungsfaktoren in zuträglichen Dosen mittels der Phantasie bearbeitet werden können. Je nach Art der Anpassungs- oder Abwehrleistungen, welche durch die Belastungen ausgelöst werden, sprechen wir von psychiatrischen, von psychosomatischen Symptomen/Syndromen oder von Verhaltensstörungen.

Belastung ist also meist etwas Subjektives. Dennoch aber gibt es Reize, die bei fast allen Menschen zu Streßreaktionen führen (Garmezy, N. u. Rutter, M., 1985). Zu solchen Belastungsfaktoren gehören für ein Kind oder einen jugendlichen Menschen:

1. Der Verlust einer wesentlichen, d. h. für das Kind oder den Jugendlichen bedeutungsvollen Person durch Tod, Trennung oder Scheidung.
2. Die anhaltende Abweisung, ein Mangel an affektiver Zuwendung (Deprivation), Vernachlässigung oder Mißhandlung.
3. Eine schwere gesundheitliche Störung der Eltern, insbesondere eine solche psychischer Art.
4. Chronisch gestörte familiale Beziehungen oder schwere eheliche Störungen mit beeinträchtigten Kommunikationsmustern in der Familie.
5. Ereignisse, die größere Anpassungsleistungen erfordern (wie z. B. die Geburt eines Geschwisters, Schulwechsel etc.).
6. Massive Traumata wie Unfälle, Verletzungen, schwere Krankheiten, Vergewaltigungen, Obdachlosigkeit, Arbeitslosigkeit, Flucht, Folter.

Stets ist aber auch nach **protektiven Faktoren** zu suchen, die dem Individuum in Zeiten größerer Belastung Schutz vermitteln und somit eine Ressource gegen Erkrankung und für eine schnellere Genesung darstellen (Rutter, M. u. Cox, A., 1985). Zu solchen zählt eine gute Beziehung zu einem Elternteil oder zu den Geschwistern sowie alles, was eine Stabilisierung des Selbst(wert)gefühls ermöglicht oder dieses unterstützt (z. B. Sicherheit, Liebe, Respekt, Anerkennung von Bemühung und Leistung, Freude an Wachstum und Entwicklung). Apley, J. (1982) nannte solche Faktoren «emotionale Vitamine».

Neuroendokrinologische Aspekte

Unter den endogenen Substanzen, die im Organismus als Signalstoffe wirken, lassen sich 3 Hauptgruppen unterscheiden (Voigt, K. H. u. Fehm, H. L., 1990): (s. Tab. 1)

Tabelle 1: Aufstellung der heute bekannten endogenen Signalsubstanzen im nervalen und endokrinen System. Die Gruppe A (Neuropeptide) wird wahrscheinlich in der nächsten Zeit noch deutlich vergrößert werden.

A. **Peptide, die im Nervengewebe nachgewiesen worden sind und wahrscheinlich auch dort produziert werden.**
  1. *Hypophysen-Hormone*
     POMC-Peptide (ACTH, MSH, β-Endorphin)
     STH (Somatotropes Hormon)
     Prolaktin
  2. *Hypothalamische Peptide*
     Vasopressin
     Oxytocin
     TRH (Thyreotropin-Releasing-Hormon)
     Gn-RH (Gonadotropin-Releasing-Hormon)
     CRF (Corticotropin-Releasing-Faktor)
     GH-RH (Wachstumshormon-Releasing-Hormon)
     Somatostatin
     Pro-Enkephalin-B-Peptide
  3. *Darmpeptide*
     Neurotensin
     Pro-Enkephalin-A-Peptide
     VIP (Vasoaktives intestinales Peptid)
     CCK-8 (Cholecystokinin-Oktapeptid)
     Substanz P
     Bombesin
     Insulin
     Glukagon
     Pankreatisches Polypeptid
     Neuropeptid Y
     Sekretin
  4. *Andere*
     ANP (Atriales natriuretisches Peptid)
     Bradykinin
     Angiotensin II
     Carnosin, Homocarnosin
     Schlafpeptid(e)
     Hydra-Kopf-Aktivator
     (CGRP) Calcitonin gen-related peptid

B. **Hormone, von endokrinen Zellen produziert**
  1. *Hypophyse*
     STH (Wachstumshormone)
     POMC-Peptide
     PRL (Prolaktin)
     TSH (Thyreoidea-stimulierendes Hormon)
     LH (Luteotropes Hormon)
     FSH (Follikel-stimulierendes Hormon)
  2. *Endokrine Drüsen*
     Schilddrüsenhormone (T_3 und T_4)
     Glukokortkoide
     Mineralokortikoide
     Östrogene, Gestagene, Androgene

C. **Neurotransmitter, von zentralen und peripheren Neuronen produziert**
   Acetylcholin
   Adrenalin
   Noradrenalin (NA)
   GABA (γ-Aminobuttersäure)
   Serotonin
   Dopamin (DA)
   Glycin

Aus: Voigt K. H. u. Fehm H. L., 1990

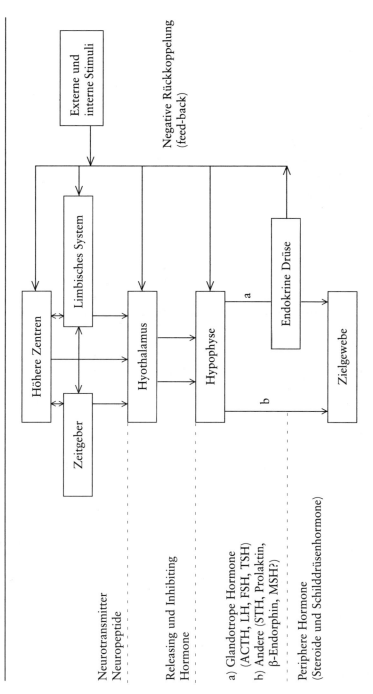

Abb. 1: Ein allgemein für neuroendokrine Regelkreise gültiges Schema. Der Terminus «Zeitgeber» soll die verschiedenen rhythmischen Zentren (zirkadian, episodisch, zyklisch) vertreten. Nicht berücksichtigt ist die efferente nervale Steuerung einiger peripherer endokriner Organe, z. B. der Nebennierenrinde.
(Aus: Voigt K. H. u. Fehm H. L, 1990)

- Hormone
- Neuropeptide
- Klassische Neurotransmitter

Ihr Zusammenwirken in Form neuroendokriner Regelkreise ist in Abb. 1 dargestellt.

Hormone werden im menschlichen Organismus in Zellen der endokrinen Organe (z. B. Hypophyse, Nebenniere, Schilddrüse, Magen-Darm-Trakt), Neuropeptide und Neurotransmitter in Nervenzellen des Zentralnervensystems und des peripheren Nervensystems (Neurosekretion) hergestellt. Alle diese der Signalübermittlung dienenden Substanzen sind in komplexe Regelkreise eingebettet. Die endokrin aktiven Zellen geben ihre Produkte vorwiegend in den Blutkreislauf, z. T. aber auch ins Nachbargewebe, ab (z. B. im Magen-Darm-Trakt).

Die Schilddrüsen-, Gonaden- und Nebennierenrindenhormone (Steroide) vermögen im allgemeinen die Blut-Hirn-Schranke zu überwinden und wirken somit auch im Zentralnervensystem. Bei endokrinen Störungen können sie, im Sinne eines somatopsychischen Geschehens, charakteristische psychische Veränderungen bewirken.

Neuropeptide werden als Vorstufen-Moleküle im endoplasmatischen Retikulum der Nervenzellen gebildet und im Golgi-Apparat zu Sekretgranula verdichtet. Diese werden dann zur Zellmembran transportiert. Unterwegs werden die bioaktiven Endprodukte durch spezifische Enzyme von den Vorstufen-Molekülen abgetrennt und weiter umgewandelt, so daß aus den Vorstufen-Molekülen schließlich mehrere aktive Substanzen entstehen. Die Granula werden, auf entsprechende Reize hin, durch Exocytose von der Zelle abgegeben. An den Membranen der Effektorzellen (z. B. Drüsenepithel, glatte Muskulatur der Gefäße und des Magen-Darm-Traktes, Herzmuskulatur) passen sie, auf Grund komplementärer molekularer Strukturen, genau in entsprechende Bindungsstellen (= Rezeptoren) und übermitteln dadurch, wie ein Codewort, ihre Information. Sie wirken «in der Körperperipherie, zusammen mit den bekannten Überträgerstoffen Acetylcholin und Noradrenalin des vegetativen Nervensystems, als Regulatoren von homöostatischen Prozessen und im Zentralnervensystem als Signalüberträger spezifischer Verhaltensmuster», werden dadurch auch zu Integratoren von Körper und Gehirn (Voigt, K. H. u. Fehm, H. L., 1990, pag. 183).

Im Hypothalamus werden verschiedene Signalstoffe produziert, über die Axone der peptidergen Nervenzellen zum Hypophysenhinterlappen transportiert und dort ins Blut abgegeben (z. B. Vasopressin, Oxitocin) oder in den hypophysären Portalkreislauf eingespiesen (z. B. die für die Regulation des Hypophysenvorderlappens wichtigen releasing- [frei setzenden] oder inhibiting- [hemmenden] Hormone).

Nachdem in den 70er Jahren im Gehirn Rezeptoren für Morphinalkaloide entdeckt worden waren, erfolgte in den 80er Jahren rasch die Identifizierung von 3 Neuropeptidsystemen, den **Opioiden,** die an der Schmerzregistrierung, -weiterleitung und -empfindung modulierend mitbeteiligt sind. Es handelt sich um:

1. Das Pro-opio-melanocortin (POMC)-System. Das Vorläufermolekül wird im Hypothalamus und in verschiedenen Geweben der Körperperipherie hergestellt. Von ihm werden das Adrenokortikotrope Hormon (ACTH), das Melanocyten stimulierende Hormon (MSH) und vor allem das Beta-Endorphin enzymatisch abgespalten, das, zentral appliziert, eine stark analgetische Wirkung aufweist.

2. Das **Enkephalin-A-System.** Hier findet sich das Vorläufermolekül im Nebennierenmark und im Zentralnervensystem.

3. Das **Enkephalin-B-System,** das im Hypothalamus und im Hypophysenhinterlappen aktiv ist und dessen wirksame Teile als Dynorphine sowie Alpha- und Beta-Neoendorphine bezeichnet werden.

Diese Opiate binden sich in unterschiedlich starker Affinität an mehrere spezifische Rezeptortypen, die z. B. für die Phänomene der Schmerzempfindung, der Emotionalität oder der Sedation verantwortlich sind (Mansour, A. et al., 1988).

4. Die **Substanz P** schließlich, die vor allem im vegetativen Nervensystem, aber auch im Zentralnervensystem nachweisbar ist. Sie scheint in erster Linie als Überträgersubstanz für Schmerzsignale in den afferenten Schmerzfasern wirksam zu sein.

Möglicherweise lassen sich gewisse Phänomene der Akupunktur-Analgesie und des sogenannten Placeboeffektes auf die Aktivierung solcher endogener Peptidsysteme zurückführen.

Die klassischen **Neurotransmittersubstanzen** (Acetylcholin, Noradrenalin, Adrenalin, GABA, Dopamin, Serotonin) sind in weniger als der Hälfte aller Synapsen im Zentralnervensystem nachweisbar. Neuropeptide dürften für die übrige synaptische Signalübermittlung verantwortlich sein. Sie kombinieren sich auch mit den klassischen Neurotransmittern. So scheint die Steuerung physiologischer und pathologischer Prozesse meist durch ein Zusammenwirken mehrerer Substanzen zustande zu kommen. Die meisten der heute bekannten Psychopharmaka wirken somit verhältnismäßig unspezifisch und einzig auf einen kleinen Ausschnitt der gesamten biochemischen Signalübermittlung ein, da sie nur die eine oder die andere Komponente eines komplexen Wirkungsgefüges als Agonist oder Antagonist zu beeinflussen vermögen. Alle Substanzen aber, die in den Neurotransmitter-Stoffwechsel eingreifen, haben in größerem oder geringerem Ausmaß auch eine Einwirkung auf die Ausschüttung von Hypophysenhormonen, da das Zentralnervensystem mittels synaptischer Übertragungen auf die Neuronen des Hypothalamus einwirkt, welche ihrerseits wieder die Produktion und Abgabe der die Hypophyse steuernden Hormone regulieren. Es werden also stets nur einzelne Anteile der gesamten Hormonproduktion – und diese auch nur unter bestimmten Voraussetzungen – beeinflußt (Wachstumshormon und Prolaktin z. B. reagieren besonders empfindlich).

Strukturen des Zentralnervensystems steuern auch die diurnale und die zirkadiane, zum Teil an die Schlafperiodik gekoppelte, pulsatile Rhythmik der hypothalamischen und hypophysären Hormonabgabe. Reize aus dem Milieu intérieur (z. B. Hormonkonzentrationen, Osmolarität), aus dem Bereich des innerseelischen Erlebens (z. B. Affekte, Schmerz, Belastungen) sowie aus dem Feld der Wahrnehmung der Außenwelt (z. B. Gefahr, Sexappeal) greifen mit Feed-back-Schlaufen modulierend in die komplexe Steuerung des Hormonstoffwechsels ein. Die humorale Regulation der Aktivität der peripheren endokrinen Drüsen wird offenbar noch durch eine zusätzliche Regulation über das Nervensystem gesteuert.

Die Differenzierung zentraler Regelstrukturen im Hypothalamus durch Testosteron während kritischer Entwicklungsphasen, d.h. die Modulation der **sexuellen Differenzierung des Gehirns** durch pränatale Hormonexposition, zeigt die bereits sehr frühe Verkettung der biologisch-psychischen Entwicklung mit dem endokrinen System. Unabhängig vom genetischen Geschlecht bewirkt die pränatale Verfügbarkeit von Androgen für spezifische Hirnstrukturen eine gewisse nachfolgende Maskulinisierung im Verhalten, ein Fehlen davon eine eher weibliche Verhaltensform. Eigenartigerweise wird das verfügbare Testosteron dabei im Hirngewebe zu Östrogen umgewandelt, das, nach Bindung an spezifische Rezeptoren, auf Teile des Genoms im Zellkern einwirkt und dadurch die «Vermännlichung» induziert. Das während der Schwangerschaft in größerem Ausmaß im Blut zirkulierende Östrogen bleibt wirkungslos, weil es, infolge seiner Bindung an fötale Plasmaeiweiße, die Blut-Hirn-Schranke nicht überwinden kann (Goy, R. W. u. McEwen, B. S., 1980; McEwen, B. S., 1981).

Die **Pubertät** wird durch integrative Strukturen im Zentralnervensystem und nicht durch die Gonaden oder die sie regulierende Hypophyse in Gang gesetzt.

Diese Hirnteile bewirken eine Freisetzung des bisher gehemmten Gonadotropin-Releasing-Hormons (GnRH) zunächst im Schlafe (Boyar, R. et al., 1972), später in pulsatilen, 90minütigen Sekretionsepisoden auch während des Wachzustandes. Das Corpus pineale scheint für das Einsetzen dieser Vorgänge wichtig zu sein (Kolata, G., 1984). Gleichzeitig nimmt auch die Sensibilität der entsprechenden Adressat-Zellen in der Hypophyse zu, und es kommt zur episodischen Sekretion gonadotroper Hormone. Diese wiederum bewirken nun eine rasch zunehmende Produktion von Sexualhormonen in den Gonaden, die weitgehend für das Wachstum (Förderung der Sekretion hypophysären Wachstumshormons) und die Ausgestaltung der sekundären Geschlechtsmerkmale verantwortlich sind. Spermiogenese und Ovulation entwickeln sich aber unter dem Einfluß der Gonadotropine (Prader, A., 1985). Die zeitliche Abfolge der äußerlich gut erfaßbaren Pubertätsmerkmale bei Mädchen und Knaben ist auf Abb. 2 und 3 dargestellt.

Das Zentralnervensystem scheint, allerdings mit erheblichen individuellen Unterschieden, einen konstanten tonischen Impuls auf das endokrine System auszuüben. Starke psychophysische Belastungsreize (**Streß**) können eine **multiple endokrine Reaktion** (Aktivierung der Hypophysen-Nebennieren-Achse und der Catecholamine) bewirken. Insbesondere haben Neuheit, Ungewißheit und Unvorhersagbarkeit eines Ereignisses oder desintegrative emotionale Reaktionen anscheinend einen besonders kräftigen Anstieg von Cortisol im Blut zur Folge. Der Corticosteroidspiegel ist zugleich Ausdruck sowohl für die erlebte Intensität einer Erregung als auch für ihre Abwehr. Eltern leukämischer Kinder, die niedrige Steroidwerte aufwiesen, zeigten unter belastenden Ereignissen einen weiteren Abfall, solche mit hohen Werten einen Anstieg (Friedman, S. B. et al., 1963). Streß-induzierte Cortisolanstiege scheinen nicht über das ACTH, sondern über den Corticotropin-Releasing-Factor (CRF) gesteuert zu werden (Voigt, K. H. u. Fehm. H. L., 1990). Unter Streß steigen auch die Werte von Prolactin und somatotropem Hormon an. Bei den zentralen (Thalamus, limbisches System) und den peripheren (vegetatives Nervensystem, Katecholamine, Nebennierenrindenhormone) endokrinen Regulationsmechanismen, die als Folge einer emotionalen Belastung einsetzen, scheinen auch die Neuropeptide, die ja im Zentralnervensystem, im vegetativen Nervensystem und im ganzen Magen-Darm-Trakt vorkommen, wesentlich mitbeteiligt zu sein. Vor allem bei den Veränderungen der Herzfrequenz, des Blutdruckes, der Motilität von Hohlorganen, der Modulation des Muskeltonus sowie der endo- und exogenen Sekretion sind sie, den bisherigen Ergebnissen nach, einbezogen.

Grundsätzlich sind kaum je einfach-monolineare Zusammenhänge zwischen endokrinen und psychischen Funktionen anzunehmen, da eine spezifische psy-

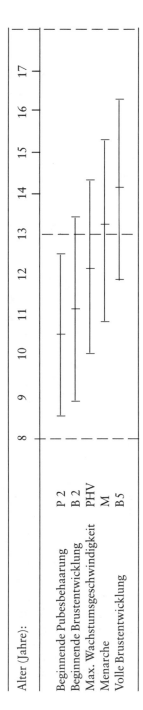

Abb. 2: Die zeitliche Streuung der Pubertät bei Mädchen.
Angegeben ist jeweils der zeitliche Mittelwert mit je zwei Standardabweichungen nach unten und nach oben. Der damit definierte Normalbereich umfaßt 95 % aller normalen Entwicklungsverläufe.

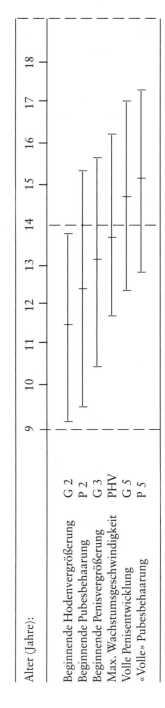

Abb. 3: Die zeitliche Streuung der Pubertät bei Knaben. Es gelten die gleichen Hinweise wie bei Abb. 2.   Aus: Prader A., 1985

chische Gegebenheit durch eine Vielzahl von rückgekoppelten Signalstoffen determiniert wird und zudem auch ein und derselbe Signalstoff viele psychophysische Funktionen beeinflussen kann.

Psychoneuroimmunologie

In den vergangenen Jahrzehnten ergaben sich auch zunehmend Hinweise für eine Wechselwirkung zwischen dem Zentralnervensystem, den damit assoziierten Neurohormonen, der Innervation von Thymus und Lymphknoten und dem Immunsystem mit seinen zellulären und hormonalen Anteilen (Besedovsky, H. et al., 1985). So wurde z. B. deutlich, daß es auf den Lymphozyten Rezeptoren für eine Vielzahl von Hormonen, Neuropeptiden und Neurotransmittern gibt (z. B. für Kortikosteroide, Wachstumshormon, Östrogen, Testosteron, Beta-Adrenerge Substanzen, Acetylcholin und Beta-Endorphin) (Klosterhalfen, W. u. Klosterhalfen, S., 1990; Ader, R., 1981; Ader, R. et al., 1991). Dem Zentralnervensystem kommt somit eine modulierende Funktion in Immunprozessen zu. Umgekehrt funktionieren aber, als Folge einer Aktivierung des Immunsystems, auch der Hypothalamus und das endokrine System oft in veränderter Art (s. Abb. 4). Auf diese Weise vermag das Immunsystem möglicherweise auch zur Entwicklung oder Aufrechterhaltung psychischer Störungen wie Depressionen und Schizophrenien beizutragen. Die Wirkungszusammenhänge zwischen Verhalten und Immunsystem sind aber keinesfalls einfacher Art.

Die Forschungsergebnisse beim Menschen müssen, verglichen mit tierexperimentellen Studien, als noch recht unsicher bezeichnet werden. Beispielsweise wurden bei größerem Streß (z. B. Trauer bei Objektverlust [Bartrop, R. et al., 1977], Prüfungssituationen, Pflege von Schwerstkranken, Arbeitslosigkeit u. ä.) Veränderungen in den peripheren Blutzellen beobachtet. Insbesondere zeigten die Gesamtzahl der T-Helfer- und der «Natural Killer»-(NK)-Zellen, aber auch die Lymphozyten-Proliferationsrate nach Gabe von Mitogenen und die zytolytischen Aktivitäten bestimmter Lymphozyten Abweichungen vom Normalzustand. Beim Studium möglicher Zusammenhänge zwischen bestimmten psychosozialen Situationen, Erlebnisformen und Immunreaktionen wurden auch inter- und intrazelluläre Mechanismen (z. B. Veränderungen im Interleukinsystem und im intrazellulären Ionenfluß) sichtbar, die bezüglich ihrer Bedeutung aber noch detaillierter Erforschung bedürfen.

Stärkere **Streßeinwirkungen** reduzieren üblicherweise die Immunabwehr. So ist z. B. eine abgeschwächte lymphozytäre Reaktion auf Mitogene, d. h. eine

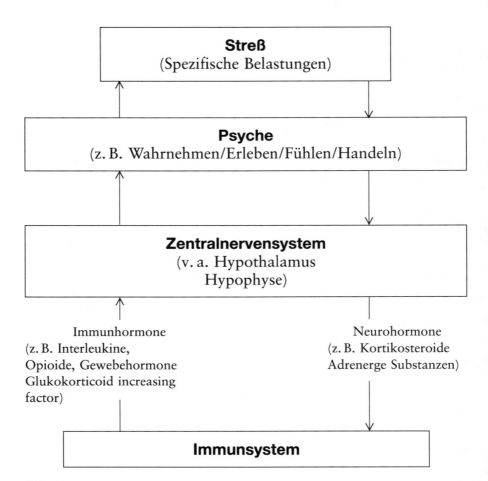

Abb. 4

verminderte Proliferationsrate, bei frisch verwitweten Ehepartnern festgestellt worden. Eine größere Zahl von Studien zeigt unter belastenden Ereignissen eine Tendenz zur Erhöhung der Konzentration von Immunglobulin A (IgA) im Speichel.

Belastungen, ganz besonders solche, die unkontrollierbar und unvorhersehbar sind, führen bei betroffenen Individuen hauptsächlich zu immunologischen Veränderungen, wenn sie mit starken Unlustgefühlen, vor allem depressiven Verstimmungen, verbunden sind (Linn, M. W. et al., 1984; Locke, S. E. et al., 1984; Naor, S. et al., 1983). Bei depressiven Adoleszenten z. B. war eine Verringerung der mitogenen Reaktion und der im Blut zirkulierenden Lymphozyten zu beobachten, wohingegen bei Ärger oder Wut die umgekehrten Effekte vorherrschten (Holmes, D. et. al., 1989; Bartlett, J. A. et al., 1989). Veränderungen in der immunologischen Abwehrlage infolge Einwirkens starker Belastungsfaktoren scheinen, gerade auch bei depressiven Patienten, sehr in Abhängigkeit vom Alter der Patienten und von der Intensität der depressiven Verstimmung zu stehen (Schleifer, S. J. et al., 1983 u. 1989; Irwin, M. et al. 1987).

Jedem erfahrenen Arzt oder Psychotherapeuten ist eine Mehrzahl von Einzelfällen bekannt, bei denen eine gegenseitige Beeinflussung von belastenden Erlebnissen, zentralnervöser Beeinträchtigung (z. B. Schlafstörung) und Veränderung des Immunsystems und umgekehrt klinisch sehr evident war. Die genauen psychosozialen Umstände aber, die bei einer Mehrzahl von Menschen gleichgerichtete Veränderungen im Immunsystem bewirken können, sind bisher noch keinesfalls in gesicherter Weise bestimmt worden. Die Entwicklung von Infektionskrankheiten wird durch Streßeinflüsse wahrscheinlich gefördert. Auf die Entwicklung von Tumoren konnten in Tierexperimenten sowohl stimulierende als auch hemmende Effekte von Stressoren festgestellt werden. Belastungen scheinen, insbesondere vor Ausbruch einer Krankheit, eine Auswirkung auf das Immungeschehen zu haben. Eindeutige Zusammenhänge zwischen Persönlichkeitsmerkmalen und der Entwicklung von Infektionskrankheiten (z. B. der rheumatoiden Arthritis) oder Krebs sind bis jetzt nicht genügend dokumentiert. Hingegen spricht einiges dafür, daß die Immunfunktionen durch streßreduzierende Interventionen günstig beeinflußt werden können. So zeigte sich, daß bei Gruppentherapien von Patienten mit malignem Melanom deutliche immunologische Veränderungen festzustellen waren (Fawzy, F. I. et al., 1990).

Beim Tier sind die Phänomene der konditionierten Immunmodulation, d. h. der Modifikation von immunologischen Abläufen durch Lernvorgänge im Zentralnervensystem, bereits gut gesichert. Beim Menschen sind sie aber noch nicht überzeugend nachgewiesen worden.

Entwicklungspsychologie und Psychosomatik

Kinderwunsch – Schwangerschaft – Entwicklung des emotionalen Dialogs – Primäre Mütterlichkeit

Die Erforschung psychosomatischer Störungen beim Kind und Jugendlichen hat auf früheste Wurzeln der Entwicklung zurückgeführt. Bereits bei der **Vorstellung eigener Elternschaft** treffen kulturelle, historische, familiale und individuelle (psychische und somatische) Faktoren aufeinander. Bei den potentiellen Eltern mischen sich unter anderem Phantasmen und Wünsche aus der frühkindlichen und postpubertären Sexualität mit Strebungen nach Unsterblichkeit oder Weitergabe eigener Werte und Erfahrungen, die zur Ausgestaltung eines inneren Bildes vom zukünftigen Kind beitragen. Im Laufe der Schwangerschaft entwickelt sich in beiden Eltern ein imaginiertes Kind (Ross, A. O., 1967), das nicht selten einem idealen Komplement des eigenen Selbst entspricht. Das Neugeborene trifft als Person mit eigener Realität mit diesen beiden imaginierten Kindern («Kind im Kopf», wie M. Soulé [1989] dies nennt) zusammen. Es muß diese Konfrontation bestehen oder wird nach dem einen oder anderen imaginären Modell, dem es nie entsprechen kann, umzuformen versucht. Im allgemeinen ist die Realität des Kindes stark genug, um die Phantasien der Eltern in den Hintergrund zu drängen. Ist im Extrem die Diskrepanz zwischen imaginiertem und realem Kind zur Zeit der Geburt aber noch groß, so sind Enttäuschung und Abweisung fast unvermeidbar; oder entspricht das reale Kind dem imaginierten allzu sehr, so ist der Weg für eine übermäßige Idealisierung geebnet.

Beide Eltern müssen also bei der Geburt einen Besetzungsabzug von ihrem imaginierten Kind vornehmen und, neben der Freude über ihr Neugeborenes, eine Art Verlustarbeit leisten und das Ende einer Illusion anerkennen. Nur dann gelingt es ihnen, den **emotionalen Dialog** mit ihrem realen, in seiner

Einzigartigkeit festgelegten Kind aufzubauen und zu ihrem neuen Status der «Elternschaft» zu stehen.

Die Aktivierung eines Zustandes, den Winnicott (1960) die «**primäre Mütterlichkeit**» nannte, der von außen gesehen fast einem pathologisch gesteigerten Einfühlungsvermögen gleichkommt und der mit einer Tendenz zu verstärktem, primärprozeßartigem Denken verknüpft ist (Condon, J. T., 1987), macht die Mutter für die Signale des realen Kindes besonders empfänglich. Wenn es sich aber z. B. um ein sehr aktives Kind handelt und die Mutter ein ruhiges Wesen erwartete, das sanft und gemächlich seine Umwelt erkundet, so fühlt sie sich durch seine Triebhaftigkeit, sein Schreien, seine Saug- und Gliederbewegungen bald invadiert und beeinträchtigt. Ist der reale Säugling bewegungsarm, still und wenig aktiv und hatte die Mutter, entsprechend ihrem imaginierten Kind, ein real sehr forderndes, oral zupackendes Kind erwartet, so läßt die Enttäuschung nicht lange auf sich warten. In beiden Extremfällen ist die Störung des emotionalen Dialoges rasch etabliert.

Das Neugeborene, der Säugling

Das **Neugeborene** zwingt durch seine Realität die Mutter zum Handeln, zu Neubesetzungen olfaktorischer, taktil-kinästhetischer, akustischer und visueller Art, und erreicht bestenfalls, daß bestimmte Anteile des realen emotionalen Dialoges mit der Mutter Ähnlichkeiten tragen mit dem zwischen dem idealisierten, imaginierten Kind und der Mutter. In nicht wenigen Fällen erhält das reale Kind auf diese Weise ein Stück idealisierter Besetzung, die aus der Beziehung der Mutter zum imaginierten Kind stammt («mein Kind ist der schönste Säugling der Welt»). Dies gibt beiden Partnern Zeit, um die Idealisierung allmählich abzubauen und den realen Zügen mehr Platz einzuräumen, ein Vorgang, der oft bis zum Abschluß der Adoleszenz dauert!

Der **Säugling** kommt, von der Evolution vorangepaßt, mit einem beachtlichen Repertoire von Verhaltensweisen zur Welt, die im Kontext der Beziehung zu den primären Pflegepersonen aktiviert werden. Seine Entwicklung wird zwar durch genetische Faktoren organisiert, er selbst ist aber auch ein aktiv mitorganisierendes Wesen. Viele Entwicklungsabläufe in den ersten Jahren weisen auf angeborene und damit genetische Faktoren hin. Der Aktivitätszustand der Gene ist in der Entwicklung größtenteils genetisch festgelegt, wird aber auch durch Wechselwirkungen des Individuums mit der Umwelt mitgestaltet. Nicht die Muster eines kindlichen Verhaltens entwickeln sich in einer bleibenden

Art, sondern die **Muster der Beziehung** zwischen dem Säugling und der primären Pflegeperson, welche später als Ganzes vom Kind internalisiert werden. Es werden also Beziehungsaspekte verinnerlicht, die während der gesamten Kindheit eine starke Auswirkung haben und über das ganze Leben hinweg in entsprechenden Beziehungskontexten reaktiviert werden können. Auf diese Art und Weise können Beziehungsformen zwischen Kleinkind und Mutter über mehrere Generationen hinweg weitergegeben werden.

Grundgegebenheiten der frühesten Kindheit

Zu den angeborenen, universal vorhandenen und zeitlebens wirksamen **Grundgegebenheiten der frühesten Kindheit** gehören 1. Aktivität, 2. die Fähigkeit zur Selbstregulation, 3. die Bereitschaft für soziale Interaktion und 4. die Gliederung der Gefühlserfahrungen (Emde, R., 1988).

Aktivität

Der Säugling wird mit einem Entwicklungsplan geboren, der sich systematisch entfaltet und zu immer höheren Integrationen, sowohl im neurophysiologischen als auch im Bereich des Verhaltens, führt. Er ist z. B. biologisch darauf vorbereitet, visuelle Reize zu suchen, um das Gehirn zu stimulieren, neuronale Verbindungen zu fördern und die Reifung des Zentralnervensystems zu beschleunigen. (Mit seinem Blick tastet er z. B. einen optischen Stimulus regelrecht ab.) Bereits ab der 7. Woche organisiert er seine optischen Eindrücke in eigentliche Gestalten oder Ganzheiten, erkennt Gesichter, richtet sein Hauptaugenmerk auf die Augen, besonders, wenn aus dem Gesicht noch eine Stimme spricht. Mit 2 Monaten, unabhängig von jeglicher Verstärkung durch die Außenwelt, beginnt er mit einer räumlichen und zeitlichen Gliederung seiner Welt, was sich in antizipatorischen Augenbewegungen zeigt, wenn attraktive Bilder links oder rechts in einem bestimmten Rhythmus gezeigt werden. Der Säugling sucht eine Gesetzlichkeit und Regelmäßigkeit solcher Abläufe zu erkennen, baut darauf eine vorwegnehmende Erwartung auf und richtet seine Aktivität dieser entsprechend aus. Aktivität entspricht also einem Bedürfnis, sensorisch-motorische Systeme anzuregen, sie zu üben.

Selbstregulation

Eine solche findet statt im Bereich der Physiologie, aber auch im Verhalten (z. B. Wachheit, Aufmerksamkeit, Schlaf-Wach-Zyklus, Wachstum, Entwicklung). Das Kind besitzt zudem eine Fähigkeit zur Selbstkorrektur, die sich auf wichtige Funktionen bezieht und die bei großen Mankos oder Herausforderungen aktiviert werden kann (z. B. kann eine schwere Deprivation in früher Kindheit unter günstigen Umständen später zum Teil noch korrigiert werden [Emde, R., 1982]).

Bereitschaft für soziale Interaktion

Das Kind kommt mit einer angelegten Bereitschaft für soziale Interaktionen zur Welt. Es besitzt eine organisierte Fähigkeit, eine Interaktion mit anderen menschlichen Wesen anzufangen, sie aufrecht zu erhalten oder sie zu beenden. Es kann schon kurz postnatal sequentielle Reize integrieren, eine Art Mittelwert bilden und sich auf diesen einstellen, und es vermag gewisse Charakteristika von Erfahrungen aus einer perzeptiven Modalität in eine andere zu transponieren sowie komplexe motorische Abläufe zu imitieren (z. B. Zunge herausstrecken). Da sich auch auf der Seite der primären Pflegeperson, insbesondere der Mutter, eine solche Bereitschaft verstärkt ausbildet (z. B. Augenkontakt unterstützen, Gesichtsausdruck und Töne des Säuglings imitieren) kann von einer eigentlichen Verhaltenssynchronizität gesprochen werden (Emde, R., 1988). Vom 6. Monat an folgt das Kind oft dem Blick der Mutter. Es besteht also auch ein angeborenes Vermögen für ein gemeinsames Betrachten einer optischen Realität.

Gliederung der Gefühlserfahrung

Auch die Fähigkeit, Erfahrungen nach ihrer affektiven Qualität von Lust oder Unlust zu gliedern, scheint hereditär angelegt zu sein. Für die Mutter sind die Gefühlsäußerungen des Kindes entscheidende Wegleiter ihrer Pflegeleistungen; für das Kind spielt in der Wahl seines Verhaltens zunehmend eine Rolle, ob die Mutter lust- oder unlustvoll auf seine Aktivität reagiert oder nicht (Bürgin, D., 1990 b).

Psychodynamische Hypothesen zur Selbstentwicklung

Die Selbstrepräsentanz steht in einem fortgesetzten Entwicklungsprozeß, in dem, durch den ganzen Lebenszyklus hindurch, zunehmend komplexe Erfahrungs- und Erlebnisanteile synthetisiert und integriert werden müssen. Die Entfaltung angeborener Fähigkeiten durch Reifung und Entwicklung (optimale Stimulation, Aufbau von Erwartung und geringfügige Abweichung von dieser) läßt ein **Kernselbst** entstehen, das folgende Anteile umfaßt (Stern, D., 1985):

1. Ein Gefühl von **Eigenaktivität,** das auf der Basis von Proprioceptivität dort entsteht, wo eigene Intentionalität erlebt wird, überschaubare Ursache-Wirkung-Zusammenhänge erkennbar sind und die eigene Motorik zur Erweiterung des Erfahrungsbereiches gebraucht werden kann.
2. Ein Gefühl von **Kohärenz** in psychischen, zeitlichen Bewegungs- und Intensitätsabläufen.
3. Ein Gefühl von **Kontinuität,** das an die Gedächtnisentwicklung gebunden ist.
4. Ein **affektives Signalsystem,** welches die Einschätzung von Wahrnehmung, die Gliederung der Verarbeitungswege von Information und die Auswahl von Aktivität entlang den Kraftlinien des Lust-Unlust-Prinzips mitgestaltet.

Es gibt eine Gruppe von grundlegenden Emotionen, die bereits im 1. Lebensjahr vorhanden, biologisch vorgegeben sowie ubiquitär zu beobachten sind und im Gesicht ausgedrückt und erkannt werden können (z. B. Freude, Wut, Traurigkeit, Ekel, Überraschung und Interesse). Sie bilden die Grundlage einer allgemein menschlichen Kommunikation, eines emotionalen Kontaktes mit dem anderen und werden vom 1. Lebensjahr ab bis zum Tod mit der Umwelt geteilt. Im 3. Monat ist der emotionale Ausdruck bereits entsprechend Lust-/Unlustaspekten, Aktivität/Passivität und Innen- oder Außenwendung anhaltend organisiert. Diese Affekte geben dem Erleben Kontinuität und stellen emotionale Signale zwischen Säugling und primärer Pflegeperson dar. Sie sind Grundelemente für die Übermittlung von Bedürfnissen, Absichten und Befriedigungen. Positive Emotionen (Freude, Überraschung, Interesse) sind für die Entwicklung extrem wichtig und werden getrennt von den negativen organisiert. Sie können als Aktivatoren für soziale Interaktion, Exploration und Lernen bezeichnet werden und bedürfen eines umschriebenen Kontextes, um verstanden zu werden. Diese Grundemotionen sind für die «affektive Einstimmung» (affect attunement) und die «Erkundung im Sozialbezug» (social referencing) von zentraler Bedeutung (Bürgin, D., 1987).

Erkundung im Sozialbezug

Die **Erkundung im Sozialbezug** (Emde, R., 1988) ist ein emotionaler Prozeß, bei dem eine Person irgendwelchen Alters emotionale Information von einem bedeutungsvollen anderen sucht, um eine Gegebenheit oder Befindlichkeit zu verstehen, die unklar oder vieldeutig ist und über dem eigenen Klärungsvermögen liegt. Es besteht eine Situation von Unsicherheit, welche durch die eingeholte emotionale Information vom signifikanten anderen verringert werden soll. Dieses emotionale Kommunikationsphänomen ist wichtig über das ganze Leben hinweg. Mittels der Gefühle des anderen kommt es zu einer vikarierenden Lernerfahrung. Der affektive Kern des einen kommt in Kontakt mit dem des anderen. So entsteht Konstanz und Umformung zugleich in zwei sich verschränkenden affektiven Selbsts. Die Erkundung im Sozialbezug ist in den ersten 6 Lebensmonaten eines Kindes in erster Linie eine, die von der Mutter ausgeht. Diese versucht sich zu orientieren, in welchem inneren Zustand, in welcher emotionalen Befindlichkeit sich der Säugling befindet. Vom 6. bis zum 18. Monat kehrt sich die Situation weitgehend um. Das Kind gebraucht emotionale Signale von der Mutter, um seine Unsicherheit zu reduzieren und sich zu orientieren. Wenn solche Situationen von Unsicherheit experimentell geschaffen werden, so zeigt sich, wie sehr der Ausdruck von Angst im Gesicht der Mutter prohibitiv, der von Freude und Interesse stimulativ für die weiteren exploratorischen Aktivitäten des Kindes ist. Wenn z. B. ein Kleinkind ein Zimmer exploriert und dabei auf eine Situation trifft, die ihm unvertraut ist, so schaut es zur primären Pflegeperson. Zeigt diese im Gesicht Angst oder Wut, so vermeidet das Kind die neue Situation. Zeigt sie Freude oder Interesse, so wagt sich das Kind weiter und untersucht die neue Situation. Unter bestimmten Bedingungen können auch Substitutspersonen vom Kind als «affektive Informanten» genutzt werden. Nicht nur der Gesichtsausdruck, sondern auch die Stimme kann prohibitiv oder encouragierend wirken. Wenn allerdings die Aussage des Gesichtes und die der Stimme widersprüchlich sind, so entsteht ein Dilemma für das Kind, das oft nur schlecht zu lösen ist und, wenn internalisiert, entwicklungsbeeinträchtigend wirken kann. Daß ein Kind beim Kontakt mit einer schwer depressiven oder psychotischen Mutter bezüglich seinen Erkundungen im Sozialbezug massiv eingeschränkt ist, liegt auf der Hand. Aktiv abweisende oder in hohem Ausmaß widersprüchliche emotionale Echosignale dürften bei der Entwicklung eines ‹falschen Selbst› eine nicht unwesentliche Rolle spielen. Zwischen dem 18. und 36. Monat wird das bei der Erkundung im Sozialbezug erhaltene emotionale Signal insbesondere vom Kind weiter auf seine Bedeutsamkeit und Intensität experimentell-handelnd getestet. Es wird, gleichsam konflikthaft verhandelnd, vom Kind gefragt: meinst du das wirklich? Je mehr Internalisierungen und Identifikationen stattfinden, desto mehr wird ein Teil dieser Erkundungen im Sozialbezug auch in den Innenraum des Kindes, in die inneren, phantasmatischen Dialoge verlegt: die Selbstrepräsentanz orientiert sich in Unsicherheitssituationen am Über-Ich, – ein lebenslanger Vorgang.

Affektive Einstimmung

Neben der Erkundung im Sozialbezug kommt der **affektiven Einstimmung** (Stern, D., 1984) für den Aufbau und die Konsolidierung der Selbstrepräsentanz eine weitere besondere Bedeutung zu. Damit der psychische Zustand eines Menschen für einen anderen erkennbar werden kann, ist es nötig, wenn der eine Partner ein Kleinkind ist, daß die emotionale Information auf nicht verbalem Wege übermittelt wird. Hierzu muß der seelische Zustand erst in Form eines offen sichtbaren Verhaltens manifest werden, und dann muß diese Art von Verhalten übersetzbar sein. Neben der «Empathie», der «phantasierten Interaktion» und dem «Spiegeln» dürfte das affektive Sich-Einstimmen ein weiterer Weg sein, um über eine Gefühlsqualität in einem Austauschdialog zu stehen. Vor dem 9. Lebensmonat, solange es in der Innenwelt des Kindes noch keine ausgeformten Repräsentanzen gibt und kein eindeutiges Gefühl für Getrenntheit besteht, existiert nur eine Art indirekte Identifikation des Säuglings mit den Gefühlen der Mutter und umgekehrt, eine reziproke affektive Bezogenheit zwischen beiden. Die affektive Einstimmung bezeichnet ein Geschehen, das die Qualität von Gefühlen eines gemeinsam erlebten Gefühlszustandes reflektiert, aber nicht mit einer identischen Wiedergabe des inneren Zustandes des einen durch den anderen Partner. Die Ausdrucksmodalität, welche die Mutter zum Reflektieren gebraucht, ist bezüglich gewisser Eigenschaften zwar derjenigen, die das Kind gebraucht, ähnlich, aber auch klar unterschieden davon. Sie entspricht nicht so sehr einer Reaktion auf das Verhalten des Kindes, als vielmehr auf gewisse Aspekte seines inneren Gefühlszustandes. Diese Einstimmung ist abzugrenzen von der Imitation (möglichst originalgetreue Reproduktion des Verhaltens von einem der Austauschpartner durch den anderen) und vom Spiegeln (völlige Gleichzeitigkeit der Geschehnisse). Sie stellt eine besondere Form der **Intersubjektivität** dar. Die meisten Gefühlseinstimmungen der Mütter erfolgen in einer anderen sensorischen Modalität als der Ausdruck des Kindes. Wenn z. B. das Baby sich oral manifestiert, so reagieren die Mütter z. B. gestisch oder mimisch oder vice versa. Die Einstimmung erfolgt vor allem in bezug auf die Intensität, den Zeitverlauf oder das Profil des Gefühlsausdrucks. Hauptmotiv der Mütter für eine affektive Gefühlseinstimmung ist der Wunsch nach einer interpersonalen Gemeinsamkeit. Das gemeinsam Geteilte treibt die Entwicklung voran. Die transmodale Umformung des Gefühlsausdrucks des Kindes durch die Mutter gibt dem Kind ein Gefühl des emotionalen Wahrgenommenwerdens durch den anderen. Gefühlszustände eines Kleinkindes, auf die nie eine affektive Gefühlseinstimmung der Mutter erfolgte, bleiben eine Erfahrung, die nur allein gemacht werden konnte und die von einem interpersonalen Kontext ausgespart war. Das Kind besitzt ein gewisses Sensorium für das Ausmaß und die Güte einer geteilten emotionalen Erfahrung und kann zum Ausdruck bringen, daß die Störung der Gemeinsamkeit bedeutungsvoll ist.

Teilen / Wir-Gefühl

Vom 6. Lebensmonat des Kindes an lenken die Eltern mit Lob und Anerkennung einen Teil seiner Aktivitäten in der Weise, daß es Ziele und Erwartungen der Eltern erfüllen soll. Schließlich beherrscht das Kind die Verfolgung eigener Zielsetzungen und auch dieser der Eltern. Zwischen Beginn und Mitte des 2. Lebensjahrs ist ein Bedürfnis des Kindes zu beobachten, positive Affekte mit der primären Pflegeperson zu **teilen**. Das Teilen negativer Emotionen ist in Populationen, die unter Belastung oder Risiken stehen, bedeutend häufiger. Beide Interaktionsabläufe können internalisiert werden. Im Alter von 36 Monaten sind Verbote bereits so internalisiert, daß sie auch dann eingehalten werden, wenn die primären Pflegepersonen für kürzere Zeit abwesend sind oder wenn die Gebote durch andere Personen im spielerischen Kontext in Frage gestellt werden. In einer Situation, in der zwischen einer prosozialen Handlung und einer anderslautenden, verbindlichen Regel gewählt werden soll, entsteht ein moralisches Dilemma. Vielfach entscheidet sich das Kind dann für die prosoziale Handlung. Auch wenn ein von der primären Pflegeperson ausgesprochenes Verbot in Abwesenheit dieser in Frage gestellt wird, entsteht eine Konfliktsituation. Widersteht das Kind der Versuchung, so dokumentiert es ein «Wir-Gefühl» zwischen ihm und der primären Pflegeperson, das ihm die Empfindung einer gesteigerten Beherrschung und Kontrolle vermittelt. Internalisierte Regeln schaffen somit eine zwischenmenschliche Welt mit **gemeinsam geteilten Bedeutungen**. Emde (1988) spricht von der Notwendigkeit, neben der Selbst- und der Ich-Psychologie auch eine «Wir»-Psychologie aufzubauen. Das Wir-Gefühl entspricht einer aktiven Erfahrung gemeinsam geteilter Wirklichkeit mit einem bedeutungsvollen anderen. Sein Anfang liegt dort, wo sich eine Intersubjektivität zu entwickeln begonnen hat, also zwischen dem 7. und 9. Lebensmonat. Gegen den 12. Monat verschränken sich zwei psychische Welten. Absichten und Zielsetzungen des einen beginnen sich mit denen des anderen abzugleichen, sofern ein Kontext gemeinsamer Aufmerksamkeit und gemeinsamen Fühlens etabliert worden ist. Emotionen haben nun nicht mehr nur Signalcharakter, sondern werden auch gebraucht, um entsprechende Antworten zu bekommen und um bestimmte Dinge mit dem bedeutungsvollen anderen auszuhandeln.

Wahres und falsches Selbst

Das Selbst des Säuglings ist im ersten Halbjahr seiner Existenz nur potentiell vorhanden, man könnte sagen, es sei mit dem der Mutter verschmolzen. Im emotionalen Dialog mit der primären Pflegeperson erwacht gleichsam das wahre Selbst zum Leben. «Das wahre Selbst erscheint, sobald es auch nur irgend eine psychische Organisation des Individuums gibt, und es bedeutet wenig mehr, als die Gesamtheit der sensomotorischen Lebendigkeit» (Winnicott, D. W., 1974 a). Im wahren Selbst wird nach Winnicott eine **Kontinuität des Seins** erlebt. Diese erst macht, in eigener Weise und Geschwindigkeit, den Erwerb einer personalen seelischen Realität und eines eigenen inneren Raumes möglich. Übergriffe bedrohen dieses Sein mit Vernichtung oder nötigen das Kind zum Reagieren und unterbrechen damit die Kontinuität des Seins. Die Hauptfunktion der haltenden Außenwelt besteht darin, Übergriffe auf ein Minimum zu reduzieren. Die Mutter verhilft dem Säugling durch ihre Fürsorge (z. B. angemessene affektive Einstimmung, Möglichkeit zu Konstanz in der Erkundung im Sozialbezug) zum Erleben der Illusion und der Omnipotenz. Störungen der Anpassung der Umwelt an die frühkindlichen Befürfnisse des Kindes können zum Aufbau einer falschen Existenz führen. Ein falsches System von Beziehungen, das sich den Gegebenheiten der Umwelt übermäßig fügt, wird mit dem Ziel aufgebaut, das wahre Selbst zu schützen und zu verbergen. Auf diese Art und Weise ermöglicht das **falsche Selbst** dem wahren Selbst zu überleben und der Vernichtung zu entgehen. «Wenn die Umwelt sich nicht gut genug verhält, wird das Individuum zu Reaktionen auf Übergriffe veranlaßt, und die Prozesse des Selbst werden unterbrochen. ... Während das wahre Selbst geschützt wird, entwickelt sich ein falsches Selbst, das auf der Grundlage von Abwehr und Gefügigkeit, auf der Annahme der Reaktion auf Übergriffe aufgebaut ist. Die Entwicklung eines falschen Selbst ist eine der erfolgreichsten Abwehrorganisationen, die den Kern des wahren Selbst schützen soll, und ihr Vorhandensein ruft das Gefühl der Vergeblichkeit hervor» (Winnicott, D. W., 1976). «Wenn sich ein falsches Selbst in einem Individuum mit einem hohen intellektuellen Potential aufbaut, besteht eine starke Tendenz, daß der Intellekt der Ort des falschen Selbst wird, und in diesem Falle entwickelt sich eine Dissoziation zwischen intellektueller Aktivität und psychosomatischer Existenz.» (Winnicott, D. W., 1974 b). Das daraus entstehende klinische Bild täuscht. Hohe schulische Erfolge können dann schweres reales Leiden kaschieren. Die defensive Verwendung eines erfolgreichen falschen Selbst «befähigt manche Kinder, so zu erscheinen, als seien sie vielversprechend, aber am Ende offenbart ein Zusammenbruch den Umstand, daß das wahre Selbst nicht vorhanden ist.» (Winnicott, D. W., 1974 c). Die Funktion des falschen Selbst besteht darin, das wahre Selbst verborgen zu halten. Das Individuum existiert dadurch, daß es nicht gefunden wird. «Ein falsches Selbst kann sich gut in die Familienstruktur einfügen oder vielleicht zu einer Krankheit der Mutter passen, und man kann es sehr leicht mit Gesundheit verwechseln. Es trägt jedoch Instabilität und eine Neigung zu Zusammenbrüchen in sich.» (Winnicott, D. W., 1978). Ein Zusammenbruch seelischer Funktionen kann dann ein gesundes Zeichen sein, ein Hinweis auf die Hoffnung, eine neuerlich verfügbare Umwelt benützen zu können, um eine Existenz auf einer Grundlage wieder aufzubauen, die sich real anfühlt.

Personalisierung

Die **Lokalisierung des Selbst im Körper,** also die Entwicklung einer psychosomatischen Existenz im eigentlichsten Sinne des Wortes, ist nichts Selbstverständliches. Eine zufriedenstellende Personalisierung ist dann erreicht, wenn das Individuum ein Gefühl entwickelt hat, daß es als Person im eigenen Körper lebt.

Die unreife Psyche ist im Erleben noch nicht eng an den Körper und dessen biologisches Leben gebunden. Der Zustand, in dem Psyche und Soma erlebnismäßig eng und überdauernd miteinander verzahnt sind, entwickelt sich aus den Anfangsphasen der Entwicklung des Säuglings und Kleinkindes heraus. Beim Kleinkind haben sich Psyche und Soma in diesem Sinne erst etwa am Ende des 1. Lebensjahres vereinigt. Erst dann lebt das Kind als «Person» fest in und mit seinem Körper, ist allerdings auch dann erst nur zu gewissen Zeiten richtig stabil in ihm verwurzelt. Wenn ein vernünftiges Maß von Anpassung an die Bedürfnisse des Säuglings und eine sorgfältige Desillusionierung durch die bedeutungsvollen Personen der Umgebung nicht genügend gelungen ist, so besteht die Tendenz, eine Existenz zu entwickeln, die nur lose mit der körperlichen Erfahrung zusammenhängt, und es kommt früher oder später, unter dem Druck belastender innerer und äußerer Ereignisse, zur **Depersonalisierung,** d. h. einer regressiven Auftrennung dieser Verbundenheit, ein Zustand, der entweder mit einer psychotischen Störung oder der Entwicklung einer psychosomatischen Krankheit verbunden ist (Winnicott, D., 1976, 1978). Schur, M. (1955) bezeichnete diese Entwicklung von den mehr dem Körper zugehörigen, diffusen Zuständen zu bewußten, emotional differenzierteren, als **Desomatisierung** und die Vorgänge beim Zusammenbruch des Dialogs mit Rückkehr zu körperlichen Äußerungen und Affektumsetzungen als **Resomatisierung.**

Zeitliche und altersspezifische Perspektiven

Der Einbezug solcher entwicklungspsychologischer Aspekte ist insbesondere für die Beurteilung psychosomatischer Geschehnisse **beim Säugling** und Kleinkind unumgänglich. Da sich der Säugling in konstanter zwischenmenschlicher Interaktion mit der Mutter oder der sie ersetzenden primären Pflegeperson steht, gibt es eigentlich keine Psychosomatik des Säuglings, sondern nur eine solche der Dyade Mutter/Kind, die eine Art psychophysische Einheit bildet. Für die Entstehung einiger psychosomatischer Krankheiten müssen bestimmte strukturelle Voraussetzungen im seelischen Bereich eines Kleinkindes entwickelt worden sein (z. B. die Trennung der Repräsentanzen von Selbst und Nicht-Selbst, von Innen und von Außen).

Psychosomatische Krankheiten sind **beim Kind** verhältnismäßig häufig, einerseits wegen der Asymmetrie der Eltern-Kind-Beziehung mit ungleicher Verteilung von Macht, Abhängigkeit und Formbarkeit sowie der größeren Möglichkeiten der Erwachsenen zur Manipulation. Andererseits aber auch, da die Desomatisierung, d. h. die Ablösung von seelischen Konflikten aus dem Bereich des Körperlichen, beim Kind noch nicht so weit fortgeschritten ist wie beim Erwachsenen. Und schließlich, weil Kinder durch Objektverluste, die immer einer seelischen Belastung gleichkommen, grundsätzlich verletzbarer sind als Erwachsene.

Spezifische Gesichtspunkte beim Säugling und Kleinkind

Auch der ausgeglichenste Säugling bringt mittels seines Körpers Unbehagen oder Konflikte zum Ausdruck. Entwickelt sich eine psychosomatische Symptomatik, so kann unterschieden werden zwischen der einfachen Funktionsstörung, bei welcher eine Konfliktdynamik mit Reizüberflutung vorliegt oder welche Ausdruck von Mangel und Frustration ist, der schweren funktionellen Störung, welche eine Tendenz zum Auslaufen in automatisierte Wiederholungszwänge hat, und schließlich der organischen Läsion, wie wir sie z. B. bei Infektionen, dem Asthma bronchiale oder beim psychosozialen Minderwuchs sehen. Wie beim Trauma wirken Belastungsfaktoren nur als Belastung, wenn die jeweilige Verarbeitungskapazität der vorbewußten und bewußten Ich-Anteile des Kinds überfordert ist. Psychosomatische Störungen beim Säugling und Kleinkind bringen im allgemeinen eine Überflutung des Ichs durch Triebimpulse, d. h. eine Überforderung der zur Verfügung stehenden Verarbeitungsfunktionen mit sich und enthalten zumeist kein symbolisches Äquivalent. Man kann in diesem Bereich also kaum von Konversionen sprechen, sondern vielmehr von **Folgen pathogener Interaktion.** Zu diesen gehört die bereits genannte Reizüberlastung, welche beim Kind immer eine Tendenz zur psychosomatischen Dekompensation, zum Funktionszusammenbruch als Folge zu hohen Inputs, fördert, aber auch Mangelzustände mit schweren Frustrationen (z. B. wiederholte Trennungen, wechselnde Bezugspersonen oder gespannte Familienverhältnisse). Solche pathogene Dialogteile können, zusammen mit den entsprechenden Selbst- und Objektrepräsentanzen, im Gedächtnis gespeichert und unter bestimmten Bedingungen reaktiviert werden.

Triebimpulse sind objektbezogene Begehren, welche durch ihre Ausrichtung auf das Objekt die seelischen Funktionen ordnen. Sie brauchen hierzu aber eine emotionale Resonanz, ein lebendiges, den Säugling selbst besetzendes Objekt. Wird das aufkeimende Selbst des Säuglings nur mangelhaft besetzt (sei dies anhaltend oder wechselnd), so kann sich der emotionale Dialog nicht etablieren, die Ich-Funktionen laufen infolge qualitativen und quantitativen Besetzungsmangels leer und münden im automatisierten Wiederholungszwang oder in autodestruktiven Abläufen. Denn der Säugling besitzt bereits eine reiche kommunikative Ausstattung auf allen sensorischen Kanälen (visuell, auditiv, olfaktorisch, kinästhetisch), er ist keinesfalls ein passiver Reizempfänger, sondern ein Individuum mit großen eigenen Kompetenzen. Er kann Signale der Mutter wahrnehmen, auf diese reagieren und selbst stimulierende Signale aussenden. Er ist somit ein initiatives Wesen mit der Fähigkeit und Neigung, innerhalb angeborener Programme das Objekt zu besetzen und eine Beziehung aufzubauen. (Bürgin, D., 1982 b). Hierbei ist er auf die Mutter bzw. ihre Substitutsperson in hohem Maße angewiesen, insbesondere auf deren koordinative Fähigkeiten und auf das Besetztwerden durch sie, ohne welches seine eigenen Besetzungen im Dialogversuch ins Leere gingen. Er ist aber auch auf sie angewiesen, da sie für einen Großteil der Abwehr, welche später von seinem Ich übernommen wird, mittels der Gesamtheit ihrer mütterlichen Fürsorge aufkommt.

Frühgeborene / Überansprechbare Säuglinge

Frühgeborene Kinder zeigen eine noch ungenügende Ausreifung im kommunikativen Bereich, mit einer gewissen Zurückhaltung, was das Bedürfnis nach Körperkontakt angeht und mit der Tendenz, den Blick abzuwenden. Manchmal ist bereits bei der Geburt eine gewisse Dysharmonie in der Triebanlage und dadurch eine erhöhte Gefährdung des primären Narzißmus zu beobachten. Hieraus resultiert eine große Verletzlichkeit. Durchschnittliche mütterliche Fürsorge reicht dann nicht, damit sich die angeborenen, interaktiven Muster und die Bewegungen von Reifung und Entwicklung ungestört entfalten können.

Bei nicht wenigen psychosomatisch auffälligen Säuglingen (z. B. beim Vorliegen von Schlafstörungen oder Drei-Monats-Koliken) finden sich Angaben über eine Schwangerschaft, die voll Angst und Spannung war, und es zeigen sich Charakteristika eines **überansprechbaren Säuglings** (Hypertonus, Hypervigilität, Überreizbarkeit). Die angeborenen Abwehrfähigkeiten sind geschmälert. Solche Kinder bedürfen übermäßigen Geschicks, um einen ausreichenden Schutz vor Reizüberlastung zu erfahren und den notwendigen emotionalen Dialog in Gang zu bringen. Baut sich auf dieser übermäßig verletzbaren seelischen Struktur noch ein konfliktuelles Beziehungsnetz auf, so entsteht bald eine entsprechende psychosomatische Dekompensation.

Privation / Deprivation

Besteht eine **Privation,** d. h. ein Ungenügen von seiten des Dialogpartners von Beginn ab, so entwickelt sich der Säugling kümmerlich, zeigt ein Bedürfnis nach konstanter motorischer Aktivität, eine Armut des emotionalen Ausdrucks (weint fast nie, ist ziemlich schmerzunempfindlich), baut keine spezifische Objektbeziehung auf, tritt zu jedem in Kontakt und zeigt auch keine Acht-Monats-Angst. Es findet keine dauerhafte Internalisierung einer Mutterrepräsentanz statt. Das psychosomatische Erkrankungsrisiko ist bei diesem mechanistischen seelischen Funktionieren hoch. Allerdings ist das Zustandsbild bei einem den Dialog fördernden Beziehungsangebot reversibel, da die Grundbedürfnisse nur wie verschüttet sind.

Bei schwerer **emotionaler De-privation,** d. h. bei Zerreißung einer Objektbeziehung im Aufbau (z. B. durch Trennung oder durch depressive Dekompensation der Mutter) ohne Angebot einer Substitutsbeziehung, entsteht eine zentral ausgelöste Bremsung aller Aktivitäten mit Hypermotorik und verminderter Reagibilität/Kommunikativität. Nach der Phase des Protestes macht sich eine allgemeine Hemmung mit Besetzungsrückgang Platz, im Extrem bis zum Verlust des Interesses an der Außenwelt und der Entwicklung einer **anaklitischen Depression.** Das fehlende Objekt, der nicht mehr vorhandene Beziehungspartner, hat gleichsam alles Lebenswerte weggenommen, Schmerz und ein Loch im seelischen Erleben hinterlassen, das vom Säugling allein nicht ausgeglichen werden kann, sondern höchstens mittels einer depressiven Schutzbildung zu vernarben vermag. Kommt es zur anaklitischen Depression, so wird eine damit verknüpfte psychosomatische Dekompensation erleichtert (Kreisler, L., 1985 b).

Viele psychosomatische Erscheinungen beim Säugling und Kleinkind sind kurzfristig, d. h. es findet eine regressive Dekompensation mit einer restitutio ad integrum statt. Bei anderen kommt es zur Ausbildung einer unspezifischen Psychopathologie. Wiederum bei anderen kann sich eine psychosomatische Pathologie bis in die Kindheit hineinziehen. Ein geringerer Teil der Störungen (z. B. gewisse Formen von Asthma oder Adipositas) zieht sich bis ins Erwachsenenalter durch (Bürgin, D., 1987).

Die holothyme Abfuhr einer Bedürfnis-, Affekt- oder Konfliktspannung über den Körper ist beim Kleinkind eine häufige Form der Abwehr. Findet eine Fixierung statt, so erhält sich diese Abwehrform bis in weitere Entwicklungsphasen hinein, während welcher günstigere Formen gefunden werden könnten. Eine Regression auf diese frühen Muster der Beziehung und des Ich-Funktionierens ist von jedem Alter aus möglich.

Bei jeglicher derartiger Regression ist entscheidend, wieviel Ressourcen zur Progression in welcher Zeit mobilisiert werden können, wie die Gesamtreorganisation der Ich-Strukturen auf dem regressiven Niveau erfolgt und wie die Adaptationsvorgänge innerhalb der Familie an die regressive Dekompensation des betroffenen Familienmitglieds sind.

Selbstentwicklung in der Adoleszenz

Adoleszenz als psychische Entwicklungsphase beginnt ungefähr mit der physischen und sexuellen Reife, dem Anfang der Pubertät. Ihr Ende ist etwa dann erreicht, wenn eine sexuelle Identität etabliert und die Art, mit Belastungen oder Angst umzugehen, weitgehend fixiert ist. Auch machen die psychologischen Einstellungen auf die physische Fähigkeit, Vater oder Mutter zu werden, einen nicht kleinen Teil dessen aus, um das es in der Adoleszenz geht. Zudem beginnt der Adoleszente sozial als unabhängige Person zu funktionieren.

Zu den **spezifischen Aufgaben,** die für den Adoleszenten typisch sind, gehören Umarbeitungsprozesse über viele Jahre auf dem Gebiet der Objektbeziehungen, die einerseits eine kritische Distanzierung von den primären Liebesobjekten (Mutter und Vater bzw. ihren Substituten) und die allmähliche Neudefinition der Beziehungen zu ihnen umfassen (Prozeß, der üblicherweise als «Ablösung» bezeichnet wird), andererseits eine experimentierende Verbreiterung der Beziehungsfähigkeit mittels vielgestaltiger Kontakte zu Gleichaltrigen zur Folge haben. Die Beziehung zu den Eltern wird also von emotionaler Abhängigkeit zu Unabhängigkeit umgestaltet. Gedanken, Gefühle und Handlungen müssen notwendigerweise von einer Reaktion der Eltern unabhängig werden. Die Umgestaltung der Beziehungen zu bedeutungsvollen anderen ist auch mit einer Neuumschreibung sowohl des Ich als auch des Selbst, einer Neueinstellung zu frisch gewonnenen aktuellen Werten (Über-Ich) und einer Modifikation in den Triebimpulsen verbunden. Ein Identitätswandel schließt die Vergewisserung ein, daß der sexuell reif gewordene Körper dem Adoleszenten selbst gehört, er auch dafür verantwortlich ist, und schafft die Voraussetzung für eine allmähliche Einfügung in den gesellschaftlichen Kontext (z. B. veränderte Art der Aggressionsverarbeitung).

Die Adoleszenz kann als eine Neuauflage der frühkindlichen Probleme, aber mit einem anderen Körper und einer anderen psychischen Organisation, angesehen werden. Bezüglich dieser Neuauflage ist es sehr wichtig, wie die früheren Entwicklungsphasen gemeistert worden sind. In vielen Kulturen gibt es Rituale, welche die Identitätsfindung und Eingliederung in den gesellschaftlichen Kontext, d. h. den Übergang vom Kind-Sein zum Erwachsen-Sein erleichtern. Bei uns fehlen sie zum größten Teil. Während der Adoleszenz kommt es üblicherweise zu einer verstärkten Ausgestaltung zentraler Konzepte wie z. B. solcher über Sexualität, Geburt, Leben, Krankheit, Tod und Religion (Bürgin, D., 1986).

Mit dem Terminus **Narzißmus** werden Zustände des Selbstwertgefühls, der affektiven Einstellung eines Menschen zu sich selbst beschrieben. Ist diese realitätsgerecht, so spricht man von gesundem Narzißmus, ist sie es nicht, so von einer narzißtischen Störung. Diese kann sich in einem übertriebenen Selbst- oder einem übermäßigen Minderwertigkeitsgefühl äußern. Ebenso wie es ein System der Triebregulation gibt, existiert ein narzißtisches Regulationssystem. Unter Regulation des Narzißmus wird die Aufrechterhaltung eines affektiven Gleichgewichtes bezüglich der Gefühle von innerer Sicherheit, Wohlbehagen, Selbstwert und Selbstsicherheit verstanden. Das narzißtische System ist sehr störanfällig, insbesondere in der Adoleszenz.

Der Adoleszente befindet sich in seiner Ablösungsentwicklung in einem außerordentlich verletzlichen Zustand, besonders dann, wenn er die Bindungen zu den primären Liebesobjekten, den Eltern, lockert, sich durch Erhöhung der eigenen Grandiosität zu stabilisieren versucht und tastend erste neue Beziehungen aufnimmt. Diese Beziehungen haben in der Regel eine narzißtische Qualität, d. h. der andere wird gesucht und geliebt, weil er in irgendwelchen Aspekten dem Bild der eigenen Person entspricht, man sich in ihm wiederfindet. Solche narzißtischen Beziehungen werden von den Beteiligten lange Zeit als ideal empfunden, zeichnen sie sich doch durch rasche Kontakte, Unkompliziertheit, gegenseitige Bestätigung und das Fehlen von größeren aggressiven Spannungen aus. Aber sie basieren zumeist auf einer Illusion, da der Partner in erster Linie eine Funktion für das eigene Selbstgefühl erfüllt und nicht als eigenständiger anderer Mensch erlebt wird. Bei Trennungen und Verlust des Beziehungspartners und beim Versagen der Kompensationsmechanismen steht der Adoleszente in Gefahr eines völligen Zusammenbruchs seines narzißtischen Gleichgewichtes, mit sehr heftigen Regressionen bis zum Verlust des Gefühls der eigenen, auch der körperlichen, Identität.

Psychophysische Übergangsbereiche

Allgemeine Gesichtspunkte

Psychosomatische Symptome können reine Nebengeräusche einer durchaus normalen Entwicklung sein, die belanglos sind und spontan verschwinden, oder aber die bestmögliche Konfliktlösung repräsentieren, die vom Kind oder Jugendlichen selbst ohne Hilfe in der jeweiligen Entstehungssituation gefunden wurde. Als eine Art Selbstheilungsversuch lassen sie sich als kreative Akte betrachten, die meist zwiespältige Tendenzen in sich vereinen.

Entsprechend den jeweils gebrauchten **Modellvorstellungen** ergeben sich verschiedene Verständniskonzepte für psychosomatische Störungen. Im folgenden wird hauptsächlich auf den Erfahrungsbereichen der psychoanalytischen Entwicklungspsychologie, der Psychoanalyse, der Kinderpsychiatrie und der Pädiatrie aufgebaut. Neben den neueren Ergebnissen der Arbeitsgruppen um R. Emde und D. Stern, welche vor allem für das Gebiet der Entwicklungspsychologie fruchtbar waren, haben im Bereich der klinischen Psychosomatik die Mitglieder der «Société psychanalytique de Paris» (P. Marty, M. Fain, C. David, M. de M'Uzan, L. Kreisler, M. Soulé und S. Lebovici) sowie für Kleinkinder und Kinder die Mitarbeiter des «Institut psychosomatique de Paris» viel beigetragen.

Der **Spannungsabfuhr über den Körper** kommt bei Kindern und Jugendlichen eine große Bedeutung zu. Sie ist in Form von Störungen im Bereich der Motorik, bei den Dekompensationen mit regressiver Reaktivierung archaischer körperlicher Reaktionsmuster und beim Konversionsvorgang zu beobachten. Da sich bei den ersten 2 Formen wenig symbolerfüllte Phänomene zeigen, erscheinen viele psychosomatische Störungen im Hinblick auf ein vertieftes psychodynamisches Verständnis nicht sehr ergiebig.

Ausdruck über den Körper / Homöostase

Der unmittelbare **Ausdruck über den Körper** ist eine sehr ursprüngliche Form von Spannungsabfuhr, die zwar an Affekte gebunden ist, aber mit dem Körper verknüpft bleibt. Sie erfolgt mehr oder weniger automatisch. Hierzu sind die Zustände der Hyperaktivität oder Apathie zu rechnen, der autoerotischen oder autoaggressiven Aktivitäten (z. B. Masturbation und Mutilation), der rhythmischen Geschehnisse (Jactationen) und der Stereotypien.

Die intrapsychische wie auch die interpersonale **Homöostase** ist, durch die Neigung zur Wiederkehr des Verdrängten bzw. den natürlichen Auftrieb von vorbewußten Beziehungskonflikten ungelöster Art ins bewußte Erleben, stets gefährdet. Die Entwicklung einer psychosomatischen Krankheit kann unter diesem Aspekt einen sinnvollen Versuch, Konflikte mit Hilfe einer körperlichen Erkrankung zu lösen, darstellen. Dies im Sinne einer Anpassungsleistung (bei mehr dauerhafter Fehlverarbeitung) oder eines Selbstheilungsversuches (bei Überforderungen, akuten Konflikten oder Lebenskrisen).

Traumatisierende Faktoren – Übermäßige Reizzufuhr – Emotionales Manko – Strukturdefekte

Die Wirkung der **pathogenen, traumatisierenden Faktoren** ist immer abhängig von der Vulnerabilität der seelischen Strukturen und Dynamiken, auf die sie Einfluß nehmen. Gewisse Strukturen, d. h. psychische Funktionseinheiten mit größerer zeitlicher Persistenz, die im Verlaufe der Entwicklung eines Individuums, nämlich bevor die Bildung der erwachsenen Persönlichkeit durch die Beendigung der Adoleszenz abgeschlossen ist, allerdings noch verändert werden können, schaffen eine Art Disposition zur Traumatisierung, z. B. gewisse Frühgeburten, Patienten mit einer Hirnreifungsstörung, mit allergischer Atopie sowie Kinder mit sehr schwach ausgebildeten Regulationsmechanismen, niedriger Reizschwelle und ungenügender Ich-Integration. Je ausgewogener die Qualität der Abwehrorganisation, desto geringer die Dekompensation ins Somatische.

Zwei Gegebenheiten haben eine verhältnismäßig verbreitete traumatisierende Wirkung: Einerseits die **übermäßige Reizzufuhr**, welche beim Säugling und Kleinkind ein primäres Potential zur Entladung in den Körper enthält. Die Mutter oder ihr Substitut fungieren in gewissen Fällen in den ersten beiden Lebensjahren, bevor die Psyche des Kindes autonom zu funktionieren gelernt hat, nicht als «gute Abwehr» und bewirken somit eine Überflutung des in Entwicklung befindlichen Ich's mit Reizen verschiedenster Art oder eine Inkohärenz der Reizzufuhr. Diese Form findet sich bei vielen Störungen (z. B. bei Schlafstörungen, Kopf- und Bauchschmerzen, der Dreimonatskolik, dem psychogenen Erbrechen oder den Affektkrämpfen). Andererseits gehören die Formen des **emotionalen** (und/oder sensorischen) **Mankos** bzw. der Karenz mit ihren Unterformen des Ungenügens, der Dyskontinuität und der Verzerrung dazu. Auch sie sind bei vielen psychosomatischen Störungen nachzuweisen (z. B. schweren Eßstörungen, psychogenem Erbrechen, Rumination), aber auch bei Trennungen ohne Substitute in der frühen Kindheit, wechselnden Bezugspersonen, beim Hospitalismus und bei ungünstigen sozioökonomischen Verhältnissen.

Entsprechend der französischen Schule kann folgende Hypothese formuliert werden: solche traumatisierenden Faktoren führen dazu, daß die **Strukturierung im vorbewußten Ich-Anteil defektuös** oder auf primitiven Stufen stehen bleibt und daraus ein funktionelles Ungenügen der Abwehr resultiert, das beim Kind wegen seiner Beeinflußbarkeit aber noch reversibel ist. Es charakterisiert sich durch ein Unvermögen zur phantasmatischen Elaboration. Unbewußte Triebimpulse fließen bei diesen Kindern nicht wie üblich in ihre Handlungen ein. Die gesamte Aktivität wird durch Tatsächliches bestimmt, durch die gerade gegenwärtige materielle Umgebung, durch die momentan vorhandene Situation oder durch die gegenwärtigen Personen. Hierdurch entsteht eine gewisse Kargheit der innerseelischen Repräsentanzen. (Kreisler, L., 1985 [a]). Beim Erwachsenen zeigt sich dieses Syndrom als «pensée opératoire», welches permanent oder episodisch als Dekompensationszeichen auftreten kann (Marty, M. u. De M'Uzan, M., 1963).

Zustände mit wenig seelischer Ausstrukturierung finden wir auch bei den massiven Strukturdefiziten, welche fast sämtliche Bereiche der Entwicklung beeinträchtigen und z. B. bei massiver Privation, schweren Familienstörungen, sozialen Defektentwicklungen oder auch beim psychosozialen Minderwuchs zu beobachten sind. Neben der Dekompensation mit psychosomatischen Krankheitserscheinungen kann sich der Zustand des Kindes noch verschlechtern bis hin zu einer leeren, **depressiven Atonie,** in welcher die Kinder indifferent, ohne Angst oder wahrnehmbare Affekte erscheinen, wie mit eingefrorenen psychischen Funktionen ausgestattet sind. Dort zeigt sich ein völliges Absinken der Lebensantriebe, ein Libidorückzug vom Selbst und von den Objekten, mit zum Teil devitalisiertem, automatisiertem und «leerem» Verhalten als postregressiver Organisationsstruktur.

Psychodynamische Grundlinien psychosomatischer Krankheitsentstehung

Neben den Anschauungen der französischen Schule lassen sich zwei weitere Konzepte der psychosomatischen Krankheitsentstehung hervorheben:
1. Die Dekompensation im Sinne einer **regressiven Reaktivierung archaischer körperlicher Reaktionsmuster** bei erheblichen frühen Persönlichkeitsstörungen, die sich in **Ich-Defekten** und **Störungen der Objektbeziehungen** ausdrücken: Unter länger anhaltenden oder schweren Belastungen kommt es zu unspezifischen Dekompensationen des psychischen Funktionierens mit Mobilisierung reflexhafter körperlicher Abwehrmuster, die habituell in Spannungssituationen auftreten und entweder durch psychosomatische Fixierungen in der frühen Kindheit, welche im Zusammenhang mit Krankheit entstanden sind, oder durch Abspaltung von Affekt- oder Erlebnisbereichen bei der De-Somatisierung zustande kommen. Ist dieser «psychosomatische Funktionssektor» im Ich sehr groß, so genügen bereits kleinere Belastungen, um Reaktionen auf körperlicher Ebene, unter Umgehung einer psychischen Verarbeitung, auszulösen. Bei solchen Patienten ist die Repräsentanz des Körperselbst oft erheblich gestört (z. B. Beeinträchtigungen im Empfinden von Raum, Zeit, Temperatur oder Lateralität). Sie erscheinen im regressiven Zustand verarmt im Ausdruck von innerseelischen Vorgängen (z. B. der Symbolisierung, der Fähigkeit, Gefühle wahrzunehmen und der Bereitschaft, innerhalb einer Beziehung situationsadäquat zu kommunizieren). Wahrscheinlich liegen bei diesen Patienten frühe Ich-Defekte und archaische Abwehrformen vor.

Bei erheblichen **Ich-Störungen**, z. B. bei der Neigung zur Ich-Fragmentierung, d. h. einem Zerfall sowohl der Kohärenz wie auch des Funktionsablaufes verschiedener Ich-Leistungen (Wahrnehmung, Denken, Affektverbindungen, Sprache, Motorik etc.) wird ein Beziehungspartner oft fusionär als Spiegelbild oder Doppelgänger (alter ego) «gebraucht». Selbst- und Objektrepräsentanzen, wie kommunizierende Röhren miteinander verbunden, zerfallen unter psychophysischen Belastungen. Reale oder phantasierte Verluste ziehen einen völligen Zerfall der Körperrepräsentanz und überwältigende Vernichtungsgefühle nach sich. Es wird ein Halt vielmehr an Gegebenheiten der Außenwelt gesucht, als auf eine Orientierung an Abläufen in der Innenwelt vertraut, weshalb oft ein sehr formalisiertes und zum Teil sogar automatenhaftes Verhalten zu beobachten ist. Wiesse, J. (1990) bezeichnete diese Patienten als solche mit einem «mechanistischen Beziehungsmodus» und grenzte sie von den nachfolgend beschriebenen («symbiotisch-narzißtischer Modus») klar ab. In der klinischen Realität gibt es allerdings fließende Übergänge zwischen beiden Formen. Die Individuations-Separations-Phase in der Kleinkinderzeit fand offenbar nie eine entwicklungsfreundliche Lösung. So finden sich bei solchen Störungen selten längere symptomfreie Intervalle in der Zeit von der Kindheit bis zur Adoleszenz. Zur Zeit der zweiten Individuation/Separation, d. h. vom Beginn ab und auch im Verlaufe der Adoleszenz, erfolgen dann schwere psychosomatische Einbrüche mit der notfallmäßigen Mobilisierung pathologischer Abwehren und negativer Erwartungen und Übertragungen. In der Familie kann bei diesen Konstellationen oft das, was Stierlin (1975) eine «harte Beziehungsrealität» nannte, festgestellt werden (vgl. Seite 71).

Konnte sich ein konsistentes Ich entwickeln, das wenig von Zerfall bedroht ist, besteht aber eine **Störung im Selbstgefühl** mit einer Beziehungsart, bei welcher der bedeutungsvolle andere noch ein Teil des eigenen Selbst ist (subjektives Objekt, Selbstobjekt), so muß dieser Mangel im Selbst auf vielfältige Weise kompensiert werden, um die Besetzung des Körperselbst aufrecht erhalten zu können. Hierzu kann das Kind auf die Entwicklung eines grandiosen Selbst (Größenideen), auf die Fusion mit einem idealisierten Vorbild oder auch auf eine Spiegelbeziehung zurückgreifen, bei der das Gegenüber zur andauernden Selbstspiegelung «verwendet» wird. Das Kind ist dann auf die konstante Anwesenheit der in dieser funktionalen Art «gebrauchten» Menschen angewiesen, die durch Manipulation (z. B. Idealisierung, Anklammerung) stets in der ihnen zugedachten Position gehalten werden müssen. Gelingt das nicht – und eine solche Situation entsteht spätestens unter dem Druck der psychobiologischen Entwicklung in der Adoleszenz – so kann oft der Körper nicht mehr genügend narzißtisch besetzt werden, und er verliert seine Qualität einer Quelle von Wohlbefinden oder Lust. Im Sinne einer notfallmäßigen Überlebensmaßnahme wird die drohende Gesamtdekompensation dadurch abzuwehren versucht, daß es entweder zur Depersonalisation mit Verlust des Körpergefühls bzw. Überbesetzung des Körpers als letztem möglichen symbolisierten Selbstobjekt oder zur wahllosen Suche nach neuen idealisierten Objekten kommt, um der Gefahr der Hilflosigkeit und der Verlassenheit zu entgehen. So wird in der Adoleszenz oft das Drama der Entwicklung der frühen narzißtischen Objektbeziehung, unter starkem Einbezug der Körperfunktionen, wiederbelebt. Möglicherweise entsprechen die Familien solcher Patienten mehr dem Modell einer «weichen Beziehungsrealität», wie Stierlin dies bei Angehörigen schizophrener Patienten beschrieben hat (Wiesse, J., 1990).

Solche narzißtische Beziehungsformen sind stets verbunden mit der Unfähigkeit für eine angemessene Aggressionsverarbeitung. Als interaktionale Verhaltensmuster, die sich in bestimmten Situationen einstellen, entsprechen sie nicht einem starren Persönlichkeitsmerkmal, sondern verändern sich im Laufe eines psychotherapeutischen Prozesses. Der bedeutungsvolle andere wird bei beiden Formen für die Regulation des eigenen Selbstwertgefühls, für Sicherheit und Wohlbefinden und für das narzißtische Gleichgewicht in unentbehrlicher Art gebraucht. Bereits schon nur der mögliche Verlust des Objektes mobilisiert heftigste, regressive Trennungs- und Vernichtungsängste. Das Kind bzw. der Jugendliche sorgt deshalb manipulativ für die Realpräsenz des Gegenübers, gebraucht demnach eine Art interpersonaler Abwehr. Kinder und Jugendliche, welche so geartete «psychosomatische Neurosen» entwickeln, stehen in ihrer Struktur den Patienten mit narzißtischen Neurosen oder Borderline-Syndromen recht nahe.

2. Die **neurotischen Konfliktlösungen auf der Körperebene** bei relativ reifen Persönlichkeitsstrukturen nach dem **Modell des Konversionsvorganges**: Der Konversionsvorgang (vgl. Seite 77 ff; 85) ist ein aktiver Prozeß in Richtung auf eine Symptombildung hin, bei welchem widersprüchliche Impulse intrapsychisch symbolisiert und mittels entsprechender Phantasmen in einer Art Körpersprache ausgedrückt werden. Es handelt sich hierbei um funktionelle Störungen ohne anatomisch-pathologisches Substrat, die sich in motorischen, sensorischen, somatoviszeralen und anderen Funktionsbereichen zeigen können. Konversionssymptome sind häufig vorübergehender Natur und können sich auf sehr unterschiedliche psychopathologische Strukturen aufpfropfen. Der Konversionsmechanismus erfolgt unbewußt und automatisiert und ist von der bewußten Simulation abzugrenzen. Vorgänge, die mittels der Konversion körperlich für andere wahrnehmbar werden, entsprechen unbewußten Bedürfnissen und ihrer Abwehr zugleich. Es handelt sich um eine Art Appell ohne Schrei, um einen Wunsch ohne Bitte. Bei etwa 2 bis 3% aller Patienten im kinder- und jugendpsychiatrischen Krankengut handelt es sich um solche mit Konversionssymptomen. Während der Pubertät ist das Konversionssyndrom besonders häufig zu beobachten. In der Vorpubertät ist die Geschlechtsverteilung ausgeglichen, während und nach der Pubertät überwiegen die Mädchen mit einem Verhältnis von etwa 4:1 (Bürgin, D., 1982 a).

Jeder Teil des Körpers kann zum Ort der Konversion ausgewählt werden. Für die Organwahl besteht möglicherweise ein somatisches Entgegenkommen (genetische Disposition, aktuelle Überbeanspruchung, frühkindliche Bahnung). Nicht selten werden auch durch familiäre Konstellationen Symptom-Traditionen geschaffen (z. B. Kopfwehfamilien). Wurde früher die Konversion ganz der phallischen Phase zugeordnet, so ist in den letzten 20 Jahren zunehmend deutlicher geworden, daß es Konversionsmodalitäten auf allen Ebenen der seelischen Entwicklung gibt, d. h. daß Konflikte aus dem phallisch-genitalen oder aus dem prägenitalen (d. h. oralen oder analen) Stadium mittels des Konversionsmechanismus zu lösen versucht werden (Rangell, L., 1969).

Ausgeprägte sensomotorische Funktionsausfälle im Rahmen von Konversionsneurosen (z. B. Mono-, Para-, oder Tetraplegien nach Bagatellunfällen im Verlaufe schwerer Adoleszentenkrisen) können in der Adoleszenzentwicklung die offenbar «beste Lösung» bei sonst unlösbar scheinenden, intrapsychischen oder interpersonellen Konflikten darstellen. Die Lähmungen ermöglichen den von massiven Schuldgefühlen (z. B. wegen der Ablösung oder infolge inzestuöser Beziehungen) gequälten Jugendlichen, zu überleben, ohne im Selbstmord Sühne leisten zu müssen.

Simulation und Konversion können wie Extreme derselben Dimension betrachtet werden. Allerdings sind sie klar voneinander zu trennen, wenngleich es auch Übergänge gibt. Bei der Simulation handelt es sich um eine bewußte Vortäuschung (mit entsprechenden Schuldgefühlen), bei der Konversion um einen Verlust der bewußten Kontrolle und Automatisierung eines Ablaufs (oft mit einer «belle indifférence» verbunden, da vom Bewußten her das Ich ja keine Schuld trifft). Soll das Symbol aus der «Körpersprache» heraus wieder entschlüsselt werden, so kann dies nur entgegen dem ökonomischen Gefälle der bisherigen intrapsychischen Verarbeitung geschehen. Es wird somit Widerstands- und Abwehrvorgänge mobilisieren und nur bei einer guten therapeutischen Allianz zwischen Patient und Therapeut möglich sein. Eine Symptombeseitigung gelingt im allgemeinen bei über 2/3 dieser Fälle recht gut, die Veränderung der neurotischen Fehlentwicklung allerdings ist bedeutend komplexer.

Bei der Entwicklung ernsthafter psychosomatischer Krankheiten in der **Adoleszenz** sind neben komplexen familialen Faktoren folgende zwei psychologische Konstellationen besonders häufig anzutreffen:

— Der **Zusammenbruch eines ‹falschen Selbst›**. Dieser defensive fragile Überbau zerbricht unter dem Triebansturm. Das völlig überangepaßte Kind (Sonnenschein der Familie) regrediert auf frühe Entwicklungsstufen und reorganisiert sich, zumeist unter Verwendung primitiver Abwehrmechanismen und nicht unbeträchtlichem, sekundärem Krankheitsgewinn, neu auf dieser Ebene. Es geht dabei (notwendigerweise) das Risiko ein, daß aus funktionellen Störungen solche mit Läsionen werden.

— Der anhaltende **Gebrauch von pathologischen projektiven Identifikationen**: Beim Vorgang der Projektion werden, als intrapsychische Phantasie, abgespaltene Anteile der Selbstrepräsentanz bestimmten Objektrepräsentanzen zugesprochen (umgekehrt beim Vorgang der Introjektion). Das reale äußere Objekt ist nicht betroffen. Im therapeutischen Ablauf finden wir dieses Geschehnis in den Phantasien über den Therapeuten. Es kann leicht vorkommen, daß sich Mitglieder eines therapeutischen Teams mit solchen Phantasien identifizieren. Wird nun vom Patienten, in der äußeren Welt, durch eine Handlung – oder auch durch ein «Tun des Nicht-Tuns» (Laotse) – etwas aktiv unternommen, um solche abgespaltene Affekte oder andere Selbstanteile in die Person von anderen zu «injizieren», so daß sich diese mindestens partiell und temporär damit identifizieren müssen, so spricht man von einer Nötigung zu einer **projektiven Identifikation** (Ogden, Th. H., 1982; Zwiebel, R., 1988; Sandler, J., 1987/88).

Dieser Mechanismus ist zugleich eine **Abwehroperation,** indem er unliebsame abgespaltene Selbstanteile in reale, bedeutungsvolle andere Personen verlegt (allerdings um den Preis einer dadurch erfolgenden Beziehungsstörung) wie auch eine **pathogene Kommunikationsform,** da er es dem Gegenüber ermöglicht, Erlebniskonfigurationen des Patienten direkt oder in modifizierter Form selbst erlebend wahrzunehmen. Oft erfolgen bei den Mitgliedern eines Behandlungsteams verschiedene projektive Identifikationen, die, statt agiert, in den regelmäßigen gemeinsamen Besprechungen reflektiert, relativiert und integriert werden müssen (Bürgin, D., 1990c, 1992).

Bio-psycho-soziales Feld

Obwohl die Gesetze der biologischen, der psychologischen und der sozialen Welt ungleich und in weitgehend unbekannter Weise miteinander verknüpft sind, besteht eine Art Getrenntheit zwischen diesen Bereichen sowie ein sich gegenseitig beeinflußender Austausch. Die verschiedenen Perspektiven sind in Tab. 2 zusammengestellt. Dem **bio-psycho-sozialen Feld mit seinen Wechselwirkungen** muß in flexibel-dynamischer Weise Rechnung getragen werden, will man dem psychosomatisch kranken Kind und Adoleszenten als Arzt ganzheitlich entgegentreten (vgl. Abb. 5). Analog zur Heisenberg'schen Unbestimmtheitsrelation im subatomaren Bereich der Physik gibt es etwas Ähnliches bezüglich des ganzheitlichen Zugangs zum Patienten. Hat man sich auf zwei der drei Aspekte Körper/Psyche/Umwelt, bzw. auf eine duale Interaktionsmodalität, genau eingestellt, so kann man die beiden anderen dualen Interaktionsmodalitäten nurmehr unscharf wahrnehmen, ist also genötigt, in einem Nacheinander die Perspektiven zu wechseln, muß aber das Ganze stets in

Tabelle 2: Relevante perspektivische Gesichtspunkte

Biologische Perspektive:
- Genetische Faktoren (z. B. Geschlecht, Alter)
- Spezifische Gewebeempfindlichkeiten
- Pathophysiologie (neural, endokrin, immunologisch, zellulär, humoral)
- Biologische Regelkreise (genetisch, gelernt)
- Biologische Belastungs- und Schutzfaktoren

Psychologisch/psychiatrische Perspektive
Intrapsychisch:
- Kommunikationsformen (verbal, averbal)
- Trieb-, Bedürfnis-, Abwehrbalance
- Identifikation, subjektive Bedeutungen
- Autonomie
- Ich-, Selbst- und Beziehungsentwicklung
- Kognition und Emotion
- Regulation (z. B. von Impulsen, Nähe/Distanz)
- Wertsystem
- psychische Belastungs- und Schutzfaktoren

Interpersonal:
(dialogisch, familial, Peer-Group)
- Grenzen/Übergriffe (nach innen/nach außen)
- Bindungen/Loyalitäten
- Beziehungswirklichkeiten
- Zuschreibungen, Parentifizierung
- Kommunikationsformen, Beziehungsethik
- spezifische Belastungs- und Schutzfaktoren

Soziale Perspektive:
(individuums- und familienübergreifend)
- Historische Zugehörigkeit
- Ethnische Zugehörigkeit
- Schichtzugehörigkeit
- Soziokulturelle Situation
- Soziale Belastungs-/Schutzfaktoren

einem labilen Gleichgewicht zu integrieren versuchen. Das Kind oder der Jugendliche hat ein Vorstellungsbild davon entwickelt, was Körper und Krankheit sind und sich ein Phantasma darüber aufgebaut, was die Seele oder das Psychische ist. Im allgemeinen hat er auch (ein zumeist unbewußtes) Konzept darüber entwickelt, wie Körper und Seele zur Umwelt in Beziehung stehen. Die Phantasmen des Arztes und des Patienten bzw. seines Umfeldes über das,

Bio-psycho-soziale Perspektiven

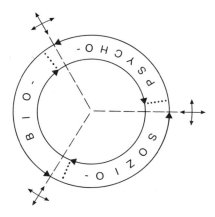

Abb. 5

– – – = Gewichtungstriangel bei der Beurteilung eines spezifischen Falles zu einer spezifischen Zeit. Sein Zentrum liegt, je nach Gesamtbeurteilung der Situation eines Patienten, irgendwo innerhalb des inneren Kreises.

was Krankheit bedeutet, brauchen ein Minimum geteilter gemeinsamer Wirklichkeit und somit eine gewisse gegenseitige Angleichung, wenn eine therapeutische Kooperation entstehen soll.

Im Bereich der Psychosomatik von Säuglingen, Kleinkindern, Kindern und Jugendlichen arbeiten notwendigerweise meist mehrere **Spezialisten** verschiedener Fachgebiete zusammen. Im medizinisch-psychosomatischen Feld herrscht eine Denkweise mit räumlich-operativen Denkmodellen vor, welche durch Konzepte des Un- und Vorbewußten und durch zeitlich-systemische Perspektiven zu ergänzen sind. Im psycho-edukativen Feld steht eine Förder- und Forderungspädagogik mit allgemeinen oder normierten Erziehungszielen im Vordergrund. Im psychosozialen Feld liegt der Schwerpunkt der Arbeit in der z. T. aufsuchenden fürsorgerischen Hilfe im Sinne einer stützenden und führenden Verbesserung der Lebensumstände.

Pädiatrie und Kinder- bzw. Jugendpsychiatrie stehen in einem komplementär sich ergänzenden Verhältnis zueinander. Erst wenn die Diagnose über die Art und die Struktur von Funktionsstörungen oder Läsionen vom Somatischen und vom Psychischen her erfolgt ist, läßt sich in der bi- oder pluridisziplinären Kooperation, welche sich in einem kooperativen Kontext abspielen sollte, eine Gewichtung ätiologischer Faktoren und therapeutischer Wege erarbeiten. Die organischen und die psychischen Dysfunktionen können wie zwei Ufer des gleichen Lebensstromes betrachtet werden.

In derselben Krankheit finden sich verschiedenste psychische Strukturen und Konflikte widergespiegelt. Bei der gleichen psychischen Struktur und Konfliktart sind verschiedene somatische Krankheitsmanifestationen möglich (Bürgin, D., 1988). Obwohl es kein Standardprozedere der Abklärungsuntersuchung gibt, sollten in jedem Fall eine sorgfältige körperliche Untersuchung und ein oder mehrere Gespräche mit dem Kind, die Beobachtung und das Verstehen der Interaktionen zwischen Kind und Eltern, die Erfassung der persönlichen Charakteristika der Eltern und ihrer Beziehung zueinander (mit Hilfe von Gesprächen) sowie schließlich eine Evaluation des Gesamtfunktionierens der Familie erfolgen. Erst danach läßt sich das geeignete therapeutische Vorgehen festlegen. Bei allen funktionellen Störungen muß daran gedacht werden, daß sie sich auf Läsionen aufpfropfen können, die nicht erkannt worden sind. Auf der anderen Seite ist es unnötig, übermäßig lange auf der Suche nach Läsionen zu sein, wenn die primäre Funktionsstörung sehr offensichtlich ist.

Den **zeitlichen Aspekten** ist besondere Bedeutung zuzumessen, haben doch z. B. Anorexien und Schlafstörungen bei Säuglingen, Kleinkindern, Kindern und Jugendlichen eine völlig unterschiedliche Bedeutung. Denn Entwicklung ist nicht nur eine Summierung im Sinne linearer Addition, sondern die anhaltende Umwandlung und Neuorganisation alter und neuer Erfahrungsinhalte, innerhalb welcher frühere Erlebnisinhalte in komplexere hierarchisch integriert werden. In Zeiten seelischer Belastung werden frühere Funktionsmodalitäten rasch wieder manifest. Die zuletzt integrierten Muster sind im Hinblick auf die regressive Auflösung am anfälligsten.

Bei Diskontinuitäten im Entwicklungsprozeß ist daran zu denken, daß diese entweder aufgrund von Reifungsprozessen, von interaktionsbedingten Erfahrungsprozessen oder von beiden zusammen herrühren können (Quinton, D. u. Rutter, M., 1984).

Abklärungsuntersuchung und Klassifikation

Symptombeurteilung

Bei der **Beurteilung** von psychosomatischen Symptomen im Kindes- oder Jugendlichenalter ist immer davon auszugehen, daß die Betroffenen, infolge ihrer raschen seelischen Entwicklung, Zeiten spezifischer Verletzlichkeit durchlaufen. Folgende Punkte verdienen Beachtung, um die Wertigkeit eines Symptoms abschätzen zu können:

- Alter und Geschlecht des Patienten (z. B. hat es keinen Sinn, von einer Enuresis nocturna vor dem Ablauf des 4. Lebensjahres zu sprechen. Eine Trennungsangst ist bei einem 2jährigen durchaus angemessen, bei einem 10jährigen nicht mehr).
- Dauer, Häufigkeit und Intensität eines Symptoms.
- Besondere Lebensumstände (z. B. die Geburt eines Geschwisters, der Schuleintritt eines Kindes etc.).
- Art des sozio-kulturellen Milieus, in welchem ein Kind aufwächst.
- Zahl der psychischen Bereiche, welche durch die Symptomatik betroffen sind.
- Verbindung eines Symptoms mit anderen psychischen Störungen (z. B. hat Nägelbeißen keinen signifikanten Hinweischarakter, hingegen sind Beziehungsstörungen sehr wohl häufig mit anderen Symptomen verknüpft) (Rutter, M., 1975).
- Verknüpfungen der vorliegenden psychosomatischen Symptome mit Verhaltensänderungen.
- Situationsspezifisches Auftreten (z. B. eine Enuresis diurna nur zu Hause, nie im Kindergarten).

- Miteinbezug anderer psychischer, somatischer oder sozialer Funktionsbereiche (z. B. eine hysterische Beinlähmung, welche einen Schulbesuch unmöglich macht).
- Subjektives Leiden des Kindes oder der Eltern unter der Symptomatik.
- Soziale Restriktionen im Zusammenhang mit der psychosomatischen Symptomatik.
- Beeinträchtigung der psychischen Entwicklung des Kindes und/oder der Familie durch die vorliegende Symptombildung.
- Beeinträchtigung der weiteren Umgebung durch die psychosomatischen Symptome (z. B. bei Enkopresis).
- Was soll das Symptom wem sagen? Wem dient es wozu?

Psychosomatische Erscheinungen beim Kind und Jugendlichen können nicht verstanden werden, wenn nicht der Entwicklungsstand der Emotionen, Affekte und Stimmungen und ihre Bedeutung in der Persönlichkeitsorganisation des Patienten berücksichtigt wird; wenn nicht ein Bild über die Rolle entsteht, welche die bedeutungsvollen Dialogpartner für den Ausdruck der Gefühle spielen; wenn nicht eine qualitative und quantitative Abschätzung der Bedeutung des emotionalen Dialoges im Hinblick auf die Ich-Funktionen erfolgen kann; wenn nicht deutlich werden kann, welche vor- oder frühzeitigen Phantasiebildungen über den Körper vom Kind aufgebaut worden sind.

Jede **Abklärungsuntersuchung** eines psychosomatisch kranken Kindes oder Jugendlichen und seiner Familie sollte als Ergebnis eine Aussage machen können über Belastungsfaktoren, d. h. prädisponierende, krankheitsauslösende und -erhaltende Momente sowie über protektive Faktoren. Im Detail geht es um unterschiedliche Ebenen, deren Gewichtung und Zusammenwirken in jedem Einzelfall wie das Muster einer polyphonen Komposition zu bestimmen ist:

- *genetische und perinatal erworbene Faktoren,* z. B. biologisch-konstitutionelle, physische und psychische **Vulnerabilitäten**, d. h. loci minoris resistentiae (die sich bei jedem Körperteil oder -system finden können).
- *frühkindliche Erfahrungen* wie Krankheiten, Trennungen, Formen des gestörten Dialogs zwischen primärer Bezugsperson und Säugling oder Kleinkind (z. B. Übergriffe, Überbesorgnis oder Überängstlichkeit der Eltern bezüglich der Körperfunktionen des Kindes). Diese sind nachfolgend von seiten des Kindes oft mit primären, unbewußten «**Identifikationen** mit dem Aggressor» verknüpft.
- *Persönlichkeitsstruktur des Patienten* (hierzu ist eine Einschätzung einer

Vielzahl von Gesichtspunkten nötig wie z. B. Größe, Erscheinung, Verhalten, Beziehungsfähigkeit, Aktivitätsgrad, Aufmerksamkeitsspanne, Stimmung, Denken (Inhalt, Form, Ablauf), Wahrnehmung, Selbst(wert)gefühl, Körperbild, sexuelle Identität, Intelligenzentwicklung, Spielvermögen, gestaltende und kreative Fähigkeiten etc.)
- *Familiencharakteristika und -Funktionen* (s. Seite 64 ff)
- *Soziokulturelle Faktoren* (s. Seite 7/8)
- *Beziehung des Untersuchenden zum designierten Patienten* und zu den anderen Mitgliedern der Familie, mit allen gegenwärtig wahrnehmbaren Übertragungs- und Gegenübertragungs-Mustern.

Zur Definition / Klassifikation

Wird Psychosomatik **definiert** als ein Konzept, das psychische Faktoren und Konflikte in der Entstehung und/oder der Entwicklung organbezogener, läsioneller oder funktioneller physischer Krankheiten anerkennt und einbezieht, so ist eine anhaltende Oszillation zwischen der direkten Beobachtung des Patienten und dem progredienten Verständnis der klinischen Phänomene im Rahmen einer bestimmten Orientierung oder Theorie notwendig. Nur durch diese steten Bewegungen ist eine Dechiffrierung von Verhalten auf der einen Seite und auf der anderen die Vermeidung des Entstehens eines «mythischen», d. h. ganz von der Theorie her gesehenen Patienten möglich. Hierdurch ergibt sich aber auch die Gefahr eines epistemiologischen Durcheinanders zwischen einer somatischen, einer psychiatrischen und einer sozialen Nosologie. Die Pathophysiologie gibt teilweise Antworten auf das «Wie», die Psychopathologie manchmal auf das «Warum» der Entstehung einer Störung.

Werden Konzeptualisierungen auf der Achse **narzißstische Besetzung/Objektbesetzung** vorgenommen, so bewegt man sich im Bereich eines dynamischen Gleichgewichtes der Besetzungsmodalitäten und ihrer Regressionen und gelangt zu Aussagen über Beziehungsqualitäten innerer oder äußerer Art. Konzeptualisierungen auf der Achse **Es/Ich/Über-Ich** bewegen sich vor allem im Bereich der klassischen Früh-Strukturen und komplexer infantiler Phantasmen und umfassen das Modell der Konversion, welches sich auch auf prägenitale Konfliktkonfigurationen erstreckt, aber stets die relativ elaborierte Struktur eines neurotischen Ich's beansprucht. Konzeptionen auf der Achse des **Unbewußten/Vorbewußten/Bewußten** kümmern sich in erster Linie um Funktionen und Strukturdefekte im Vorbewußten und damit besonders um die ökonomischen Aspekte des psychosomatischen Geschehens. Das Vorbewußte als Drehscheibe psychischer Abläufe bestimmt mit seiner Struktur auch die Organisation der Abwehrvorgänge (Kreisler, L., 1981 b). Bei Borderline-Patienten sind die vorbewußten Strukturen fragil und durchlässig, so daß es zu wechselnden Ich-Funktionszuständen kommt. Größere Defekte und Funktionsstörungen im Vorbewußten, welche bis zur Isolierung unbewußter Vorgänge vom Bewußtsein führen, stellen die Basis des sogenannten «pensée opératoire» dar (Marty, M. u. M'Uzan de M., 1963).

Die **Klassifikation** psychosomatischer Störungen beim kindlichen und jugendlichen Patienten ist bedeutend komplexer als diese beim Erwachsenen, weil sich die Patienten in rascher psychophysischer und sozialer Entwicklung mit Zeiten spezifischer Verletzlichkeit befinden und der Grad der Desomatisierung von Affekten/Konflikten entsprechend unterschiedlich ist. Aber auch, weil für die Symptomatik des Kindes von eminenter Bedeutung ist, wie Eltern auf körperliche Symptome reagieren und in welchem Maße sie selber seelische Befindlichkeit in körperlichen Ausdruck umsetzen.

Der Tatsache, daß biologisch-medizinische, psychologisch-psychiatrische und psychosoziale Faktoren bei der Entstehung der meisten Erkrankungen, aber ganz besonders bei der Entwicklung psychosomatischer Störungen von Kindern und Jugendlichen – wenngleich in jeweils unterschiedlichem Ausmaß und auf der Zeitachse möglicherweise zu sehr unterschiedlichen Zeiten – einen Beitrag leisten, wird auch in den zwei zur Zeit **hauptsächlichsten Klassifikationssystemen,** der ICD 10 und dem DSM-III-R (bald IV) Rechnung getragen. (Remschmidt, H., u. Schmidt, M., 1986)

Die **ICD 10** (International classification of diseases, 10. Revision [Dilling, H. et al., 1991]) kodiert auf **5 Achsen:**
— klinisch psychiatrische Symptome
— umschriebene Entwicklungsrückstände
— Intelligenzniveau
— körperliche Symptomatik
— abnorme psychosoziale Umstände

Auch bei dem **DSM-III-R** (Diagnostisches und statistisches Manual psychischer Störungen, 3. revidierte Fassung, 1989) gibt es **5 Achsen:**
— psychische Störungen (und Zustände, die nicht einer psychischen Störung zugeordnet werden können, aber Anlaß zur Beobachtung oder Behandlung geben), inklusive geistige Behinderungen
— Entwicklungs- und Persönlichkeitsstörungen
   Vielfach müssen Störungen auf beiden Achsen festgehalten werden. Zudem sind auf beiden Achsen Mehrfachdiagnosen möglich

- körperliche Störungen oder Zustände
- Schweregrad und relevante Typen von psychosozialen Belastungsfaktoren
- Globalbeurteilung des (höchsten) psychosozialen Funktionsniveaus (Einschätzung der globalen Anpassung auf einer Skala von 1–90)

Die ICD orientiert sich mehr an den nosologischen Modellen Europas, das DSM ist eher phänomenologisch ausgerichtet. Jegliches Klassifikationssystem, so gut es auch sein mag, enthält in sich aber gewisse Überlappungen, kann die einzelnen Krankheitsbilder nie eindeutig voneinander abgrenzen.

Viele psychosomatische Erscheinungsbilder sind im DSM-III-R unter dem Begriff der **somatoformen Störung** zusammengefaßt. Hauptmerkmal dieser Störungen sind «körperliche Symptome, die eine körperliche Störung (daher somatoform) nahelegen», bei denen sich jedoch «keine organischen Befunde oder bekannte pathophysiologische Mechanismen nachweisen» lassen und der Verdacht naheliegt, «daß psychischen Faktoren oder Konflikten Bedeutung zukommt» (DSM-III-R, pag. 313). Die Symptombildung steht bei diesen Störungskategorien nicht unter willentlicher Kontrolle. Unter dieser Rubrik werden insgesamt 5 Störungen zusammengefaßt:

1. Die **körperdysmorphe Störung** (= Dysmorphophobie)
Diagnostische Kriterien:
   a) Übertriebene Beschäftigung mit einem eingebildeten körperlichen Mangel bei einer Person mit normalem Aussehen. Besteht eine geringe körperliche Anomalie, ist die Besorgnis der Person stark übertrieben.
   b) Die Annahme eines Mangels hat keinen wahnhaften Charakter wie beim körperbezogenen Wahn (z. B. kann die Person die Möglichkeit anerkennen, daß sie möglicherweise das Ausmaß des Fehlens übertreibt oder überhaupt kein Fehler vorhanden ist).
   c) Die Störung tritt nicht ausschließlich während des Verlaufs einer Anorexia nervosa oder Transsexualismus auf.
2. Die **Konversionsstörung** (Siehe auch S. 47 und S. 77 ff; 85)
Diagnostische Kriterien:
   a) Ein Verlust oder eine Veränderung einer körperlichen Funktion, die eine körperliche Erkrankung nahelegt.
   b) Es besteht ein zeitlicher Zusammenhang zwischen einer psychosozialen Belastung, die offensichtlich in Beziehung zu einem psychischen Konflikt oder Bedürfnis steht, und dem Beginn oder der Exazerbation des Symptoms. Dies legt eine ätiologische Beziehung psychischer Faktoren zu dem Symptom nahe.

c) Die Person ist sich einer willentlichen Hervorrufung des Symptoms nicht bewußt.

d) Das Symptom ist kein kulturell sanktioniertes Reaktionsmuster und kann nach gründlicher Untersuchung nicht durch eine bekannte körperliche Störung erklärt werden.

e) Das Symptom ist nicht auf Schmerzen oder eine Störung der Sexualfunktion beschränkt.

Bestimme: Einzelne oder **wiederkehrende Episode.**

3. Die **Hypochondrie**
Diagnostische Kriterien:

a) Übermäßige Beschäftigung des Betroffenen mit der Angst bzw. der Überzeugung, eine schwere Krankheit zu haben, begründet in der Fehlinterpretation körperlicher Zeichen oder Empfindungen als Beweis für körperliche Krankheit.

b) Eine eingehende körperliche Untersuchung stützt nicht die Diagnose einer körperlichen Erkrankung, welche die körperlichen Zeichen oder Empfindungen oder die unbegründete Interpretation derselben durch den Betroffenen erklären könnte, und die Symptome unter a) sind nicht lediglich Symptome einer Panikstörung.

c) Die Angst oder Überzeugung, an einer Krankheit zu leiden, besteht auch nach der ärztlichen Rückversicherung weiter, daß keine Krankheit besteht.

d) Die Dauer der Störung beträgt mindestens sechs Monate.

e) Die Annahme unter a) hat nicht wahnhaftes Ausmaß wie bei der wahnhaften Störung oder dem körperbezogenen Wahn (z. B. kann der Betroffene die Möglichkeit akzeptieren, daß die Angst oder Überzeugung, eine schwere Krankheit zu haben, unbegründet ist).

4. Die **Somatisierungsstörung**

Mit dem Terminus «Somatisierungsstörung», auf den hier kurz näher eingegangen werden soll, wurde von den Autoren des DSM-III-R versucht, klassifikatorisch im Deskriptiv-Operationalisierbaren zu bleiben. Als rezidivierende, meist in der zweiten Dekade des Lebens beginnende, manchmal aber auch schon in der Präadoleszenz vorhandene Störungen mit vielgestaltigen Beschwerden von mehrjähriger Dauer, die nicht durch eine körperliche Krankheit bedingt sind, aber einen chronischen, selten spontan remitierenden, fluktuierenden Verlauf nehmen, sind diese Phänomene aber dennoch nur unscharf von der Konversionsneurose abgegnzt. Die Somatisierungsstörung bezeichnet einen Zustand zwischen Gesundheit/Wohlgefühl und körperlicher Krankheit, repräsentiert eine körperliche Art des Erlebens und Kommunizierens von Unwohlsein und entspricht einer nur ungenügend gut angepaßten, meist unbewußt motivierten «coping»-Strategie, die dazu dient, mit den Schwierigkeiten und Frustrationen des Alltags doch einigermaßen existieren zu können (Lipowski, Z. J., 1988). Als Synonyme werden oft Bezeichnungen wie ‹funktionelle oder psychogene Beschwerden› verwendet. Somatisierung zeigt sich in einer Tendenz, somatisches Unwohlsein zu erleben und mitzuteilen, das nicht mit pathologischen körperlichen Befunden einhergeht, aber solchen zugesprochen wird und für das medizinische Hilfe gesucht wird. Sie wird zur eigentlichen Krankheit, wenn trotz anders lautender fachlicher Information stets von neuem somatisch-medizinische Diagnostik und Therapie gesucht wird. Nosologisch handelt es sich bei diesen Patienten keinesfalls um eine homogene Gruppe, denn hinter den klagsamen Äußerungen und dem von Mensch zu Mensch jeweils recht unterschiedlichen Verhalten, Erleben und Wahrnehmen zeigt sich ein breites Spektrum verschiedener psychischer Störungen. Am häufigsten findet sich eine Somatisierung bei einer depressiven Grundstörung und bei schweren Angst- und Panikattacken. Manchmal finden sich auch Züge einer antisozialen Persönlichkeitsstörung, zwischenmenschliche Beziehungsstörungen und berufliche Probleme, selten auch Halluzinationen akustischer Art.

Die in dem DSM-III-R genannten diagnostischen Kriterien der Somatisierungsstörungen (Ziff. 300.81) umfassen:

a) Eine Anamnese vielfältiger körperlicher Beschwerden oder die Überzeugung, krank zu sein. Die Störung beginnt vor dem 30. Lebensjahr und dauert über mehrere Jahre an.

b) Mindestens 13 Symptome aus der untenstehenden Liste treffen zu. Um ein Symptom als bedeutsam zu werten, müssen die folgenden Kriterien erfüllt sein:

(1) Für die Symptome können keine organischen Krankheiten bzw. pathophysiologischen Mechanismen (z.B. eine körperliche Störung oder Auswirkungen von Verletzung, Medikamenten, Drogen oder Alkohol) verantwortlich gemacht werden. Sollte eine organische Erkrankung damit in Beziehung stehen, gehen die Beschwerden bzw. die daraus resultierenden sozialen oder beruflichen Beeinträchtigungen weit über das aufgrund des körperlichen Befundes erwartete Ausmaß hinaus.

(2) Tritt nicht nur während einer Panikattacke auf.

(3) Veranlaßte den Betroffenen, verschreibungspflichtige Medikamente einzunehmen, einen Arzt aufzusuchen oder die Lebensführung zu verändern.

Symptomliste:

Gastrointestinale Symptome:

(1) **Erbrechen (außer während einer Schwangerschaft)**
(2) **Unterleibsschmerzen (außer während der Menstruation)**
(3) Übelkeit (außer im Rahmen einer Reisekrankheit)
(4) Blähungen
(5) Diarrhöe
(6) Unverträglichkeit (Krankwerden) von verschiedenen Speisen

Schmerzsymptome:

(7) **Schmerzen in den Extremitäten**
(8) Rückenschmerzen
(9) Gelenkschmerzen
(10) Miktionsschmerzen
(11) Andere Schmerzen (außer Kopfschmerzen)

Kardiopulmonale Symptome:

(12) **Kurzatmigkeit (außer bei Anstrengung)**
(13) Herzklopfen (Palpitationen)
(14) Brustschmerzen
(15) Schwindel/Benommenheit

Konversions- oder Pseudoneurologische Symptome:

(16) **Amnesie**
(17) **Schluckbeschwerden**
(18) Verlust der Stimme
(19) Taubheit
(20) Doppelbilder
(21) Verschwommenes Sehen
(22) Blindheit
(23) Ohnmacht oder Bewußtlosigkeit
(24) Anfall oder Krampf
(25) Gehbeschwerden
(26) Lähmung oder Muskelschwäche
(27) Harnverhaltung oder Miktionsschwierigkeiten

Psychosexuelle Symptome während des größten Teils des Lebens seit Beginn sexueller Aktivitäten:

(28) **Gefühl des Brennens in den Geschlechtsorganen oder dem Rektum (außer beim Geschlechtsverkehr)**
(29) Sexuelle Gleichgültigkeit
(30) Schmerzen beim Geschlechtsverkehr
(31) Impotenz

Gynäkologische Symptome, die aufgrund einer Selbstbeurteilung im Vergleich zu anderen Frauen als häufiger bzw. schwerwiegender beurteilt werden:

(32) **Schmerzhafte Menstruation**
(33) Unregelmäßige Menstruation
(34) Verstärkte Menstruationsblutungen
(35) Erbrechen während der gesamten Schwangerschaft

Beachte: Die sieben fettgedruckten Symptome können als Screening für die Störung verwendet werden. Das Vorhandensein von zwei oder mehr dieser Symptome zeigt eine hohe Wahrscheinlichkeit für das Vorliegen dieser Störung an.

Eine Fragebogenerhebung bei 14- bis 16jährigen Finnischen Adoleszenten (Aro, H. et al., 1987) ergab, daß *gelegentliche* Symptome dieser Art (z. B. Bauchweh) bei Knaben und Mädchen häufig, d. h. in rund 42% angegeben wurden, *häufige* und *anhaltende* Symptome aber selten genannt wurden (z. B. Kopfweh bei rund 15% der Mädchen und bei 7% der Knaben). Im allgemeinen neigen Mädchen mehr zu Somatisierungsstörungen als Knaben, die dafür in größerer Zahl Verhaltensstörungen aufweisen. Im Durchschnitt zeigen sich bei ca. einem von 10 Adoleszenten Somatisierungsstörungen, vor allem im Zusammenhang mit familialen Problemen und Schulleistungsversagen. Die Unterschiede bezüglich der sozialen Klassenzugehörigkeit erwiesen sich als gering.

Es ist zu beachten, daß in nicht wenigen Fällen von Somatisierungsstörungen gleichzeitig auch eine wirkliche somatische Störung vorliegt, so daß man von einer gegenseitigen Maskierung oder Aufpfropfung sprechen kann und auch annehmen muß, daß die eine Manifestation das Auftreten der anderen erleichtert oder fördert.

Die Somatisierungsstörung ist in der Alltagspraxis eine häufige Erscheinung. Sie kann jeglichen Körperteil oder jegliche Funktion und auch jedes Organsystem betreffen wie auch jede körperliche Krankheit imitieren. Vor allem Schmerzsyndrome (Rücken-, Brust-, Leib-, Kopf-, Muskel-, Gelenkschmerzen), aber auch allgemeine Müdigkeit, Kurzatmigkeit, Herzklopfen, Veränderungen im Gefühl der Erscheinung eines Körperteils und allergische Phänomene umfassen. Ärztliche Hilfe wird in erster Linie für die körperliche Symptomatik gesucht. Ein genügend intensiver und sorgfältiger diagnostischer Prozeß fördert oft auch eine Symptomatik zutage, die eine psychiatrische Diagnose erlaubt (Bridges, R. N. u. Goldberg, D. P., 1985). «Somatic symptoms are a final common pathway, through which emotional disturbances, psychiatric disorders and organic pathology all express themselves and which prompt patients to visit doctors.» (Barski, A. J. et al, 1986). Die Somatisierung ist wahrscheinlich die bestmögliche Form, um Entlastung bei psychischem Unwohlsein zu erfahren. Sie besitzt fließende Übergänge zur Hypochondrie und in Einzelfällen auch zur Rentenbegehrlichkeit.

5. Die **somatoforme Schmerzstörung**

Diagnostische Kriterien:

a) Übermäßige Beschäftigung mit Schmerz seit mindestens sechs Monaten

b) Entweder (1) oder (2):

  (1) In eingehenden Untersuchungen werden keine organischen Erkrankungen oder pathophysiologischen Mechanismen gefunden (z. B. eine körperliche Erkrankung oder Auswirkungen einer Verletzung), die für den Schmerz verantwortlich gemacht werden können.

  (2) Sollte der Schmerz mit einer organischen Erkrankung in Beziehung stehen, gehen die Beschwerden bzw. die daraus resultierenden sozialen oder beruflichen Beeinträchtigungen weit über das aufgrund des körperlichen Befundes erwartete Ausmaß hinaus.

6. Die **undifferenzierte somatoforme Störung** (Restkategorie von häufigen klinischen Bildern, die nicht in das volle Symptombild einer Somatisierungsstörung fallen)

Diagnostische Kriterien:

a) Eine oder mehrere körperliche Beschwerden, z. B. Müdigkeit, Appetitverlust, gastrointestinale oder urologische Beschwerden.

b) Entweder (1) oder (2):

  (1) In gründlichen Untersuchungen werden keine organischen Erkrankungen oder pathophysiologischen Mechanismen gefunden (z. B. körperliche Erkrankung oder Auswirkungen einer Verletzung, Medikamente, Drogen oder Alkohol), die für den Schmerz verantwortlich gemacht werden können.

(2) Sollte eine organische Erkrankung damit in Beziehung stehen, gehen die Beschwerden bzw. daraus resultierende soziale oder berufliche Beeinträchtigungen weit über das aufgrund des körperlichen Befundes erwartete Ausmaß hinaus.

c) Eine Mindestdauer der Störung von sechs Monaten.

d) Sie tritt nicht ausschließlich während einer anderen somatoformen Störung, einer sexuellen Störung, einer affektiven Störung, einer Angststörung, einer Schlafstörung oder einer psychotischen Störung auf.

Psychosomatische Störungen und Familiendynamik

Jedes Kind und jeder jugendliche Mensch lebt in einem bestimmten sozialen Kontext, zu dessen Mitgliedern interpersonale Beziehungen bestehen. Im Regelfall besteht dieser Kontext bis weit in die Adoleszenz hinein aus der Familie, in mehr eingeschränkter Sicht, aus den Eltern. Zu den wesentlichsten **Ingredienzien einer angemessenen Elternschaft** kann man u. a. folgende Punkte zählen:

— eine gute Zusammenarbeit der Partner, die keine Abspaltungen unliebsamer Affekte und/oder störender Persönlichkeits- oder Beziehungsanteile auf das Kind zuläßt und die auch keine Situationen schafft, die es ermöglichen, daß vom Kind her die Beziehung zwischen Mutter und Vater aufgespalten werden könnte.

— eine offene, direkte Kommunikation zwischen allen Beteiligten, mit klarem, so ehrlich wie möglich gehaltenem Gefühlsausdruck.

— Kontinuität und Kohärenz in den Beziehungen.

— Festigkeit und Flexibilität zugleich bezüglich der in Geltung stehenden innerfamilialen Regelsysteme.

Die **Familie** liefert dem Kind und Jugendlichen (und das gilt in der Mitt- und Spätadoleszenz auch für die Gruppe der Gleichaltrigen) Grundbeziehungen mit emotionalen Bindungen und Verhaltensbegrenzungen, ein Netzwerk von interpersonalen Beziehungen dyadischer und triadischer Art. Sie stellt Modelle für ein entsprechendes soziales Verhalten, für Einstellungen, Meinungen und Überzeugungen zur Verfügung, ermuntert zu Erfahrungen verschiedenster Art und repräsentiert ein kontextuelles Lernfeld für Denkprozesse, Gefühlsabläufe und intentionale Ausrichtungen. Ein **entwicklungsfähiges familiales System** enthält meist klar überschaubare und dennoch flexibel-elastische Grenzen und Regeln, die eine Konsistenz über die Zeit und auch zwischen den beiden Eltern aufweisen. Bei seinen Mitgliedern besteht eine Fähigkeit, interpersonale und intrapsychische Konflikte und Probleme im Dialog zu lösen, wozu auf kognitiver und emotionaler Ebene eine offene und klare, möglichst verbale Kommunikation Voraussetzung ist. In diesem System kann jedes Mitglied seine Bedürfnisse und Wünsche unentstellt zum Ausdruck bringen, wird damit wahrgenommen und bekommt von den anderen eine angemessene Reaktion als Antwort. Es besteht ein Respekt für die Autonomie und Individualität jedes einzelnen Familienmitgliedes, unter Wahrung eines WIR-Gefühls, und eine zwischen allen Beziehungspartnern jeweils stets sich neu ausgleichende Balance von Geben und Empfangen.

Störungen im kommunikativen Geschehen enthalten meist eine Beziehungsart, die, temporär oder anhaltend, mittels eines Zuviel oder Zuwenig an Nähe oder Distanz, die Selbst-Grenzen des Gegenübers nicht respektiert bzw. ungebührlich starken Einfluß nimmt oder sich nicht um das «innere Territorium» des anderen kümmert, sich in Hemmungen oder übermäßigem Fluß der Kommunikationsabläufe manifestiert, durch Inkongruenz zwischen verbalen und averbalen Mitteilungssequenzen gekennzeichnet ist, sich mittels des Verhaltens oder des Körpers äußert oder Devianzen dadurch enthält, daß Form und Inhalt von relevanten Mitteilungen z. B. nebulös sind oder jedes Familienmitglied glaubt, die Gefühle und Gedanken des anderen zu kennen. Dadurch kann und muß sich niemand selbst definieren, somit auch nicht hinterfragen. Geteilte fixe Ideen, Verleugnungen, Rationalisierungen oder Mythenbildungen bleiben bestehen. Solche latente oder manifeste Familienmythen – im günstigen Falle gut integrierte gemeinsame Überzeugungen – dienen oft der Abwehr gegen unerwünschte Ideen, Gefühle, Veränderungen oder Ängste und enthalten, im ungünstigen Falle, auch Glaubenssysteme spezieller Art bezüglich Gesundheit und Krankheit, die der unbehinderten Entwicklung eines Kindes oder Jugendlichen abträglich sein können.

Im **diagnostischen Gespräch mit der Familie** eines psychosomatisch kranken Kindes oder Jugendlichen ist deshalb darauf zu achten,
- ob das geschilderte und beobachtete Beziehungsgeflecht übereinstimmt;
- wie welche Inhalte, Bedürfnisse und Emotionen durch wen zum Ausdruck kommen und was sie bei den anderen bewirken;
- welche Qualität der Elternschaft zukommt;
- ob es Auffälligkeiten bezüglich Kommunikationsform, -Inhalt und -Art gibt;
- wie der Umgang mit Nähe und Distanz zwischen den Familienmitgliedern erfolgt;
- ob die Fähigkeit in der Familie besteht, Entscheide zu treffen, Aufgaben zu erfüllen, Probleme und Konflikte zu lösen, eine faire Balance zwischen Geben und Bekommen zu wahren;

- wo also Stärken und Schwächen, wo Pathologie und Ressourcen zu finden sind.

Häufig lesen Kinder und Jugendliche besser im Unbewußten und Vorbewußten ihrer Eltern als diese selbst. «So spüren Kinder z. B. herannahende familiale Katastrophen oft lange, bevor sich Eltern deren Unausweichlichkeit eingestehen.» (Richter, H. E., 1990).

Rückkoppelungsprozesse

Kind, Eltern und Familie sind in unserer Gesellschaft nicht voneinander zu trennen. Die Familie ist ein gesellschaftliches Subsystem, das eine innere und erforschbare Gesetzmäßigkeit besitzt. Jedes Kind wird in ein spezifisches familiales System hineingeboren und befindet sich von Anbeginn seiner intra- und extrauterinen Existenz an in einem höchst komplizierten Kräftefeld. Die Familie ist ein System gegenseitiger zwischenmenschlicher Interaktionen, die in Form anhaltender **intrapsychischer und interpersoneller Rückkoppelungsprozesse** ablaufen. Jedes Mitglied beeinflußt die anderen und wird zugleich von den anderen beeinflußt (Stierlin, H., 1975). Es findet eine dauernde Entwicklung in Form von Kreisprozessen statt, die allerdings meist nach bestimmten gleichbleibenden intrafamilialen Mustern ablaufen. Diese letzten wiederum sind durch weitere, äußere Felder, wie z. B. die soziale Schicht, die kulturellen Werte, die historischen Gegebenheiten etc. geprägt. Das übliche Ursache-Wirkungs-Denken erweist sich als willkürliche Abgrenzung, vergleichbar der Interpunktion bei sprachlichen Konventionen. Dies gilt sowohl für die intrapsychische Welt jedes Individuums als auch für die interpersonellen Interaktionen zwischen Individuen, welche für einander bedeutungsvoll sind. Innerhalb eines solchen Interaktionsfeldes macht ein Kind viel mehr an seelischer Entwicklung (sowohl kognitiver wie emotionaler) durch als seine Erzieher. Die Partner im familialen Gefüge sind ungleich. Eltern haben einen unaufholbaren zeitlichen sowie Macht- und Erfahrungsvorsprung. In unzähligen Lernschritten erwirbt das Kind, in konstanter kognitiver und emotionaler Interaktion und damit mitgeformt durch die Persönlichkeitsstruktur seiner Umgebungspersonen, diejenigen Kenntnisse und Erfahrungen, welche es für eine zunehmende Eigenständigkeit braucht.

Identifikationen

Alle Eltern/Erzieher haben bewußte und nicht bewußte Persönlichkeitsanteile. Als Erziehende stehen sie mit ihrer ganzen Person in Beziehung und Interaktion mit dem Kind. Gewollt oder ungewollt sind somit auch alle unbewußten Persönlichkeitsanteile der Eltern in diese kreisförmigen Beziehungsabläufe miteinbezogen. In den unabsehbar vielen, verinnerlichten Interaktionen wird das Kind mit seiner gesamten, enormen Anpassungsfähigkeit sowohl durch die bewußten als auch durch die unbewußten Persönlichkeitsanteile der Eltern tief beeinflußt. (Es übernimmt z. B. Gefühle, Einstellungen, Ängste, Abwehren, Wertvorstellungen, Charakterhaltungen, Lebensziele oder Sinngebungen.) Mittels **partieller oder totaler Identifikation**, d. h. Vorgängen, durch welche ein Mensch eine Eigenschaft, ein Attribut oder sonst einen Aspekt eines anderen assimiliert und sich unbewußt diesem Vorbild im positiven oder negativen Sinne angleicht, übernimmt das Kind solche Anteile direkt oder ins Gegenteil verkehrt, oder es stößt sie zur Abgrenzung von sich weg. Solche Identifizierungsprozesse sind beim Kleinkind meist **global**, später sehr viel **selektiver** und verlaufen in den verschiedenen Abschnitten des kindlichen Lebens oft krisenhaft.

Intrapsychisch / Intrafamilial

Neben den Fragen der Heredität und der Auswirkung belastender äußerer Ereignisse ist eine zentrale Frage bei der Untersuchung von Kindern/Jugendlichen mit psychosomatischen Störungen die, ob eine vorliegende Symptomatik hauptsächlich Ausdruck eines in der Person des Kindes zentrierten, nicht anders verarbeitbaren, **interpersonellen**, d. h. familialen Konfliktes ist oder ob es sich mehr um eine internalisierte, d. h. tief in der psychischen Struktur des Kindes verankerte, **intrapsychische** Störung handelt. Es kann sich bei dieser Frage nicht um ein Entweder/Oder handeln, sondern immer nur um ein mehr oder weniger gewichtetes Sowohl/Als-Auch, da intrapsychische und interpersonelle Abläufe wiederum nur idealtypische Konfigurationen innerhalb von Kreisprozessen darstellen. Bei der vorwiegend familialen Symptomatik kann der Konflikt von irgend einem der Familienmitglieder ausgehen, die Symptomatik des Kindes aber auf eine andere Person des Familienverbandes zurückverweisen. Bei der vorwiegend intrapsychischen Problematik handelt es sich zumeist um eine Folgeerscheinung einer frühkindlich beeinträchtigten, in der Innenwelt des Kindes strukturell fixierten, durch Affekte und Phantasmen mitausgeformten Interaktion, die vom Kind (z. B. auf Grund der Anlage oder einer organischen Störung) oder von den Erziehern (z. B. Deprivation, Störung der Separation/Individuation) oder von beiden (z. B. neurotische Beziehungsstörung) mitverursacht worden ist. Bei den meisten Störungsbildern handelt es sich also um gemischte Formen.

Rollenzuschreibung, Parentifikation

Das Kind als der formbarste Teil eines familialen Systems wird durch pathogene Modalitäten der Beziehung oder entsprechende **Rollenzuschreibungen**, infolge des unleugbaren Machtgefälles, am nachhaltigsten in seiner Entwicklung beeinträchtigt. Dies ist am deutlichsten, wenn es zum Sündenbock auserkoren worden ist, aber auch schon sehr klar erkennbar, wenn eine die Persönlichkeitsentwicklung des Kindes hemmende **Parentifizierung** vorliegt, d. h. das Kind Aufgaben und Funktionen für einen oder beide Elternteile übernehmen muß, die mit der Realität seiner Existenz nicht vereinbar sind (z. B. als Tochter eine gute Mutter für die Mutter sein). Es entwickelt dann oft ein ‹falsches Selbst› und wird auf Kosten seiner Eigenständigkeitsentwicklung zum Erzieher der Eltern, die ihre Entwicklung zu Autonomie und Identität noch nicht zu einem postadoleszenten Abschluß gebracht haben. Die Eltern/Erzieher mit ihren ungemein gefestigteren Persönlichkeitsstrukturen kennen wohl zumeist ihre bewußten Erziehungsziele und Interaktionsformen, sind definitionsgemäß aber blind für die **Übertragung** ihrer unbewußten Persönlichkeitsanteile auf die Kinder. (Als Übertragung wird ein unwillkürlicher, unbewußter Vorgang bezeichnet, durch welchen infantile Verhaltens- und Erziehungsmuster, Phantasien oder Wünsche innerhalb einer bestimmten Beziehung aktualisiert werden. Das früher Geschehene wird, auf die neue Beziehung transformiert, im gegenwärtigen Erleben wiederholt.)

Grenzen, Loyalitäten, Kräftegleichgewicht, Vermächtnisse

Jede Familie ist ein System, das sich in verschiedene Subsysteme unterteilt (z. B. jung/alt, Kinder/Eltern/Großeltern, Frauen/Männer etc.). Die **Grenzen** einer Familie können sowohl nach außen als auch nach innen gegenüber den

Subsystemen so geartet sein, daß sie eine entwicklungsungünstige Auswirkung haben, z. B. wenn sie durchlöchert oder fast aufgehoben sind (was gegen außen keine innere Kohärenz und gegen innen keine Individuation ermöglicht) oder wenn sie völlig rigide, undurchlässig, unveränderbar oder spezifisch verzerrt sind (was Sonderlingshaftigkeit, autistische Abkapselung oder mangelnde Anpassung an neue Situationen nach sich zieht). So geartete Systeme erlauben dem Kind keine altersgemäßen Entwicklungs- und Ablösungsschritte. Auch kann das intrafamiliale, verbale oder averbale **Kommunikationssystem** so beschaffen sein, daß jeweilige Bedürfnisse eines einzelnen, in Folge mangelnder Authentizität, gar keinen angemessenen Ausdruck finden können.

In jeder Familie gibt es auch ein konstantes Kräftegleichgewicht, das aus **zentrifugalen und zentripetalen Kräften** zusammengesetzt ist. Dies gilt sowohl für die horizontale Ebene der jeweils gleichen Generation als auch für die vertikale, welche eine Mehrgenerationenperspektive umfaßt. Überwiegen die zentripetalen Kräfte, so sind die Beziehungsmuster vor allem solche einer (über)starken gegenseitigen Bindung, was eine altersgemäße Ablösung erschweren bis verhindern kann. Infolge der **unsichtbaren Loyalitäten** (Boszormenyi-Nagy, I., 1981) entstehen so z. B. bei Adoleszenten übermäßige Ausbruchsschuldgefühle. Dominieren die zentrifugalen Kräfte, so müssen Ablösungen zu früh vollzogen werden, Loyalitäten bilden sich schwach aus, und es besteht eine Gefahr emotionaler Vernachlässigung. Oft können projektive Zuschreibungen oder Unterstellungen dazu führen, daß ein Kind von den Eltern zur Konfliktbewältigung gebraucht wird. Nicht selten wird eine solche Rollenzuschreibung sekundär als Krankheitsgewinn vom Kind ausgenützt, was dann bald zu einer schwer neurotischen, gegenseitigen Verstrickung führt. Bestimmte Rollenzuschreibungen und Beziehungsmodalitäten kennzeichnen jede Familie (Bauriedl, Th., 1980). Es kommt vor allem dort zu Störungen, wo diese Geschehnisse zu stark, zu schwach oder verzerrt vorhanden sind. Dies zeigt sich beim Kind in einer Einschränkung seiner autonomen intrapsychischen Entwicklung. Denn es kommt zur Konfliktbildung zwischen den eigenständigen Wünschen des Kindes und den Zuschreibungsanforderungen durch die Eltern. **Transgenerationale Vermächtnisse** sowie **Verschleierungen** von Bedeutungen (Mystifikationen) können latente intrafamiliale Konflikte weiterhin verschlimmern. Desgleichen **Familienmythen,** d. h. gemeinsame, oft nicht oder nur halb bewußte Phatasmen über familiale Funktionen oder Geschehnisse, die nicht mehr hinterfragt werden dürfen.

Eine **familienzentrierte Psychosomatik** (Weakland, J. H., 1977; Wood, B., et al., 1989) basiert auf 3 Grundannahmen (Wirsching, M., 1990):

– Die Familie muß unter einem ganzheitlichen ökologischen Aspekt betrachtet werden. Sie ist ein «Ausschnitt eines übergreifenden, krankheitsbestimmenden Gesamtfeldes ..., dessen biologische, psychologische und soziale Anteile in Wechselwirkung und Austausch miteinander und mit dem Umfeld stehen.»
– Sie enthält vielfältige, kreisförmig ablaufende Prozesse. «Probleme der Krankheitsbewältigung ziehen weitreichende, die Krankheitsanfälligkeit fördernde Belastungen nach sich. Familiale Konflikte, welche die Krankheitsentstehung fördern, erweisen sich als Hindernis bei der Krankheitsbewältigung. Ein Circulus vitiosus engt die Entwicklungs- und Problemlösungsfähigkeit der Familie zunehmend ein.»
– Sie organisiert sich bei Einflüssen von außen selbst und gibt sich eine neue Gestalt. Qualitative strukturelle Veränderungen an einem Punkt bewirken «sprunghafte Veränderungen auf allen Ebenen des Gesamtfeldes», ohne daß aber «das Ergebnis voraussagbar wäre» (a.a.O. pag. 170/171).

Die **Charakteristika sogenannter psychosomatischer Familien** wurden von verschiedenen Autoren studiert.

Interpersonale, familiale Interaktionen beeinflussen die Psychophysiologie eines Kindes. Es sind aber nicht so sehr spezifische auslösende Situationen, sondern vielmehr bestimmte Interaktionsprozesse, die die Somatisierung oder den somatischen Ausdruck von Konflikten erleichtern. Obwohl die Literatur zur Thema Krankheit und Familie sehr reichhaltig geworden ist, enthält sie, gesamthaft gesehen, wenig gesichertes Wissen über pathogenetische Faktoren, aber viel umschriebene therapeutische Erfahrung. Beinahe durchgehend wird, neben allen relevanten Feststellungen und Reflexionsprozessen, davon ausgegangen, daß sich bei allen Phänomenen von Gesundheit und Krankheit in unterschiedlicher Art und Gewichtung Wechselwirkungen höchster Komplexität von biologischen und psychosozialen Faktoren erkennen lassen. Wenn ernsthafte psychosomatische Störungen sich beim Kind oder Jugendlichen entwickeln, treffen häufig folgende Faktoren zusammen:

– Eine spezifische **physiologische Vulnerabilität** und/oder **organische Dysfunktion** beim Individuum, sei diese primär oder sekundär.
– Spezifische **interaktionelle Eigenheiten** innerhalb der Familie, insbesondere eine zu schwache oder zu starke Abgrenzung jedes einzelnen oder von familialen Subsystemen, ein übermäßiges gegenseitiges Ausmaß von Besorgnis über das körperliche Wohlbefinden des anderen, eine ungenügende Fähigkeit zur Adaptation, d. h. die Tendenz, mittels starren intrafamilialen Strukturen einen Status quo zu erhalten, was in Zeiten wie z. B. der Adoleszenz,

in welchen Veränderung und Wachstum unumgänglich sind, zu Schwierigkeiten führt, und die Tendenz, Konflikte in der Familie nicht auszuhandeln, sie nicht zu lösen, sondern sie zu vermeiden. Das Kind und der Jugendliche werden dann für die Vermeidung von elterlichen Konflikten oder als Zusammenhalt der Familie ge- (bzw. miß-)braucht (Minuchin, S. 1974; Minuchin, S. et al., 1975, 1978; Kog, E. et al., 1987). Die Symptomwahl erfolgt oft nach familial vorgegebenen Mustern. Bildet sich eine ernsthafte psychosomatische Symptomatik als Ausdruck einer systemimmanenten Störung der Familie aus, so ist die Autonomieentwicklung des Kindes stets gestört, da die Familie, kaum hat sich das psychosomatische Symptom entwickelt, eine verstärkte Kontrolle über das kranke Kind ausübt und umgekehrt. Krankheit wird dann wie eine Art substantielle Währung in der gegenseitigen Interaktion gebraucht.

In jeder Zwei- oder Mehrpersonen-Beziehung entstehen im Dialog Bedeutungsgebungen oder -zuweisungen, mehr oder weniger **gemeinsam geteilte Wirklichkeitskonstrukte** und interpersonale Regulationsprozesse mit Rückkoppelungsschleifen. Solche «harte» oder «weiche» Beziehungsrealitäten meinen «alle von den Beteiligten einer Beziehung geteilten Annahmen darüber, wie die Welt, soziale Beziehungen und die daran Partizipierenden zu sehen sind und wie entsprechend zu handeln ist» (Retzer, A., 1990, pag. 139). Stierlin, H. (1990) beschreibt bei Familien mit vielfältigen somatischen Störungen «**felsharte familiäre Wirklichkeitskonstruktionen**», die eine Welt mit straffer Ordnung reflektieren, in der jeweils klar zutage liegt, was richtig oder falsch, gut oder böse ist, in der es kein Sowohl-als-auch, keinen dritten Weg, keine Widersprüche, Paradoxien, Ambivalenzen oder Mehrdeutigkeiten gibt. Denken, Fühlen und Bewerten vollziehen sich in solchen Gruppen in harten, Trennungen zementierenden und sich gegenseitig ausschließenden Gegensätzen. «Man ist entweder in der Familie oder im System drinnen und darin eingebunden, aber auch gefangen, aufgehoben, geborgen, versorgt, behaust, oder man ist draußen und damit ausgestoßen, ungebunden, verloren, ungeborgen, unbehaust» (a.a.O., pag. 359). Nicht nur rennen alle Familienmitglieder gegen diese Strukturen an, «bringen sich und ihren Körper immer wieder in einen Alarm- und Erregungszustand», verlangen also ständig nach etwas anderem, streben nach einem anhaltend sich entziehenden Ziel, sondern sie suchen auch, als Hüter und Verwalter der Richtlinien gebenden, familialen Gesetzlichkeit, nach derjenigen Dominanz, die es erlaubt, Wirklichkeits- und Beziehungsdefinitionen zu formulieren. Solche subtile Machtkämpfe im Untergrund, von Stierlin (1979, 1982) als «**maligner Clinch**» bezeichnet, haben eine Tendenz zu eskalieren und in immer belastendere, gegenseitige Verstrickungen hineinzuführen. Dies allerdings ohne Weiterentwicklung, sondern im konservativen Beharren, das eine Festlegung in Gewinner und Verlierer verhindert. «Auf verschiedensten Ebenen und in verschiedenster Weise wird nun das Symptom in das System eingebaut und damit zu einem integralen Bestandteil desselben gemacht. Was aber damit immer auf der Strecke bleibt, ist die Autonomie des oder der Betroffenen, ist ihre Fähigkeit, Bereitschaft und Möglichkeit, neue Optionen, Alternativen, dritte Wege zu erkennen und zu beschreiben, und damit ihrer psycho-sozio-biologischen Selbstregulation und Heilung eine neue Chance zu geben» (a.a.O., pag. 360).

Obwohl ein großer Zusammenhalt und verwischte innere Grenzen einem primär konfliktfördernden und entwicklungshemmenden Muster entsprechen, ist diese Tatsache, angesichts der langjährigen Belastungen, auch ein Sekundärphänomen (Wirsching, M., 1990). Veränderungen werden durch starke, wechselseitige Ergänzungen vermieden. Die betonte Komplementarität der Familienmitglieder ist meist mit einer Tendenz verbunden, zu lösende Aufgaben aufzuschieben, was kurzfristig dazu beiträgt, daß ein Gleichgewicht beibehalten werden kann, längerfristig sich aber als Hindernis auswirken mag. Es kommt dann zu akuten Krisen, wenn sich durch die äußeren oder inneren Umstände Veränderungsaufgaben aufzwingen.

Der Kommunikationsstil wird versachlicht, zwecks Unterdrückung von Konflikten und belastenden Gefühlen. Eine Verleugnung vor allem aggressiver, aber auch erotischer Spannungen bewirkt eine forcierte Harmonisierung, die auch als Versuch zur Erleichterung in einer emotionalen Drucksituation verstanden werden kann.

«Bindung, Status-Quo-Erhaltung und Konfliktvermeidung sind weit verbreitete Versuche der Systemstabilisierung in Belastungskrisen.» (a.a.O., pag. 175). Während es auf diese Weise kurzfristig jeweils gelingt, nach bewährtem Muster wieder Erleichterung zu bekommen, engt sich auf lange Sicht der Spielraum der familialen Entwicklung ein, die Dynamik endet in einer Sackgasse, der **Rückgriff zur Körpersprache** mit einer somatischen Erkrankung bahnt sich an.

Therapeutische Haltung

«Was richtig oder falsch, angemessen oder unangemessen, nützlich oder schädlich ist, läßt sich nicht losgelöst von einem Beobachter, von Lebenssituation und Kontext beschreiben.» (Stierlin, H., 1990, pag. 362). Was läßt sich somit bezüglich der **therapeutischen Haltung** tun? Jede Konflikt aufdeckende, auf eine Veränderung der Familienstruktur abzielende, Individuation und Ablösung fördernde Intervention wird bei den betroffenen Familien eine erhebliche Abwehr auslösen. Neben resignativer Passivität und meist überaktivem Interventionalismus gibt es eine begleitende, anfänglich eher supportive, entlastende und die bisherigen Anstrengungen anerkennende **Vorgehensweise**. Bei dieser werden die intrapsychischen Regeln der Kinder und Jugendlichen oder das Regelsystem der Familie weitgehend akzeptiert und befolgt, wodurch die therapeutische Person fürs erste eine stützende Funktion erhält. Hoffnung, Selbstheilungs- und Entwicklungskräfte können auf diese Weise Platz bekommen. Es besteht bei einem solchen Vorgehen allerdings die Möglichkeit, daß sich die bestehenden Funktionsformen verfestigen, eine Chance der Neuorientierung vergeben wird, die Bewegung im Circulus vitiosus weitergeht. Verständnis und Akzeptation der bestehenden, «gewählten» Existenzmöglichkeiten des einzelnen oder des familialen Systems als solche – vielfach eine Überlebensnotwendigkeit in hoffnungslosen Lebenssituationen – sind aber nicht einfach nur Konflikt vermeidend und Stagnation unterstützend. Bereits das Aushalten und Benennen dessen, was auf tragische Weise wie unveränderbar scheint, kann bereits Anregung zu Wandel und Veränderung geben, sofern Konsequenzen und mögliche Gefahren davon vorweggenommen und ausgesprochen werden. Denn nur so besteht für den einzelnen Patienten oder seine Familie die Möglichkeit eines eigenständigen Entscheids darüber, ob die gewohnte Dynamik und die herkömmlichen Strukturen beibehalten werden oder durch geeignetere, d. h. der jetzigen Situation angemessenere und für die weitere Entwicklung günstigere Formen ersetzt werden sollen. Gerade angesichts der täglichen und unausweichlichen Konfrontation mit der eigenen (Auto-)Destruktivität dürfte es notwendig sein, im Dialog mit dem Kind, dem Jugendlichen oder der Familie die jeweils auftretenden Fragen auszuhalten, sich selbst vor den diversen Fluchtmechanismen zu bewahren, sich klar zu werden über die eigene Definition dessen, was einem Selbst psychoökologische Gesundheit bedeutet, selbst den Wandel zu vollziehen «von einem Gesundheitsideal des Stärkekults weg zu einer alternativen Ehrfurcht vor dem Leben ...» (Richter, H. E., 1990, pag. 322) und Kraft zu finden zum «Leben» statt nur zum «Machen». «Eine Psychotherapeutokratie, bei der besserwisserische Betreuungsideologen die irritierten, bzw. blockierten Kommunikationsmechanismen reparieren und damit wieder zum Laufen bringen, verfehlt den Kern des Problems.» (Glaser, H., 1990, pag. 210).

Der erstkonsultierte Arzt oder Therapeut wird, nach einer sorgfältigen Abklärung auf der biologischen, psychologischen und sozialen Ebene, zunächst wahrscheinlich versuchen, im Sinne des kleinsten möglichen Aufwandes bei größtem möglichen Effekt, eine Symptombehandlung einzuleiten. Er wird entscheiden müssen, ob er den Patienten oder die Familie selbst alleine behandeln kann und will oder ob er eine Überweisung vornehmen muß. Auch wird er zu beurteilen haben, ob ein klärendes Gespräch, das ein persönliches Vertrauensverhältnis entstehen lassen und damit eine vertiefte Kommunikation ermöglichen kann, zustande kommen mag und welche therapeutische Bedeutung diesem Austausch zukommen kann. In schwierigen und zum Teil chronifizierten Fällen wird die Überweisung an einen Spezialisten oder an ein entsprechendes Team wohl kaum zu vermeiden sein. Für eine **Überweisung** spricht im allgemeinen das Vorliegen einer ausgeprägten psychischen Störung, bei der die Gesundheit des Individuums gefährdet ist, die Existenz einer schweren Krankheit mit augenfälligen psychosozialen Problemkonstellationen (z. B. eine schwere, chronische oder lebensbedrohliche Krankheit), ausgeprägtere psychische, körperliche oder sexuelle Mißhandlungssituationen, Lernstörungen, Entwicklungsverzögerungen, schwere Erziehungsprobleme oder auch Störungen unklarer Art (Lask, B. u. Fosson, A., 1989).

Ermann, M. (1990) unterscheidet eine **somatische Psychosomatik,** die in menschlichen Grenzsituationen wie z. B. der Intensivmedizin, der Onkologie, bei Sterbenden oder in der Amputationschirurgie als Teil eines interdisziplinären Konzeptes eine spezifische Kompetenz einbringt, indem ihre Schwerpunkte vor allem in den psychologischen Prozessen der klinischen Medizin liegen. Sie ist abzugrenzen von einer **psychotherapeutischen Psychosomatik,** die in erster Linie auf die Behandlung von maßgeblich psychisch mitbedingten Krankheiten ausgerichtet ist.

In jedem Fall ist bei der Formulierung von **therapeutischen Zielen** Zurückhaltung angebracht. Ein Minimum gemeinsam geteilter Wirklichkeit mit gegenseitigem Respekt, Verständnis und gemeinsame Aussprachen und somit eine gewisse mutuelle Abgleichung beim Ausarbeiten und Realisieren gemeinsamer Konzepte ist, zwecks Verhinderung einer unfruchtbaren Polarisierung, beim Aufbau und dem Erarbeiten eines kurz- oder längerfristigen therapeutischen Bündnisses unverzichtbar (Bürgin, D., 1990 a). Dies gilt sowohl zwischen den Vertretern der Pädiatrie, der Kinder- und Jugendpsychiatrie, der Sozialarbeit und allen anderen beteiligten Personen aus der Jungendhilfe, als auch zwischen Therapeut und Kind/Jugendlichem oder zwischen Therapeut und Familie (oder Gruppe).

Spezieller Teil

Konversionsstörungen (s. auch S. 44; 57)

Als **Konversionssymptome** werden funktionelle Störungen ohne anatomisch-pathologisches Substrat bezeichnet, die sich in motorischen, sensorischen, somatoviszeralen und/oder anderen Funktionsbereichen zeigen können und Ausdruck eines psychischen Konfliktes oder Bedürfnisses sind. Sie können Teil einer «Somatisierungsstörung» oder einer «Konversionsstörung» sein.

Mit dem Terminus «Konversion» wird sowohl ein bestimmter Symptomtypus als auch der Umwandlungsprozeß vom Psychischen ins Somatische bezeichnet. Der Begriff «**Konversion**» wurde von Freud 1894 in die klinische Diskussion eingeführt, um zu klären, wie beim Krankheitsbild der Hysterie in einer Konfliktsituation – wenn die «Triebenergie» nicht realisierbar war – der «Sprung vom Psychischen in die somatische Innervation» erfolgte. Auch wenn dieses an einer «libidinösen Energie» und einem Leib-Seele-Dualismus orientierte Modell inzwischen von neueren Konzepten abgelöst worden ist (von Uexküll Th., 1990 b, Olds D., 1990), so hat der Konversionsbegriff dennoch eine große klinische und heuristische Fruchtbarkeit gewonnen und weite Verbreitung gefunden; teilweise synonym verwendete Begriffe sind: Konversionsreaktion, Konversionsneurose, Konversionshysterie.

Für die Entstehung der oft akut und dramatisch auftretenden, hysteriformen Symptome sind in der Medizingeschichte, je nach Zeitgeist, verschiedene Modellvorstellungen vorherrschend gewesen; Hippokrates sah als Ursache ein Umherschweifen der Gebärmutter im Körper (mit sexuellem Unbefriedigtsein); im christlichen Kulturkreis galten solche Patienten zeitweilig als «besessen», wurden zum Objekt von Teufelsaustreibern und Wunderheilern; im 19. Jahrhundert wurden als Ätiologie teilweise neurologisch-degenerative Prozesse angenommen, später organisch bedingte Mikrotraumatisierungen des Nervensystems durch (Verkehrs-)unfälle, bzw. bei den «Kriegszitterern» im 1. Weltkrieg durch Granatexplosionen. Kretschmer (1923) sprach von einem Rückfall des überforderten Organismus auf «instinktive, reflexmäßig oder sonstwie biologisch vorgebildete Mechanismen» und wies auf deren Ausdruckscharakter hin.

Klassifikation

Im DSM-III-R bestehen folgende diagnostische Kriterien der **Konversionsstörungen** (300.11): (Siehe auch S. 47; 85)
1. Ein Verlust oder eine Veränderung einer körperlichen Funktion, die eine körperliche Erkrankung nahelegt.
2. Es besteht ein zeitlicher Zusammenhang zwischen einer psychosozialen Belastung, die offensichtlich in Beziehung zu **einem** psychischen Konflikt oder Bedürfnis steht, und dem Beginn oder der Exazerbation des Symptoms. Dies legt eine ätiologische Beziehung psychischer Faktoren zu dem Symptom nahe.
3. Die Person ist sich einer willentlichen Hervorrufung des Symptoms nicht bewußt.
4. Das Symptom ist kein kulturell sanktioniertes Reaktionsmuster und kann nach gründlicher Untersuchung nicht durch eine bekannte körperliche Störung erklärt werden.
5. Das Symptom ist nicht auf Schmerzen oder eine Störung der Sexualfunktion beschränkt.

Bestimme: **Einzelne** oder **wiederkehrende Episoden**

In der ICD-10 werden die Konversionsstörungen als «**dissoziative Störungen**» bezeichnet (F 44) und nach folgenden Merkmalen diagnostiziert:
1. Spezifische klinische Charakteristika (z. B. teilweiser oder völliger Verlust der normalen Integration, die sich auf Erinnerungen an die Vergangenheit, Identitätsbewußtsein und unmittelbare Empfindungen sowie die Kontrolle von Körperbewegungen bezieht. Verbindung zu traumatisierenden Ereignissen, unlösbaren oder unerträglichen Konflikten. Meist plötzlicher Beginn und Ende mit Remission nach Wochen oder Monaten).
2. Keine körperliche Erkrankung, welche die Symptome erklären könnte.
3. Beleg für eine psychische Verursachung, d. h. zeitlicher Zusammenhang mit Belastungen, Problemen oder gestörten Beziehungen (auch wenn diese vom Patienten geleugnet werden).

Es werden diverse Unterkategorien abgegrenzt:
– dissoziative **Amnesie** (F 44.0) (partiell oder total)
– dissoziative **Fugue** (F 44.1) (zielgerichtete Ortsveränderung von zu Hause oder vom Arbeitsplatz fort mit Aufrechterhalten der einfachen Selbstversorgung und einfachen sozialen Interaktionen mit Fremden)

- dissoziativer **Stupor** (F 44.2.) (Fehlen willkürlicher Bewegungen oder normaler Reaktionen auf äußere Reize ohne Schlaf oder Bewußtseinsstörung)
- **Trance- und Besessenheitszustände** (F 44.3.) (zeitweiliger Verlust der persönlichen Identität und der vollständigen Wahrnehmung der Umgebung; wie von einer anderen Person oder Kraft beherrscht)
- dissoziative **Bewegungsstörungen** (F 44.4) (vollständiger oder teilweiser Verlust der Bewegungsfähigkeit eines oder mehrerer Körperglieder. Mangelnde Koordination [Ataxie, Astasie, Abasie]. Übertriebenes Zittern oder Schütteln)
- dissoziative **Krampfanfälle** (F 44.5.) (ahmen epileptische Anfälle nach; Stupor oder Trance-ähnliche Zustände)
- dissoziative **Sensibilitäts- und Empfindungsstörungen** (F 44.6) (nicht der üblichen Neuroanatomie entsprechend)
- gemischte dissoziative Störungen (F 44.7)
- andere dissoziative Störungen (F 44.8)
  - Ganser Syndrom (F 44.80)
  - Multiple Persönlichkeit (F 44.81)
  - vorübergehende dissoziative Störungen in der Kindheit und Jugend (F 44.82)
- nicht näher bezeichnete dissoziative Störungen (F 44.9)

Einteilung

Obwohl man während einer gewissen Zeit versucht hatte, die Konversion hauptsächlich dem willkürlich innervierten Muskelsystem zuzuschreiben, erwies sich diese Definition als zu einengend. Es kann keine so klare Grenze gezogen werden zwischen der willkürlich und der autonom innervierten Muskulatur (und damit auch dem neurovegetativen und dem endokrinen System), welche als Kriterium für die Fähigkeit zu symbolischer Darstellung gebraucht werden könnte.

Eine schematische Einteilung der konversionsneurotischen Syndrome findet sich in Tabelle 3. Neben einem leichten Trend zur Rückläufigkeit ist in den vergangenen Jahren ein **Gestaltwandel** zu sogenannten «vegetativen Intimformen» festzustellen auf Kosten der eher lärmigen, demonstrativ auf die Umgebung wirkenden Symptombildungen. Die Ausgestaltung der Konversionssymptomatik ist also **Zeit- und Modeströmungen** unterworfen. Die Motivationen bleiben immer vor- oder unbewußt, das echte Erleben tritt zu Gunsten einer oft nicht authentischen, sondern eher gekünstelten Haltung zurück. Kulturelle, geschichtliche, sozial bedingte, intelligenz- und altersabhängige Faktoren sowie gegebenenfalls auch medizinische Vorkenntnisse sind an der Gestaltung der Symptome mitbeteiligt.

Abgrenzung

Simulation und Konversion können wie Extreme derselben Dimension betrachtet werden. Wenngleich es Übergänge gibt, so sind die beiden Phänomene doch klar voneinander zu trennen. Bei der Simulation handelt es sich um eine bewußte Vortäuschung, bei der Konversion um einen Verlust der bewußten Kontrolle und Automatisierung eines Ablaufes, d. h. um weitgehend unbewußt ablaufende Vorgänge. Wird eine objektivierbare Symptomatik subjektiv überhöht, so nennt man das **Aggravation.** Die Konversion als Prozeß ist auch abzugrenzen von der **einfachen symbolischen Körpersprache,** die als Kommu-

---

Tabelle 3: Einteilung konversionsneurotischer Symtpome

---

1. Eher länger dauernde Erscheinungen

  (alle willkürlich und unwillkürlich innervierten muskulären Funktionseinheiten und Organe können betroffen werden):

  Motorische Störungen: z. B. Lähmungen, Kontrakturen, Haltungs-, Gang-, Gleichgewichts- und Bewegungsstörungen

  Sensorische und Sensibilitätsstörungen: z. B. An-, Hypo-, Hyperästhesien, Schmerzen, Hypo-, Hyperakusis, Taubheit, Makropsie, Mikropsie, eingeengtes Blickfeld, Visusreduktion, Amaurose

  Vegetativ-viszerale Störungen: z. B. Aphonie, Heiserkeit, Glottiskrampf, Schluck- und Schlingbeschwerden (Dysphagie), Erbrechen im Schwall, Schluckauf, vegetative Krampfanfälle, Obstipation, Diarrhöe, Koliken, Herzklopfen

  Andere: z. B. Polydipsie, Polyurie, Kopfweh, Schlafstörungen

2. Episodische Ereignisse

  Schrei- und Wutanfälle, respiratorische Affektkrämpfe, vasodepressive Synkopen, hysterische Anfälle, Hysteroepilepsie, Bewußtseinsveränderungen (z. B. Dämmerzustände), Pseudoabsenzen, Hyperventilationstetanie, Persönlichkeitsspaltungen, Ganser-Syndrom (Pseudodebilität/-Demenz mit regressiven Zügen)

nikationsmodus und indirekter Ausdruck seelischer Phänomene sehr oft mit dem differenzierteren Ausdrucksmodus der verbalisierten Sprache konkurriert.

Eine Häufung von Konversionsstörungen erfolgt in der Pubertät im Zusammenhang mit der Ich-Labilisierung durch die alterstypischen Trieb-, Ablösungs- und Identitätskonflikte, besonders bei Migrantenkindern. Friessem (1974) beschrieb den Fall eines 15$^{1}/_{2}$jährigen Mädchens, das unter der Verdachtsdiagnose eines Querschnittssyndroms in eine neurologische Klinik eingewiesen worden war. Als Hintergrund für die Symptomatik wurde ein Wert- und Normenkonflikt zwischen dem an traditionellen Erziehungsvorstellungen der Türkei orientierten türkischen Elternhaus und dem – besonders auch sexuelle Phantasien stimulierenden – Verhalten der Schulkameraden der deutschen Schule gefunden. Wallis (1980) schilderte den Fall eines 15jährigen türkischen Mädchens, das ab dem 11. Lebensjahr wiederholt wegen einer Reihe unklarer, wechselhafter Körpersymptome (Kopf- und Bauchschmerzen, Übelkeit, Erbrechen, Verdacht auf fokale Anfälle etc.) ambulant und stationär untersucht worden war, ohne daß sich ein pathologischer Organbefund ergeben hätte; retrospektiv wurden diese Symptome als Konversionssymptome interpretiert. Zur erneuten Aufnahme war es nach einem Suizidversuch gekommen. Lehmkuhl (1983) veröffentlichte einen Fall von psychogener Gangstörung bei einem türkischen Mädchen, welche auftrat, als es in die Türkei zurückgebracht und gegen seinen Willen verheiratet werden sollte. Riedesser und v. Klitzing (1986) beschrieben an einem stationären Krankengut Fälle von psychogenen Lähmungen und Anfällen bei Mädchen aus Gastarbeiterfamilien, die im Zusammenhang mit psychosexuellen Konflikten aufgetreten waren.

Das gehäufte Auftreten konversionsneurotischer Symptome bei Gastarbeiterfamilien mag damit zusammenhängen, daß die Symptomwahl mit bestimmten soziokulturellen Rahmenbedingungen verknüpft ist, und es für dramatische konversionsneurotische Erscheinungen (z. B. den arc de cercle) einer gewissen «kulturellen Naivität» (Hinman, A., 1958) bedarf.

Die Disposition zur Entwicklung von Konversionssymptomen und die «**Wahl**» **des Symptoms** sind abhängig von

— genetischen Gegebenheiten (mögliche neurobiologische Faktoren im Bereich der sensorischen Aufnahme und Verarbeitung)
— der frühkindlichen Bahnung (z. B. durch Erfahrungen, die das Kind mit seinem Körper und demjenigen seiner Bezugspersonen im Laufe seiner Entwicklung gemacht hat)

- der Beobachtung einer Erkrankung (Anfälle, Lähmungen) in der unmittelbaren Umgebung
- einer primär organischen Verletzung oder Erkrankung (z. B. Vorliegen einer motorischen Schwäche als Initialsymptom einer primär neurologischen Erkrankung, die hinsichtlich Organwahl konversionsneurotisch ausgestaltet wird, bis hin zu organisch bedingten, epileptischen Anfällen, aus denen eine «Hysteroepilepsie» (Rabe, F., 1970, Urech, E., 1988 entsteht).

Als **auslösende Ereignisse** werden oft gefunden:
- schwere narzißtische Verletzungen (real oder befürchtet)
- Trennungserlebnisse und/oder Verlustängste (z. B. Scheidung der Eltern, unvollständige oder pathologische Trauerreaktionen bei Tod eines Elternteils, Ablösungskonflikte in der Pubertät mit Ausbruchsschuld)
- schwere aggressive Konflikte (mit massiven Schuldängsten)
- traumatisierende Erfahrungen (z. B. Verkehrsunfälle, Kriegserlebnisse)
- sexuelle (reale oder phantasierte) Verführungssituationen und Traumatisierungen (z. B. Inzest)

Gelegentlich, z. B. bei vorbestehender, schwerer Adoleszenzkrise, kann ein Bagatelltrauma zum Auslöser einer dramatischen, konversionsneurotischen Symptomatik werden; manchmal kommt es auch, in entsprechend disponierten Gruppen, zu konversionsneurotischen «Epidemien», z. B. in Schulklassen nach Beobachtung eines epileptischen Anfalls.

Typische Persönlichkeitszüge

Kinder merken rasch, daß eine somatische Krankheit ein mächtiges Mittel ist, um mit emotionalen Belastungen umzugehen, die außerhalb ihrer Kontrolle liegen. Oft wird die emotionale Belastung dieser Kinder innerhalb der Familie übersehen, nicht wahrgenommen oder wegen anderer emotionaler Prioritäten falsch verstanden. So entwickeln sie körperliche Symptome, gleichsam als letzte Möglichkeit, um auftretende emotionale Schwierigkeiten sowohl in ihnen selbst zu bewahren als sie auch gleichzeitig für die Familie sichtbar werden zu lassen (s. Tab. 4).

Unbewußte Vorgänge werden bei der Konversion körperlich so ausgedrückt, daß sie für andere wahrnehmbar werden. Die somatischen Manifestationen – anfänglich oft mono-, später durch Einwirkungen von Beobachtern vielfach polysymptomatisch – entsprechen also unbewußten Bedürfnissen und ihrer

Tabelle 4: Häufig beobachtete Persönlichkeitszüge

Leichte Erregbarkeit → lebhafte Phantasietätigkeit → Neigung zur Regression von der Handlung zum Tagtraum

Egozentrizität: – Bedürfnis, die Aufmerksamkeit der anderen durch theatralische Expansion oder dramatische Selbstdarstellung zu erregen (z. B. auch in Form des Bedürfnisses zu gefallen oder einer übermäßigen Neigung zum Klagen). – Extremer Ausdruck von Emotionen; dient oft der Abwehr von Gefühlen der Unwichtigkeit, Substanzlosigkeit, der Nicht-Existenz.

Großer Hunger nach emotionaler Zuwendung

Geringe Kontrolle von Affekten → Labilität, Reizbarkeit, übermäßige Reaktion auf kleinere Frustrationen, plötzliche Stimmungswechsel ohne ersichtlichen Grund

Hohe Sensibilität, Suggestibilität, Identifikationsneigung

Neigung, Beziehungen zu erotisieren oder zu sexualisieren neben massiven Sexualängsten

---

Abwehr zugleich. Es ist, als ob versucht würde, unlösbare Widersprüche im Bereich des Körpers zu lösen. Der Appell ohne Schrei, der Wunsch ohne Bitte, – sie richten sich an einen potentiellen anderen, der eigentlich mit magischer Macht ausgestattet sein sollte. Möglicherweise liegen den Konversionsmechanismen die Schablonen des Bewegungturms und des Totstellreflexes zugrunde (Ajuriaguerra, J., 1970). Oft ist ein freies Intervall zwischen dem bedeutungsvollen emotionalen Geschehnis und der Etablierung der Konversionssymptomatik zu beobachten. Imitations- und vor allem Identifikationsvorgänge spielen eine außerordentlich wichtige Rolle. Nicht nur kann es leicht zur intraindividuellen Symptomverschiebung kommen, sondern auch zur interindividuellen «Ansteckung», welche epidemische Ausmaße annehmen kann.

Psychodynamik

Das **Konversionssyndrom** bei Kindern und Jugendlichen ist keineswegs eine seltene Erscheinung. Im kinderpsychiatrischen Krankengut sind Konversionssymptome bei ca. 2 bis 3% aller Patienten vertreten. Die meisten Fälle gelangen allerdings nicht zum Psychiater, sondern bleiben im Gebiet der Pädiatrie und entgehen oft auch der psychiatrischen Abklärung. Zum Kinderpsychiater kommen vor allem die besonders schweren Fälle, bei denen der massiv pathologische Hintergrund sofort die therapeutische Aufmerksamkeit auf sich zieht, so daß die Konversionssymptomatik oft wenig beachtet liegen bleibt.

Konversionssymptome sind vielfach vorübergehender Natur. Vor allem in der Latenz finden sich sogenannte «labile» Konversionssymptome recht zahlreich. Besonders häufig ist das Konversionssyndrom während der Pubertät zu beobachten. In der Vorpubertät ist die Geschlechtsverteilung ausgeglichen, während und nach der Pubertät überwiegen die Mädchen mit einem Verhältnis von etwa 4 zu 1. Vor dem fünften Lebensjahr kann kaum von einer eigentlichen Konversion gesprochen werden.

Die **Psychoanalyse** baute eine systematisierte Theorie der Entstehungsbedingungen von Konversionssymptomen auf. Entsprechend dieser kommt es zu einer **akuten oder chronischen Überforderung der Verarbeitungsfähigkeit des Ichs** des Patienten durch traumatische Erlebnisse oder unerträgliche Konflikte (z. B. durch solche zwischen Triebwunsch und Gewissen, die abhängig sind vom Alter des Kindes, seiner Ich-Stärke und von der puffernden Wirkung der Umwelt). Wenn die Anpassungs- und Abwehrleistungen des Subjektes nicht mehr ausreichen, erfolgt unbewußt eine **partielle Ich-Regression** mit massiven Verdrängungen (z. B. sexueller Wünsche oder aggressiver Impulse etc.). «Unterhalb» der bewußten, sprachlich formulier- und reflektierbaren Ebene finden dann, analog zur Traumbildung, unbewußte Aktivitäten des «psychischen Apparates» statt, in denen die Logik des sogenannten Primärprozesses gilt (z. B. Symbolisierung, Verschiebung, Verdichtung von Triebwunsch und Abwehr). Als Resultate dieses psychischen Kräfteparallelogramms, bzw. als Kompromiß verschiedener innerer «Programme», kommt es dann zu einem, für das jeweilige Individuum spezifischen, da überdeterminierten, Konversionssymptom als kleinerem Übel. Dieses reduziert, im Sinne eines **primären Krankheitsgewinns,** zunächst den unmittelbaren psychischen Leidensdruck (klinisch als «belle indifférence» sichtbar, als eine Art Windstille im bewußten Konflikterleben). Manchmal hat er einen **sekundären Krankheitsgewinn** (z. B. Fürsorge, Verwöhnung, Arbeitsunfähigkeit, Militärdienstuntauglichkeit) zur Folge, dann allerdings mit dem hohen Preis einer gravierenden Einschränkung der Persönlichkeit (z. B. der Ich-Funktionen oder der Motilität).

Diesem Vorgang kommt eine reparative Funktion in der inneren psychischen Ökonomie des Individuums zu. Er kann als ein, wenn auch mißglückter, Selbstheilungsversuch und insofern als kreativer Akt mit einem zusätzlichen, zwischenmenschlichen Informations- und Bedeutungsgehalt angesehen werden, der im körperliche Symptom enthalten (v. Uexküll, Th. [1990] spricht von «abgespaltenen Handlungsbruchstücken mit Ausdruckscharakter») und durch Umsetzung in Sprache prinzipiell zurückübersetzbar ist in die Ebene der im sekundärprozeßhaften Denken vorherrschenden, verbalen Symbole. Dies bildet die Voraussetzung für einen therapeutischen Dialog mit dem Ziel einer bewußten, reiferen und nicht-regressiven Konfliktlösung. Allerdings findet eine solche Bewußtmachung der pathogenen Ausgangskonflikte (z. B. aggressiver, sexueller, narzißtischer Art) im Verlaufe des therapeutischen Prozesses gleichsam gegen den Strom statt, weil dadurch der primäre und sekundäre Krankheitsgewinn wieder in Frage gestellt und die bewußte Konfrontation mit den vom Ich für unerträglich und unlösbar gehaltenen, schmerzhaften Gefühlen und Konflikten erfolgen muß (s. Tab. 5). Die Dechiffrierung des in der Körpersymbolik des Symptoms enthaltenen Konflikts kann nur entgegen dem ökonomischen Gefälle der bisherigen intrapsychischen Verarbeitung geschehen, stellt die bisherige Form der Selbstheilung, auch wenn sie mit gravierenden Symptomen und Ich-Einschränkungen erkauft ist, in Frage und stößt daher auf den unbewußten Widerstand des Patienten.

Tabelle 5: Schema des Konversionsvorganges

	primär psychischer **Konflikt** ↓ ⌃
aktive Ich- Leistung	partielle Ich-**Regression** (vom Sekundär- zum Primärprozeß) ↓ ⌃
	Phantasiebildung (Symbolisierung, Verschiebung, Kondensation von Triebwunsch und Abwehr, Umsetzung in Körpersprache) ↓ ⌃
	Einschreiben in den Körper (in jeden Körperteil möglich)
(↓ Abwehr	→ erst funktionelle Störung ohne pathologisch-anatomisches Substrat
(⌃ Psycho- therapie)	→ später sekundäre Organschäden möglich, z. B. Kontraktionen, Atrophien

Das Konversionssymptom hat einen kommunikativen Charakter. Die Verschiebung in den körperlichen Bereich dient der Erhaltung des psychischen Gleichgewichtes. Für die Organwahl besteht möglicherweise ein **somatisches Entgegenkommen** (genetische Disposition, aktuelle Überbeanspruchung, frühkindliche Prägung).

Damit dieser Ablauf zustande kommen kann, braucht es eine gewisse Ich-Reife. Zumindest muß eine Trennung in Selbst/Nichtselbst, Selbst/Objekt, Innen/Außen möglich geworden sein. Bevor die Ich-Entwicklung die oben erwähnte Reife erreicht hat, findet nur eine nichtsymbolische Somatisierung psychischer Spannung statt. Denn in der frühen Kindheit besteht erst wenig Unterscheidung zwischen Es und Ich und kaum eine Trennung zwischen Ich und Körper. Erregungen werden holotym, d. h. ganz-körperlich, abgeführt. Die Verschiebungen in den Körper erhalten mit dem Alter sukzessiv verschiedene Bedeutungen. Nachdem sich die Möglichkeit zu einem Konversionsprozeß im Ich entwickelt hat, kann dieser Mechanismus während der gesamten Entwicklung für jeglichen Konflikt benutzt werden. Jeder Teil des Körpers kann zum Ort der Konversion ausgewählt werden. Nicht selten werden durch familiäre Prädilektionen Symptom-Traditionen geschaffen (z. B. «Kopfwehfamilien»).

Die Konversion kann mit sehr **unterschiedlichen psychopathologische Strukturen** verknüpft sein (das ganze Spektrum zwischen Neurose und Psychose). In der phallischen Phase findet ein Zuwachs an Erotisierung statt. Infolge des Anwachsens von hierdurch ausgelösten Konflikten wird der Konversionsvorgang in dieser Phase besonders häufig gebraucht, so daß man ihn früher völlig dieser Entwicklungsphase zugeschrieben hat. Heute aber sollte unterschieden werden zwischen prägenitalen (d. h. oralen oder analen) und phallisch-genitalen Konversionsmodalitäten (Rangell, L., 1969).

Von einem **systemtheoretischen Ansatz** her gesehen ist die Wahl eines Konversionsmechanismus zwecks Konfliktlösung beim Kind nicht zufällig. Es versucht auf diese Art und Weise, gleichsam mit dem Körper, eine familiale Konfliktlösung einzuleiten. Der gewählte Ort am Körper hat oft eine spezifische Bedeutung oder wird in Anlehnung an körperliche Symptome anderer Fami-

Tabelle 6: Familiale Besonderheiten bei der Konversion

Gesundheit und Körperfunktion spielen in der Kommunikation eine wesentliche Rolle

Neigung der Eltern zur Überbehütung

Erziehung oft überstreng bzw. verwöhnend, aufgeteilt zwischen den beiden Eltern

Kind bekommt wechselnde, auf die Umwelt gerichtete Rolle zugesprochen → Parentifikation, Einschränkung der autonomen Entwicklung → starkes Geltungsstreben bei gehemmter Selbstentwicklung

Diskrepanz zwischen dem, was gepredigt und dem, was getan wird → echtes Selbst wird zugunsten eines pseudoangepaßten Substitut-Selbsts in seiner Entwicklung vernachlässigt

Ungenügende intrasystemische Grenzen

Übermäßige gegenseitige Besorgnis bezüglich Wohlbefinden

Starke Widerstände gegen Entwicklung des Systems

Konflikte werden nicht gelöst, sondern aufgeschoben

Kind hat wichtige Rolle für die Konfliktvermeidung

lienmitglieder ausgewählt. Familien, in welchen sich gehäuft Konversionssymptome zeigen, haben eine Tendenz zu unklaren intrafamilialen Grenzsetzungen, zeigen eine Rigidität bezüglich Veränderungen und lassen eine gegenseitige somatische Überbehütung sowie eine Neigung, Konflikte nicht zu lösen, sondern bestehen zu lassen, erkennen (Minuchin, S., et al., 1978) (s. Tab. 6).

Einige Unterscheidungsmerkmale zwischen der Konversionsstörung und den sogenannten psychosomatischen Krankheiten mit Organläsion sind in Tabelle 7 zusammengestellt.

Tabelle 7: Unterscheidungsmerkmale zwischen Konversion und psychosomatischer Krankheit mit Organläsion

Konversion	psychosomatische Krankheit mit Organläsion
körperliche Störung drückt den Konflikt symbolisch aus	körperliche Störung ist eher eine Folge abgewehrter Affekte und Triebe
Körper = Instrument der Verarbeitung	Körper = Opfer der Verarbeitung
Patient spricht durch den Körper	Patient leidet am Körper
körperliche Symptome sind nahe beim psychischen Leben, bei seelischen Bedeutungen	körperliche Symptome sind fern vom psychischen Leben, von seelischen Bedeutungen
Symptombildung hat entlastende Funktion	Symptombildung hat keine entlastende Funktion
Symptomverschiebung ohne größere Mühe	Symptomverschiebung selten
seltener Gebrauch von Spaltungsmechanismen	häufiger Gebrauch von Spaltungsmechanismen

Die **Diagnose** eines Konversionssymptoms kann nicht, wie im klinischen Alltag häufig der Fall, lediglich durch Ausschluß somatischer Befunde gestellt werden; vielmehr muß ein positiver psychodiagnostischer Nachweis erfolgen, da sonst die Gefahr besteht, vorschnell eine Psychogenese zu postulieren und eine bereits bestehende, aber noch nicht diagnostisch erfaßte, somatische Erkrankung zu übersehen. Friedman (1973) hat als positive diagnostische Kriterien aufgeführt:

1. symbolische Bedeutung des Symptoms
2. häufig hysterische Persönlichkeitsstruktur
3. charakteristischer, dramatisierender Darstellungstil der Symptomatik

4. Mangel an bewußter Wahrnehmung der Symptomatik (belle indifférence)
5. Angst-reduzierender Charakter («primärer Krankheitsgewinn»)
6. Entlastung von der Auseinandersetzung mit der Umwelt («sekundärer Krankheitsgewinn»)
7. Manifestation in Zeiten von Streß
8. ein oder mehrere «Modelle» im sozialen Umfeld
9. ungeklärte Krankheitserscheinungen in der Anamnese
10. keine oder im Gegensatz zur Symptomstärke nur geringfügige anatomisch-physiologische Ursachen (zit. n. Eggers, C. und Fernholz, D., 1991).

Daneben ist der Inhalt der Konflikte und Phantasmen wenn möglich zu eruieren, die Ich-Reife, die Art der Objektbeziehungen und der narzißtischen Besetzungen abzuschätzen und den Problemen der Identitätsbildung Beachtung zu schenken.

Die diagnostische Abklärung bei Verdacht auf eine Konversionsstörung sollte in enger Kooperation zwischen Pädiater und Kinderpsychiater erfolgen, um ein «biopsychosoziales Profil des Kindes und seiner Familie» (Maloney, M., 1980) zu erstellen und sowohl die Gefahr eines Übersehens einer somatischen Grunderkrankung als auch die Gefahr einer quälenden und symptomverstärkenden organmedizinischen Überdiagnostik zu vermeiden. Manchmal kann für die anfängliche **Differentialdiagnostik** (z. B. Anfallsleiden, multiple Sklerose, Lupus erythematodes generalisatus) eine stationäre Aufnahme auf einer pädiatrischen Abteilung unumgänglich sein. Von großer diagnostischer und therapeutischer Bedeutung ist der Kontakt zu den Eltern, die oft zunächst in einer unbewußten Kollusion mit der konversionsneurotischen Symptomatik des Kindes befangen sind, was abrupt umschlagen kann in den Vorwurf des Simulierens und der bewußten Täuschung durch das Kind. Hier ist behutsame Arbeit mit den Eltern zu leisten, um ihnen die innere Problematik ihres Kindes zu übersetzen, was auch zu der Erkenntnis führen kann, daß das Kind als «Indexpatient» eine schwere Krise in der Beziehungsdynamik der gesamten Familie zum Ausdruck gebracht hat, die eines entsprechenden, über den Patienten hinausgehenden, familientherapeutischen Angebotes bedarf.

Verlauf

Die Auswirkungen dieser Störungen auf das Leben der Betroffenen sind in ernsten Fällen gewöhnlich nicht unerheblich, beeinträchtigen oft normale Alltagsfunktionen und können, bei länger anhaltendem Funktionsverlust, zu realen und schweren Komplikationen (z. B. Kontrakturen oder Inaktivitätsatrophien bei Konversionslähmungen), zur Ausbildung eines chronifizierten Krankheitsverhaltens oder, infolge unnötiger diagnostischer oder therapeutischer Eingriffe, zu nicht unbeträchtlichen Verstümmelungen führen. Bei nicht diagnostiziertem, organischem Leiden kann die Fehldiagnose einer Konversionsstörung eine Exazerbation des zugrunde liegenden körperlichen Leidens zur Folge haben.

Therapie

Die gezielte Behandlung hat einen veränderten Umgang mit den hinter der Störung liegenden Konflikten individueller und familialer Art zum Ziel. Neben suggestiven und übenden Verfahren (wie z. B. autogenem Training, Physiotherapie oder Heilgymnastik) steht hierbei die individuelle und/oder kontextuelle, d. h. familienbezogene Psychotherapie oder gegebenenfalls eine Elternberatung im Vordergrund, eventuell in Kombination mit Psychopharmaka. Meist ist das gewählte Vorgehen multidimensional und polypragmatisch.

Bezüglich der **Prognose** finden sich sehr unterschiedliche Angaben in der Literatur. Die Symptombeseitigung gelingt im allgemeinen recht gut (in zwei Dritteln der Fälle). Quo ad Korrektur der neurotischen Fehlentwicklung ist die Prognose ohne Therapie recht infaust. Sie ist relativ günstig, wenn neben einer individuellen Psychotherapie auch eine genügende Umgestaltung des sozialen Umfeldes möglich wird.

Fallbeispiele

Die bisherigen Ausführungen sollen an Beispielen erläutert werden.

Fallbeispiel 1

(*) Hans ist 9 Jahre und 8 Monate alt. Er stammt aus einer entlegenen ländlichen Region und leidet seit rund einem Jahr an vorübergehenden, mehrfach wiederkehrenden **Visusverminderungen** beider Augen mit **Lidflattern**. Der opthalmologische Befund ent-

---

* Diese Falldarstellung wurde bereits in Bürgin, D. (1982a) publiziert.

spricht dem einer Optikusneuritis, die zwar etwas atypisch ist. Nach kompliziertesten Abklärungsuntersuchungen wird die Verdachtsdiagnose einer multiplen Sklerose gestellt und Hans mit Kortikosteroiden erfolgreich behandelt. Er befindet sich zur Zeit wegen eines Rückfalls in der Augenklinik und wird mit der Verdachtsdiagnose einer psychogenen Visusverminderung zur kinderpsychiatrischen Abklärung geschickt.

Der Junge ist alterentsprechend groß, sitzt erwartungsvoll im Wartezimmer, sucht einem sofort mit dem Blick, wobei ein auffälliges Blinzeln und Lidflattern von weitem sichtbar ist. Eine große Erwartungsspannung umgibt ihn. Kaum ist er im Sprechzimmer angelangt, beginnt er zu erzählen, als hätte er lange, lange auf diesen Augenblick gewartet.

Bereits in den ersten Minuten des Gesprächs erzählt er von Ängsten, die eine orale Färbung tragen und die er schnell in die Vergangenheit verschiebt. Nach einem Hinweis auf klaustrophobe Züge bringt er den Vater ins Gespräch. Dieser ist beruflich und politisch enorm angespannt, obwohl er sein 65. Lebensjahr bereits hinter sich hat. Hans spricht von seiner **Wut** auf den Vater, von dem er zu wenig habe, läßt zugleich aber auch eine **ungestillte Sehnsucht** nach ihm offenbar werden. Es kränkt ihn, daß der Vater sich seinen selbstauferlegten Pflichten mehr widmet als ihm, seinem Sohn. Er tönt eine **Allianz der Kinder und der Mutter** gegen den Vater an und beschreibt, daß er gegenüber seiner Schwester altersadäquat aggressiv werden kann. Als Hans an dieser Stelle des Gesprächs kurz stoppt, kommt der Therapeut auf einen Ausdruck zurück, den er kurz vorher gebraucht hat: «Du sprachst vorher von **Kummer**. Was meintest Du damit?» Sofort greift Hans diese Anregung auf und meint, das erinnere ihn an alte Leute in der Kirche, die Tränen in den Augen hätten. Oder an Angehörige von jemandem, der gestorben sei. Er selbst müsse manchmal auch weinen, wenn seine Schwester ihn im Streit zwischen die Beine trete. Oder auch, wenn er **Schmerzen habe am Auge.** Dann könne er nicht in die Schule, müsse zu Hause bleiben, obwohl er Lust habe, hinaus zu gehen und sich mit seinen Kameraden zu treffen. Er dürfe dann auch nicht reiten gehen, wie seine Schwester: «Dann bekomme ich nasse Augen.» Jetzt beginnt er spontan von seiner Krankheit zu sprechen. Vor etwa 1½ Jahren habe seine Sehnervenentzündung begonnen, und zwar mit einem Lidflattern. Während eines Purzelbaumes im Training habe er sehr heftige Augenschmerzen bekommen. Man habe eine Diagnose gestellt, es seien lange Untersuchungen gefolgt. Die letzte Kortison-Kur habe neun Wochen gedauert. Jetzt habe er nur noch Schmerzen in den Augen, wenn er ganz fest nach links oder rechts schaue. Wenn er irgendwo **genau hinschauen** würde, so trete sofort ein **Lidflattern** auf und er «**sehe gar nichts mehr**». «Ich habe **Angst**, das mit den Augen könnte vielleicht nie mehr gut werden.» Natürlich sei er viel traurig gewesen. Wie man seinen Kopf tomographiert habe, habe er natürlich Angst gehabt, einen **Hirntumor** zu bekommen. Jetzt habe er hauptsächlich Angst, **blind zu werden.** Die Erblindungsangst kurz nach einer Bemerkung über eine genitale Bedrohung (Tritt zwischen die Beine) läßt an eine ödipale Konfliktsituation denken. Da sich der Therapeut fragt, ob auch eine **unbewußte Identifikation** vorliegen könnte, fragt er Hans, ob dieser jemanden kenne, der blind sei. Ja, **Herr X**, der sei aber wahrscheinlich schon gestorben. Er habe ihn an Weihnachten und Ostern mit dem Vater zusammen immer besucht, da man Herrn X oft in das Spital habe geben müssen. Allerdings sei der nicht wegen einer Augenentzündung hospitalisiert worden, sondern es sei bei ihm etwas im Kopf nicht gut gewesen. Aus dem Gespräch mit der Mutter konnte ich später erfahren, daß Herr X ein **Einzelgänger** der Region war, der sich in **suizidaler Absicht** eine Kugel in den Kopf geschossen hatte und deshalb **erblindet** war. Er mußte immer wieder monatelang psychiatrisch hospitalisiert werden. Der Vater besuchte diesen Außenseiter oft von Amtes wegen und nahm manchmal auch die Kinder dazu mit. Hans selbst drohte manchmal der Mutter gegenüber erpresserisch mit Suizid (er werde zum Fenster hinausspringen), wenn sie dies oder das nicht für ihn täte. Das weitere Gespräch mit der Mutter ergab auch, daß **mit dem Suizid ein Familiengeheimnis verbunden** war, welches stark tabuisiert, wenngleich sehr offen bekannt war.

An dieser Stelle des Gesprächs schlägt der Therapeut Hans ein Spiel mit Kritzelzeichnungen vor, wie es von D. W. Winnicott (1973) als technisches Hilfsmittel an zahlreichen Fallbeispielen dargestellt worden ist. Bereits beim ersten Kritzel (Therapeut ergänzt seinen Kritzel zu einem Kopf) erzählt Hans von einem jungen Burschen wie er, der etwas **Interessantes sähe**, eine lange Nase habe und sehr schadenfreudig sei. Beim zweiten Kritzel, den Hans auch zu einem Kopf ergänzt, wird er an eine Witzfigur erinnert: «Oder, vielleicht ein Mensch im Bad. Wenn er z. B. **zum Schlüsselloch hineinschaut!** Ja, der sieht eine Frau, die sich wäscht. Die Frau sieht ihn auch und erschrickt. Er lacht. Er kennt sie nicht. Er sitzt in einem Hallenbad. Sie hat soeben ihren Bikini unter der Dusche ausgezogen. Das ist noch ein Junger, einer mit einem Zwicker. So einfach hineinschauen, das soll man nicht tun! **Jeder soll für sich schauen.** Es geht niemanden an, wie der andere aussieht. Ich könnte ja meine Schwester fragen, wenn ich das wissen wollte!» **Voyeuristische Impulse** beziehen sich auf die weibliche Nacktheit und führen schnell zur Schwester. Der Therapeut versucht, den **inzestuösen** Teil, welcher sich bisher nur in voyeuristischer Form zeigen konnte, mit der Frage anzusprechen: «Hast Du Deine Schwester auch schon nackt gesehen?» Hans meint: «selbstverständlich». Das wäre aber nichts Interessantes. Es grause ihm sofort, wenn er sich vorstelle, wie sie auf der Toilette sitze. Im Augenspital habe er heute auch etwas Ähnliches gesehen, nämlich ein Kind, das sich mit Kot vollgemacht habe. Die **Abwehr** springt sofort ein, nimmt das Interesse weg, **wandelt Genitales in Anales um** und ruft **Ekelaffekte als Reaktionsbildung** hervor. Im Verlaufe der weiteren Abklärungsuntersuchungen ergibt sich bei einem späteren Interview anläßlich einer Kritzelzeichnung, zu welcher Hans die **Angst vor der Operation eines Hirntumors** ausspricht, folgende Tatsache: Ein **13jähriges Mädchen,** Tochter von guten Bekannten der Familie, weilte in den letzten Jahren während aller Ferien in der Familie von Hans. Wegen eines Hirntumors mußte sie **fünf Hirnoperationen** durchmachen, wodurch sie zumindest **an einem Auge völlig erblindete.** (Wie er das erzählt, hält er den Zeichnungsstift wie einen erigierten Penis zwischen die Beine.)

Im Familiengespräch ergibt sich folgende Konstellation: Die Mutter, eine **im sozialen Bereich tätige** und sehr tüchtige, die eigene Familie oft bewußt zurückstellende, warmherzige Frau steht in einer mehr oder weniger offenen Allianz mit Hans gegen den sensitiv-subdepressiven, äußerlich hart erscheinenden und innerlich sehr verletzlichen **Selfmademan-Vater,** der seinen Sohn sehr hoch besetzt hat und in seiner Haltung zwischen Strenge und Verwöhnung oszilliert. Erstmals kann Hans nun seine Wünsche bezüglich der Zuwendung des Vaters verbal äußern. Beide Eltern nehmen zum ersten Mal wahr, wie sehr der Sohn **um Zuwendung wirbt,** welche wichtige Rolle er bezüglich des Familiengeheimnisses **als Bindeglied zwischen den Eltern** zugesprochen bekommen hat, wie sehr er ihrer Unterstützung bedarf, um die tabuisierten Bereiche seiner sexuellen Entwicklung altersgemäß zu entwickeln und wieviel Arbeit für sie, bezüglich des Durcharbeitens des Familiengeheimnisses, noch zu leisten ist.

Diese Familie trug viele Ressourcen in sich. Hans war bereits nach dem ersten Interview **symptomfrei** und blieb es auch ohne weitere somatische Behandlung. In einer über zwei Jahre dauernden **Psychotherapie** erarbeitete er sich die Voraussetzungen für eine später durchaus ungestört verlaufene Pubertät.

Zusammenfassend läßt sich festhalten:

Hans ist ein intelligenter Junge aus einer kooperativen Familie. Infolge seiner **starken Wünsche nach Zuwendung** von seiten der Eltern identifizierte er sich unbewußt mit den Symptomen von Herrn X und dem Mädchen mit dem Hirntumor. In seiner Phantasie (was in vielen Spielen zum Ausdruck kam) **bestrafte er sich für seine voyeuristischen Impulse**, die sich vor allem auf die Schwester, aber auch auf die Mutter bezogen, symbolisch **mit dem Schicksal der schweren tödlichen Krankheit** (multiple Sklerose) und dem **Verlust des Augenlichtes**. Konflikte auf der ödipalen und prägenitalen Ebene mit den sie begleitenden Kastrations- und Trennungsängsten wurden in dem Symptom des Visusverlustes kondensiert. Diese defensive Ich-Leistung, die mit einer nicht geringen Einschränkung verbunden war, konnte wieder rückgängig gemacht werden, als die entsprechenden Grundkonflikte aufgedeckt worden waren. Die mehr strukturelle Arbeit am Ich von Hans und an der Veränderung der Beziehungsmodalitäten in der Familie erforderte eine längerfristige psychotherapeutische Arbeit.

Fallbeispiel 2

Die 13jährige Marianne wurde stationär in eine Kinderklinik aufgenommen, nachdem sie in den 3 Monaten zuvor eine ausgeprägte Gangstörung («schnappendes Einknicken des rechten Beines im Kniegelenk») entwickelt hatte. Die bislang durchgeführten organmedizinischen, z. B. orthopädischen Untersuchungen, hatten keine hinreichenden Ergebnisse erbracht.

Nach Angaben des Mädchens hatte die Symptomatik im Zusammenhang mit einem Familienausflug begonnen. Die Mutter habe mit den 3 Kindern eine Wanderung unternommen, der Vater habe wegen einer eigenen Gangstörung mit dem Auto hinterherfahren müssen. Nach Auftreten der Symptomatik habe der Vater Marianne mit dem Auto zurückgefahren.

Einige Tage später kam der Vater zu Besuch in die Klinik; er zeigt eine Gangstörung im Bereich des rechten Beines, nicht unähnlich der von Marianne. Als Ursache war eine multiple Sklerose zu erfahren, die vor knapp einem Jahr mit einem akuten Schub aufgetreten war. Der Vater, früher ein sehr aktiver Mann, der eine besonders enge Beziehung zu Marianne pflegte, hatte wegen seiner Krankheit berentet werden müssen und saß, sozial isoliert und depressiv, viel zu Hause. In den weiteren Gesprächen war zu erfahren, daß Marianne über die Einsamkeit des schwer behinderten Vaters sehr bekümmert war. («Er ist der einzige Kranke unter uns Gesunden gewesen.») In der Familie konnte über seine Krankheit und ihre vielfältigen Auswirkungen auf den Patienten und die ganze Familie nicht gesprochen werden, weil – wie sich herausstellte – jeder den anderen durch Vermeiden dieses Themas schonen wollte.

In Einzel- und Familiengesprächen wurde diese Problematik thematisiert und der individuelle und familiäre Verarbeitungsprozeß gefördert. Verbunden mit krankengymnastischer Behandlung kam es innerhalb von 2 Wochen zu einer vollständigen Besserung der Symptomatik.

Fallbeispiel 3

Elke hat einen 15 Monate älteren Bruder und ist das Kind nicht mehr sehr junger Eltern. Aus den ersten 4 Lebensjahren sind fast keine Daten bekannt. Um so detaillierter ist der Lebensweg danach zugänglich. Sie war ein extrem braves Kleinkind, hatte aber schon in den ersten Lebensjahren sehr viele febrile Infekte. Mit 5 Jahren litt sie an Durchfall, Erbrechen, Müdigkeit, Hals- und Ohrenweh. 6jährig klagte sie zunehmend über psychosomatische Beschwerden, insbesondere nach einem tödlich verlaufenden Verkehrsunfall einer Familienangehörigen, den Elke miterlebt hatte, und nach einem eigenen kleineren nachfolgenden Verkehrsunfall. Im 7. Lebensjahr, nach der Einschulung, waren viel Kopf- und Bauchschmerzen zu verzeichnen, ebenso Erbrechen. Eine «Nervenentzündung» habe in jener Zeit die ganze linke Körperseite beeinträchtigt und zu einer Gangstörung geführt. Als Elke hörte, daß sie deswegen in ein Spital zur Abklärung gehen müsse, verschwanden diese. Hingegen traten danach Schmerzen im rechten Bulbus oculi auf. Als 8jährige klagte sie über funktionelle Herzstörungen und zeigte Hyperventilationskrisen. 9jährig fiel sie durch große Müdigkeit, ausgesprochen stilles Verhalten und Wortkargheit auf. Alle bisher genannten vegetativen Störungen hielten an, und es trat eine Obstipation dazu. Erneut starkes Erbrechen, Übelkeit, Herzklopfen usw. wurden im 10. Lebensjahr bemerkt, was zu einer kurzen Untersuchung in einer Kinderklinik führte. Diese ergab aber keine pathologischen Befunde auf der somatischen Seite. Von jenem Zeitpunkt an war die Großmutter wegen eines apoplektischen Insultes über 2 Jahre gelähmt und wurde im elterlichen Haushalt sowie in einem Pflegeheim bis zu ihrem Tod von der Familie intensivst betreut, was für alle eine starke Belastung darstellte. Im 11. und 12. Lebensjahr war Elke mindestens einmal im Monat mehrere Tage krank, klagte viel über Brechreiz, Schwindel und brach oft in anscheinend unmotiviertes Weinen aus. 12jährig machte sie die Menarche durch, die sehr schmerzhaft verlaufen sei. Zu jener Zeit wollte sie sich auch die wachsenden Brüste abschneiden. Sie pflegte eine Freundschaft mit einem präanorektischen Mädchen. Auch im 13. Lebensjahr hielten alle diese Beschwerden an, und es trat zudem ein überstarkes Schlafbedürfnis auf. Mit 14 Jahren begann eine anorektische Symptomatik, Elke war jetzt fast anhaltend krank. 15jährig erlitt sie einen Kreislaufkollaps und zeigte erneut Gangstörungen. Zudem manifestierte sich ein Torticollis, zu dessen Abklärung und wegen einer stetigen Gewichtsabnahme sie kurzfristig pädiatrisch hospitalisiert wurde. Die bis dahin weitgehend regelmäßigen Menstruationsblutungen sistierten. Im 16. Lebensjahr wurde Elke wegen einer bereits 5 Monate anhaltenden Eßproblematik (Eß- und Trinkverweigerung) mit 54 kg und einer Größe von 176 cm sowie wegen Müdigkeit, Schwäche und Depression erstmals stationär kinder-psychiatrisch untersucht. Alle somatischen Untersuchungen zeigten negative Befunde.

Sie redete sehr leise, wirkte apathisch, extrem zurückhaltend, avital, fühlte sich elend, erzählte verhalten über Schuldgefühle, zaghafte Autonomie- und Unabhängigkeitswünsche und sprach eingehend über das Sterben. Eine im Kontakt von allen Betreuenden deutlich wahrnehmbare, bodenlose Lustlosigkeit und ein dramatisches Leiden standen im Gegensatz zur subtil farbigen Sprache. Auch fiel die vorzügliche Intelligenz von Elke auf. Die Eltern waren sehr besorgt, überfordert und hatten Mühe, eine psychische Verursachung der Krankheit zu akzeptieren. Sie waren bezüglich der Hospitalisation auch höchst ambivalent eingestellt und nahmen Elke nach 10 Tagen wieder nach Hause.

Elke schien in hohem Grade parentifiziert, neurotisch regressiv mit der Mutter in einer symbiotischen Verklammerung fixiert und wies keine altersgemäße Adoleszenzentwicklung auf. In der Familie bestand ein Ethos konstanter Aufopferung für pflegebedürftige Familienmitglieder.

In der Folge wurde Elke mehrfach kurzfristig in einer von den Eltern ausgewählten Klinik für Manualtherapie hospitalisiert. In dieser Zeit kam es zur allmählichen Ausprägung einer Anorexie mit depressiven und phobischen Zügen sowie Abasie, Astasie und Adynamie.

Im Alter von 16$^{1}/_{2}$ Jahren wurde Elke 4 Monate lang kinderpsychiatrisch hospitalisiert. Unter intensiver physiotherapeutischer und psychopharmakotherapeutischer (Antidepressiva) Behandlung sowie Sondenernährung und einem progressiven Rehabilitationsprogramm erreichte sie ein angemessenes Körpergewicht, die Menses traten wieder auf, sie konnte frei gehen, selbständig öffentliche Verkehrsmittel benutzen und damit die Schule wieder besuchen. Während der Hospitalisation und auch nach dem Austritt zeigte sie keinerlei Bedürfnis nach psyhotherapeutischer Hilfe und unterzog sich, auch auf Rat ihrer Eltern, lieber weiterhin der Manualtherapie.

18jährig war sie 10 Tage lang in einer orthopädischen Klinik zur intensivsten Abklärung. Es fanden sich aber keine, die Symptome erklärenden somatischen Befunde. Die Schwäche nahm zu. Elke ging nun nur noch an Krücken, kurz darauf konnte sie sich nicht mehr aus dem Rollstuhl bewegen.

In der Folge war sie für 3 Wochen in einer pädiatrischen Klinik hospitalisiert wegen völliger Immobilisierung und «Parese» der Beine. Sie konnte nur noch mit der Magensonde ernährt werden. Während dieser Hospitalisation verlor sie rund 2$^{1}/_{2}$ kg an Gewicht! Danach weilte sie wieder in der Klinik für Manualtherapie. Als es dort zur weiteren Verschlechterung mit Schnappatmung und zunehmender Angst kam, wurde sie in desolatem Zustand erneut stationär jugendpsychiatrisch aufgenommen. Inzwischen war sie bei der Invalidenversicherung angemeldet worden und bezog eine Vollrente.

Dieser Aufenthalt dauerte nun 11 Wochen. Erneut gelang es, mit Heilpädagogik, Physiotherapie, Antidepressiva und einem strikte durchgeführten Rehabilitationsprogramm, einen Gewichtsanstieg von 6 kg sowie eine beginnende motorische Rehabilitation (Gehen einiger Schritte) zu erreichen. Kaum soweit gebessert, erreichte es Elke, daß die Eltern sie gegen den Wunsch der behandelnden Ärzte aus der Klinik nahmen. Zu Hause kam es aber schnell wieder zu einer massiven Verschlechterung. Es stellten sich Schluck- und Blasenfunktionsstörungen ein, die Magensondierung war jetzt anhaltend und die Harnableitung erfolgte via Dauerkatheter. Die pflegerischen Anforderungen überstiegen nach einem halben Jahr die Kräfte der Eltern, so daß Elke, 19jährig, für 4$^{1}/_{2}$ Monate in einer neurologischen Klinik hospitalisiert wurde. Dort konnten jedoch keinerlei Fortschritte mehr erzielt werden. Danach war sie knapp 2 Jahre anhaltend in einer Rehabilitationsklinik für chronisch Kranke und Betagte untergebracht. Ein psychotherapeutischer Versuch im Alter von 19$^{1}/_{2}$ Jahren scheiterte. Mit 20 Jahren konnte sie schließlich das Beziehungsangebot einer Psychotherapeutin annehmen und sich in einen tiefergehenden psychotherapeutischen Prozeß einlassen. Die in dieser Zeit erfolgte Rehabilitation erbrachte als Ergebnis, daß Elke nun zweimal täglich eine Stunde sitzend im Rollstuhl verbringen konnte. Mit dem Vollbild einer konversionsneurotisch bedingten Tetraplegie (schlaffe Lähmung aller 4 Extremitäten, Dauersondierung, Schluck- und Blasenfunktionsstörung) wurde Elke, 21jährig, schließlich in einem Rehabilitationszentrum für Querschnittgelähmte aufgenommen, dort während 1½ Jahren mit umfassenden Rehabilitationsmaßnahmen pflegerischer, ergotherapeutischer, physiotherapeutischer und weiterhin auch psychotherapeutischer Art behandelt.

Im Verlaufe des psychotherapeutischen Dialoges sprach sie über sexuelle Traumatisierungen durch ein nahe verwandtes Familienmitglied, die in den Jahren zwischen dem Auftreten ihrer Geschlechtsreife und der Exazerbation der Symptomatik aufgetreten seien. Kleine Schritte eines identifikatorischen Lernens wurden jetzt möglich, nachdem das Lernen durch Identifikation im Verlauf der biologischen Adoleszenz aus intrapsychischen Gründen nicht hatte erfolgen können. Dies führte zu einer Abnahme der Kontaktstörung und zu einer Zunahme ihrer Kooperation bei übenden und Trainingsverfahren, damit auch zu einer Verbesserung der motorischen Funktionen. Aus der schwerst invalidisierten Patientin beim Eintritt wurde, auf Grund der umfassenden Rehabilitationsanstrengungen, allmählich eine intensiv Kontakt suchende, initiative, lebensbejahende junge Frau, die, jetzt selbständig ihren Rollstuhl beherrschend und ohne Magensonde, einen Zugang zur Psychogenese ihrer Erkrankung fand und an eine Möglichkeit weiterer Verbesserung ihres Zustandes glaubte.

Welche Faktoren schließlich hauptsächlich an der Ausgestaltung der Symptomatik beteiligt gewesen waren (z. B. die Identifikation mit der Großmutter, eine primäre Kontaktstörung oder die sexuelle Traumatisierung) wird wohl erst der weitere therapeutische Verlauf weisen. Ebenso bleibt auch offen, welche weitere Verbesserung des Zustandes erreicht werden kann.

Fallbeispiel 4

Irene ist die 12jährige Tochter einer 49jährigen Mutter, die selbst eine sehr harte, wenig angemessene Zuwendung umfassende Erziehung erfahren hat. Die Mutter war am Ende der Adoleszenz von zu Hause in eine erste, unglückliche Ehe von rund 7 Jahren Dauer geflüchtet, nachdem ihr als Mädchen verboten worden war, höhere Schulen zu besuchen. Irene stammt aus ihrer zweiten Ehe. In ihrer beruflichen Tätigkeit war Irenes Mutter recht erfolgreich. Sie fühlte sich beim Erstkontakt «49 Jahre jung». Seit ihrer Kindheit litt sie unter verschiedensten **Ängsten**. Sie **kümmerte sich übermäßig** um ihre Familie, weil sie nie im Leben eine so böse Mutter werden wollte wie ihre eigene. «Wenn ich keine Mutter mehr sein kann, bin ich nichts mehr.» Irenes **Vater** ist ein stiller, zurückgezogener, introvertierter Mensch mit einer sehr guten Beziehung zu seiner Mutter, die auch von seiner Frau als eigentlicher Mutterersatz ausgewählt worden war.

Wegen multipler Blutungen mußte die Mutter während der ersten Schwangerschaftshälfte im Bett bleiben. Sie stillte nicht, da sie Angst hatte, Irene würde ihre Brust verletzen. Schon kurz nach der Geburt **bezogen sich viele Ängste der Mutter auf Irene,** z. B., ihr Baby könnte im Spital verwechselt werden oder Irene könnte sonst irgendein Unheil zustoßen. In der frühen Kindheit von Irene wird, neben **häufigen Infekten** der Luftwege, nur **Nachtwandeln** als Besonderheit erwähnt. Als Irene 7 Jahre alt war, mußte die allseits geliebte Vatersmutter wegen einer karzinomatösen Erkrankung akut hospitalisiert werden. Als die Familie einige Monate danach (die Vatersmutter war bereits wieder zu Hause) am gleichen Ort Ferien machte, erlitt Irenes Vater zweimal einen Kollaps, Irene selber eine **akute Bauchschmerzsymptomatik,** die zur Hospitalisation des

Mädchens im gleichen Krankenhaus führte, in welchem die Vatersmutter gelegen hatte. Die Ferien mußten abgebrochen werden. Von dort ab klagte Irene immer wieder über **rezidivierende Bauchschmerzen** und wurde einige Monate danach nochmals hospitalisiert und sogar **operiert**. Die vermutete Blinddarmentzündung stellte sich als **Pseudoappendizitis** heraus. Als Irene 9jährig war, **starb die Vatersmutter**, ein Einbruch für die gesamte Familie, der aber bei keinem der Familienmitglieder zu einer angemessenen Trauerarbeit führte. Der Vater zog sich vermehrt zurück, Irene trat häufiger als Gesprächspartnerin und Pflegeobjekt für die Mutter an die Stelle der Großmutter (die Mutter hatte die Vatersmutter über 2 Jahre lang gepflegt). In ihrem 10. Lebensjahr beschäftigte die Ausheilung einer **Sehnenverletzung** durch einen fraglich selbstzugefügten Schnitt in den Finger Irene und ihre Mutter über viele Monate lang. Zwischen ihrem 10. und 11. Lebensjahr bezog die Familie eine neue Wohnung, und der Vater nahm eine frische Stelle an.

Nun stellte sich diejenige Symptomatik ein, welche später zur kinderpsychiatrischen Abklärungsuntersuchung führte. Mit 11 Jahren nämlich brach bei Irene ein **urtikarielles Exanthem** aus mit **flüchtigen Lähmungserscheinungen** an beiden Beinen, nachdem sie auf Entscheid der Mutter nicht hatte ins Gymnasium übertreten dürfen, da die Mutter Angst gehabt hatte, Irene würde dort überfordert. Nach 3monatiger hausärztlicher und wirkungsloser Therapie wurde Irene wegen flüchtiger Lähmungserscheinungen und rezidivierender urtikarialer Exantheme erstmals zur Abklärung auf eine medizinische Abteilung eines Universitätskinderspitals gebracht. Kurz nach Spitaleintritt verschwanden die Symptome, die neurologischen Befunde blieben im Grenzbereich. Nach Spitalaustritt zeigten sich vermehrt **somnambule Zustände** zu Hause, das Exanthem trat wieder auf, Irene erzählte von **seltsam-schaurigen Erlebnissen**, die jedoch kaum überprüfbar waren und bekam auch die Menarche. Rund ein halbes Jahr später wurde sie zum zweiten Mal wegen **akuter Beinparese** hospitalisiert. Nun fiel eine «belle indifférence» auf. Differentialdiagnostisch schwankten die beteiligten Untersucher zwischen der Diagnose einer hysterischen Parese und einem allergischen Exanthem mit Ödemen im Spinalkanal. Wiederum verschwand die Parese im Spital, trat erneut auf nach dem Austritt und erzwang einige Wochen danach eine dritte Hospitalisation wegen einer nun 5 Tage anhaltenden Parese. Jetzt kam es zur kinderpsychiatrischen Abklärung. Die Mutter meinte am Telefon weinend: «Wir sind am Tiefstpunkt angelangt.»

Im ersten **Familiengespräch** wurde deutlich, daß in Irenes Familie **übermäßig starke, zentripetale Kräfte** wirksam waren. Probleme, Symptome oder Geschehnisse konnten **dramatisch hochgespielt** oder merkwürdig **indifferent belassen** werden. Irene stand klar **im Zentrum der pflegerischen Interessen der Mutter** und förderte diesen Teufelskreis auch ihrerseits. Die Mutter berichtete über **extrem starke Stimmungsschwankungen**, die mit der Menopause zu tun hätten. Der Vater trat kaum in Erscheinung.

Eine Woche danach meldete sich ein neues Symptom: Irene litt jetzt zunehmend unter **Kollapsanfällen**. Als diese schließlich in 10minütigen Intervallen auftraten, wurde sie von der Schule direkt in die Kinderklinik gebracht. Erneut flaute die Symptomatik kurz nach Spitaleintritt rasch wieder ab. Irene war in der Klinik bestens gelaunt und berichtete in Einzelgesprächen von **inzestuösen Erregungen** bei Spielen mit dem Bruder, sprach diesen Aussagen, kaum waren sie gemacht, aber sogleich wieder jegliche Bedeutung ab. Ein **pubertäres Schwärmen** zeigte sich in der Vorliebe für Poster von kräftigen

Popmusikern und von Formel-I-Rennwagen. Daneben gab es aber auch eine **infantile Zwergenwelt**.

Kaum ausgetreten, stellte sich ein **akuter Visusverlust** an beiden Augen ein, ohne daß ophthalmologisch pathologische Befunde nachweisbar gewesen wären. Nun zeigten sich auch **Konzentrationsstörungen, Weindurchbrüche**, Klagen von **depressiver Leere**, Angst und Ambivalenz. Die testpsychologische Untersuchung zeigte eine gut durchschnittliche intellektuelle Begabung, starke Neigung zu Regressionen bei sexueller Neugierde, aggressiver Rivalität mit der Mutter und heftigen exhibitorischen Wünschen. Darunterliegend gab es Anhaltspunkte für depressive Anteile und Trennungsängste. In mehreren **Einzelgesprächen** zeigte sich, wie sehr Irene sich stets in **Zwischenbereichen** zwischen Phantasie und Realität, zwischen Angst und Rache, zwischen Schadenfreude und Zusammenbruch und zwischen Abhängigkeit und Rivalität mit der Mutter bewegte und keinen Ausweg fand.

Sie wurde nun auf die kinderpsychiatrisch-psychotherapeutische Abteilung aufgenommen, zeigte dort anfänglich kaum je eigene Wünsche und stand fast in Gefahr, in Vergessenheit zu geraten. Zu einem gleichaltrigen Mädchen nahm sie eine adäquate Beziehung auf, gleichaltrige Buben mied sie, da sie angab, diese wollten mit ihr in einem Kasten schmusen. Sie blühte zunehmend auf, konnte die angebotenen Gespräche nutzen, verhielt sich in der Gleichaltrigen-Gruppe bald recht adäquat, verfiel bei Besuchen der Mutter aber in ein ängstlich-regressives Verhalten, bei welchem sie darauf bedacht war, die Erwartungen der Mutter von deren Gesicht abzulesen. Sie schilderte ihr dann Mißgeschicke oder Anzeichen von Unwohlsein in allen Details, worauf die Mutter regelmäßig mit großer Besorgnis reagierte. Auch hier war der Vater kaum zu gemeinsamen Gesprächen zugegen.

Als Irene auf der Abteilung das erste Mal «erblindete», gerieten die anderen Kinder außer sich. Ein Knabe ging dann allerdings zu ihr hin und löschte in ihrem Zimmer das Licht aus: «Wenn du blind bist, brauchst du auch kein Licht.» Einige Minuten später kam Irene aber aus ihrem Zimmer und setzte sich zu den anderen an den Fernseher. Beim zweiten Mal waren die Kinder wieder irritiert, doch dann erwachte ihre Neugier, und sie fragten Irene, wie das Blindsein denn so sei. Irene gab bereitwillig Auskunft, worauf die Kinder vorschlugen, «Blinde Kuh» zu spielen. Sie banden ihr die Augen zu, wodurch Irene ungeschickter wurde und beim Abnehmen der Augenbinde wieder zu den «Sehenden» zurückfand. Bald nach diesem Ereignis erklärte Irene, sie werde vielleicht bald nicht mehr erblinden. Als von den pädagogischen Mitarbeitern der Zeitpunkt für gekommen erachtet wurde, in welchem Irene alleine von der Abteilung aus zur Schule gehen konnte, löste dies bei der Mutter eine schreckliche Wutattacke mit nächtlichem Erbrechen aus. Sie beschimpfte sämtliche Mitarbeiter der Abteilung, drohte mit Kontaktabbruch, konnte aus diesem Zusammenbruch aber dennoch wieder den Weg auf die Abteilung finden und äußerte ihre große Wut mit der Aussage: «Als Irene noch eine multiple Sklerose hatte oder als man glaubte, sie habe einen Tumor, da ging es mir nicht so schlecht wie jetzt».

Einen guten Monat nach Eintritt auf die Abteilung war Irene völlig symptomfrei. Sie erzählte dann eines Tages, sie habe beim Einschlafen eine Männerstimme gehört, welche gesagt habe, das Gelähmte und der Ausschlag – das sei von den Nerven gekommen. Die Ohnmachten seien eine Folge eines Blutdruckabfalls infolge zu großer innerer Hitze gewesen. Das Blinde sei von etwas gewesen, was ihr ins Auge gegangen sei. All das sei jetzt vorbei und käme nie mehr, es habe sich ausgewachsen. Irene glaubte, sie würde verrückt, als sie diese Stimme hörte, fühlte sich wie gehindert, jemandem zu rufen. Es habe getönt, wie weit weg. «Ich habe jetzt ja auch 2 Wochen gar nichts gehabt, und es wäre toll, wenn das stimmen würde.» Dieses Erlebnis wurde Irene als Wahrnehmung eines inneren Teiles von ihr selbst gedeutet, mit dem sie in einen Dialog getreten war. Einige Wochen danach konnte sie die Abteilung verlassen, führte über eine kürzere Zeit auch eine Psychotherapie durch und machte, wie es sich katamnestisch zeigte, dann eine sehr heftige Pubertät durch, während welcher in der Familie große Umgestaltungen stattfanden, welche auch die **Trauerarbeit um die verstorbene Vatersmutter** umfaßten. Irene ist seitdem symptomfrei geblieben.

Eß-Störungen

Nahrungsaufnahme ist eine Grundvoraussetzung individueller Existenz. Die Notwendigkeit, Nahrung aufzunehmen, beinhaltet eine Abhängigkeit von der Umgebung. Diese Abhängigkeit ist zwar sehr real, hat aber auch eine symbolische Seite und stellt ein wesentliches Merkmal sozialer Interaktion dar. Der Zusammenhang zwischen Kindheitsabhängigkeit und Ernährung kommt darin zur Geltung, daß diejenige Person als erwachsen gilt, die sich «selbst ernähren» kann. Die Bedeutsamkeit der Nahrungsaufnahme für das Erleben sozialer Gemeinschaft – auch wenn keine Abhängigkeit mehr besteht – kommt darin zum Ausdruck, daß viele wichtige soziale Anlässe mit einem gemeinsamen Essen verbunden werden. Essen ist eine allen Menschen gemeinsame Notwendigkeit, die aber, im Unterschied zu anderen Gemeinsamkeiten wie z. B. Atmung/Schlaf, bewußt gestaltet und lustvoll sowie als Ablauf überwiegend konfliktfrei miteinander geteilt werden kann. Dieses lustvolle, mit der Nahrungsaufnahme verbundene Zusammensein entwickelt sich im optimalen Fall gleich von Beginn des individuellen Lebens an.

Intrauterin besteht eine psychophysiologische Einheit in Form einer wechselseitig existentiellen Abhängigkeit zweier Individuen; das Ungeborene wird durch seine Mutter ernährt. Intrauterin ist die Ernährung Grundlage und Teil eines genetisch vorprogrammierten Prozesses, der sich, vor allem beim Ungeborenen, in vehementem Tempo vollzieht und Änderungen bewirkt, die für die Mutter nur partiell und begrenzt wahrnehmbar sind. Die Illusion einer Gemeinsamkeit ist dennoch eine nahezu vollkommene. Die Mutter beschäftigt sich in der Phantasie, bewußt oder unbewußt, mit ihrem Kind, mit seinem Wesen und seinem Gedeihen.

Mit der **Geburt** und dem Durchtrennen der Nabelschnur gibt es eine deutliche Änderung im Erleben der Gemeinsamkeit und der existentiellen Abhängigkeit. Das sichtbar gewordene und erstmals auch unabhängig von der Mutter lebensfähige Kind muß «angenommen» und der Ernährungsvorgang aktiv gemeinsam neu gestaltet werden. Das **Neugeborene** ist (abgesehen von Mißbildungen) hierfür mit genetisch angelegten Grundmustern von Aktivität, Selbstregulation und Bereitschaft zu sozialer Interaktion ausgerüstet. Es verfügt über eine Reihe von Verhaltensschablonen, die spezifisch darauf ausgerichtet sind, sich die Zuwendung des anderen zu sichern und vor allem den Ernährungsvorgang zu erleichtern und zu ermöglichen (Such-/Saug-/Schluckreflex). Erleichtert, aber auch erschwert, wird die Umstellung in der Ernährung durch die erstmals wahrnehmbare, triebhafte Gier oder die «Trinkfaulheit» des Neugeborenen. Beide Verhaltensweisen können die Mutter, je nach ihren Erwartungen, erschrecken, die Vorstellung von harmonischem Beisammensein zunichte machen und die Beziehung belasten. Das neugeborene Kind kann durch Schreien seine Bedürfnisse kundtun, sich bei seiner Umgebung Gehör verschaffen.

Die **Mutter** verfügt ebenfalls über eine genetische Ausstattung, die ihr hilft, die Ernährung des Kindes fortzusetzen. Mit der Muttermilch kann sie dem Säugling etwas geben, das auschließlich für ihn bestimmt ist und überwiegend von ihm auch genommen wird. Sie kann ihr Kind beruhigen, durch die Ernährung «stillen». Die Mutter ist jedoch nicht in demselben Ausmaß wie der Säugling in ihrem Verhalten durch angeborene Muster festgelegt. Ihr Erleben und ihre Reaktionsweise ist mitdeterminiert durch ihre Persönlichkeitsstruktur, durch eine breite Wahrnehmung situativer Faktoren sowie durch affektiv und kognitiv erworbenes Wissen, aber auch durch vergangenheitsbedingte, aktuelle oder zukunftsgerichtete Ängste.

Das real vorhandene Kind, das zunächst noch so unklar bezogen ist auf den anderen, ihn konfrontiert mit abruptem Wechsel von gierigem Wollen und plötzlichem «Abwesendsein» durch Schlaf, ist noch verhältnismäßig einfach zu integrieren in die Wunschvorstellungen der Mutter von Gemeinsamkeit und Harmonie. Dennoch stellt die postnatale Situation die Mutter auch bereits vor große Anforderungen. Sie muß vorhandene eigene Ambivalenz auffangen und die jähen, unbezogenen Wechsel im Verhalten des Kindes auszugleichen versuchen, ihnen eine emotionale Bedeutung und Beziehungsrelevanz geben. Um dieser Aufgabe gerecht zu werden, braucht sie ein hohes Maß an Verfügbarkeit, Wachsamkeit und Empathie, das ihr meist für das Neugeborene zur Verfügung stehen muß. Die «primäre Mütterlichkeit» (Winnicott, D., 1976) kommt durch eine physiologische, wahrscheinlich hormonell bedingte Umstellung zustande. Die Ursachen dieser Bereitschaft, für den Säugling zur Verfügung zu stehen, sind nur zum kleinen Teil rational zu erklären und zu steuern, was eine erhöhte Störbarkeit nach sich zieht.

Sind Belastungsfaktoren vorhanden, ist die Situation nicht «normal», d. h. kann die Mutter z. B. ihr Kind nicht «stillen», weil gesundheitliche Probleme beim Kind, bei ihr oder weil andere Schwierigkeiten vorhanden sind, dann ist es für sie unter Umständen sehr schwer, sich für dieses frühe Wechselgeschehen hinreichend affektiv zu orientieren. Die Fähigkeiten des Neugeborenen, sich auf einen Dialog einzulassen, sind zwar vorhanden, aber anfänglich noch sehr limitiert und erst allmählich sich entwickelnd. Dem Ernähren und Annehmen von Nahrung kommt somit, weil es wenig analoge Formen des Austausches zwischen Säugling und Umgebung gibt, erhöhte Bedeutung zu.

Die Tatsache, daß der Säugling nach der Geburt zwar noch von der Außenwelt, aber nicht mehr ausschließlich existentiell von seiner Mutter abhängig ist, bezüglich Ernährung also Alternativen zur Verfügung stehen, kann Entlastung, aber auch zusätzliche Schwierigkeiten bringen. Der Säugling braucht in der ersten Lebenszeit eine ganzheitliche Zuwendung. Diese sollte, wenn möglich, mit der Ernährung gekoppelt werden, da auf diese Weise am deutlichsten erfahrbar ist, daß sowohl von innen als auch von außen her Bedürfnisse bestehen, die Anlaß zu einem Zusammenagieren lustvoller Art geben, einschließlich der durch die veränderte Wahrnehmung allmählich immer mehr wachsenden Frustrationstoleranz. Eine Aufteilung im Betreuungsprogramm (z. B. Mehrfachbetreuung, Aufspaltung von emotionaler Zuwendung und Ernährung) kann es sehr schwierig machen, hinreichend deutliche Engramme für die genetisch sich vollziehende Ausdifferenzierung der Wahrnehmung und für die «emotionale Objektkonstanz» zu schaffen.

Der **Austausch,** überwiegend klar im Bereich der Ernährung, ist durch die Gier des Kindes und die Zuwendung der Mutter nur grob skizziert. Es handelt sich dabei um ein labiles Gleichgewicht, das auf dem Austausch zahlreicher komplexer, biologischer, psychischer und sozialer Signale basiert, die in gegenseitiger Wechselwirkung stehen, in rascher Folge ablaufen und nur zum Teil bewußt wahrgenommen werden. Dieses Gleichgewicht steht ständig in Gefahr zu entgleisen. Deshalb braucht es stabilisierende Momente, die verhindern, daß Zufälligkeiten strukturbildend werden. Ein solcher stabilisierender Moment ist die affektiv sichere, konstante Zuwendung der Mutter. Die Ausbalancierung des labilen Gleichgewichts im Dialog mit dem Kind erfolgt in dessen erster Lebenszeit ausschließlich durch die Mutter (oder ihre Substitutsperson). Gibt es keine solche Bezugsperson oder ist sie aus inneren oder äußeren Gründen nicht imstande, affektiv Sicherheit und Balance zu geben, so wird die Entwicklung des Kindes beeinträchtigt und verzögert. Nur durch den «ruhenden Pol» konstanter, affektiver Zuwendung wird der Säugling allmählich fähig, Lust- und Unlustgefühle situativ zu identifizieren und sie einzelnen Gegebenheiten zuzuordnen. Die Ernährung und die damit verbundene Befriedigung spielen dabei eine zentrale Rolle. Der lustvolle Ablauf des Ernährungsvorgangs und die Beziehungsentwicklung sind in der ersten Lebenszeit kaum zu trennen. **Ernährungsprobleme beim Säugling und Kleinkind sind ein sensibler Indikator für Beziehungsschwierigkeiten.** Sie sind häufig Ausdruck von Beziehungsproblemen, lösen aber, wenn die Probleme anderweitig determiniert sind, auch Beziehungsprobleme aus.

Erst nach Wochen kann der Säugling selbst gestalterisch einen größeren aktiven Beitrag leisten, der spürbar und mehr oder weniger ausschließlich dem Aufrechterhalten der Beziehung, der Betonung des Wunsches nach Gemeinsamkeit gilt. Dann nämlich, wenn sich das beim Säugling von Geburt an vorhandene Ausdrucksverhalten allmählich zu differenzieren und zu stabilisieren beginnt, und es in Form des gegenseitigen Erkennens und des Blick erwidernden Lächelns zu einem ersten, deutlichen Betonen affektiver Übereinstimmung kommt.

Auf beiden Seiten, sowohl beim Säugling als auch bei der Mutter, wachsen nun die Möglichkeiten, Beziehungskohärenz zu erleben. Spannungen, Unstimmigkeiten können besser ausgehalten, kompensiert werden. Konkretes, lustvolles Erleben von Gemeinsamkeit ist nun nicht mehr vorwiegend gebunden an körperliche Stimulation oder den Ernährungsvorgang.

Das blickerwidernde Lächeln als Beitrag des Säuglings erfolgt auf einen verhältnismäßig primitiven Signalreiz hin (Spitz, R., 1967). Erst nach und nach strukturiert sich beim Säugling der Aufbau einer primitiven Eigenorientierung mit der Differenzierung von Erfahrung nach **Lust- und Unlustempfindungen.** Diese Ausdifferenzierung nach Lust und Unlust erfolgt vor der Unterscheidung zwischen Innen- und Außenwelt. Bei nur unzulänglich entwickelten Fähigkeiten des Säuglings, sich zu orientieren, und bei mangelndem Regulationsvermögen werden die frühen Differenzierungsvorgänge beeinträchtigt, Quellen der Lust und Unlust werden z. B. falsch oder unzureichend identifiziert.

Es ist von großer Wichtigkeit, daß die von außen kommenden Signale überwiegend positiv sind, Lust, Befriedigungsmöglichkeiten signalisieren, aber auch, daß sie, in fein dosierter Anpassung an die Entwicklungsschritte des Säuglings, nicht immer zur Verfügung stehen. Das zeitweise Fehlen von Orientierungshilfen fördert die Entwicklung propriozeptiver Wahrnehmung. Dabei spielt wiederum das Ernährungsgeschehen eine zentrale Rolle. Wahrnehmungen von Unlust, denen Hunger zu Grunde liegt, können durch Nahrungszufuhr zum Verschwinden gebracht werden. Nahrung wird gesucht, dann aber auch zurückgewiesen, wenn ein Bedürfnis nach lustvollen Empfindungen besteht, die aus der Interaktion mit äußeren Reiz- und Befriedigungsquellen stammen soll. Von seiten desjenigen, der Nahrung gibt, erfordert diese Egozentrizität des Säuglings Geduld und affektive Sicherheit bezüglich der Angemessenheit des eigenen Verhaltens. Kann diese nicht geboten, das Spannungsfeld unterschiedlicher Bedürfnisse, als Alternative zur Abweisung oder zum Ausagieren von Unlustgefühlen, nicht durchgestanden werden, so gerät das labile Gleichgewicht der Interaktion aus der Balance. Dem Säugling bleibt dann nur noch übrig, seine verschiedenen Bedürfnisse und Befriedigungsmöglichkeiten zu vernachlässigen und Hunger wie auch das Bedürfnis nach sensorischen Reizen zu ignorieren, beziehungsweise entsprechende Angebote zurückzuweisen. Er mag dann sowohl ein Nahrungsangebot als auch die Sorge und Angst bei der Mutter (oder der entsprechenden Bezugsperson) als bedrohlich erleben und darauf, in diffuser Gegenwehr, mit Schreien oder einem Besetzungsabzug antworten. (Spitz, R., 1967).

Ernährungsstörungen, die im ersten Lebensjahr auftreten, werden häufig rein ernährungstechnisch, d. h. durch Änderung der Ernährungsmodalitäten angegangen. Das ist für die Lösung des Problems, das fast immer auch Teil des sich entwickelnden und verändernden Beziehungsprozesses ist, nicht immer nur günstig.

Um eine eigene Orientierung aufzubauen, d. h. nicht nur Lust- und Unlustempfindungen zu differenzieren, sondern auch ihre Zugehörigkeit zur **Innen- und Außenwelt** adäquat einzuordnen, bedarf es einerseits eines Gleichgewichts zwischen Wahrnehmung von Bedürfnissen, Aushalten von Spannung und realer Befriedigung, andererseits eines solchen zwischen innerer und äußerer Stimulation. Überwiegen die Erfahrungsmöglichkeiten entweder der Innen- oder der Außenwelt, so ist es für den Säugling schwierig, Innen- und Außenwelt in gleicher Weise mit Lust- und Unlustempfindungen verknüpft zu erleben. Dieses Gleichgewicht ist ständigen Änderungen und Wechseln unterworfen und muß von Mutter und Kind gemeinsam stets wieder eingestellt bzw. kalibriert werden. Erfolgt dies nicht und/oder kommt es zu anhaltenden Störungen, so wird dadurch die genetisch vordeterminierte Entwicklung der Unterscheidung zwischen Innen- und Außenwelt zwar nicht blockiert, aber aufgehalten und geschwächt.

Ist durch starke Stimulation (z. B. Schmerz) die Entwicklung der propriozeptiven Wahrnehmung forciert, so können Aktivitäten der Umgebung Angst und Abwehr auslösen. Es ist anzunehmen, daß die propriozeptive Wahrnehmung nur dann sowohl mit Unlust- als auch mit Lustgefühlen hinreichend verknüpft werden kann, wenn das Kind genügend «Raum» für sich selbst hat. Ist die Außenstimulation aber dominant in dem Sinn, daß ein starkes Bedürfnis vorhanden ist, dem Kind jegliche Unlust zu ersparen, kann sich eine Mutter nur mit solchem Handeln als «gute» Mutter sehen, so wird das Kind in eine Position gedrängt, in der propriozeptive Wahrnehmungen hauptsächlich dazu dienen, das Verhalten anderer zu dirigieren. Auf der Verhaltensebene besteht dann, dem Anschein nach, eine Dominanz des Kindes in der Beziehung, in Wirklichkeit aber, d. h. auf der Erlebnisebene des Kindes, eine übermäßige Abhängigkeit von einer überfürsorglichen Außenwelt. Als Durchgangsphase gehört eine solche Konfiguration auch zu einer regelkonformen Entwicklung. Wichtig ist dann, daß die Mutter sich zurückhält und dem Kind damit auch die Chance gibt, seine Bedürfnisse auszudifferenzieren, eigene vielfältige Befriedigungsmöglichkeiten zu entdecken.

Ist die Stimulation von außen übermäßig frustrierend, stark wechselhaft, schwer faßbar, so kann dies dazu führen, daß die propriozeptive Wahrnehmung verstärkt besetzt wird, weil sie scheinbar die verläßlicheren, klarer faßbaren Informationen vermittelt.

Das Kleinkind ist noch wenig imstande, funktionale Zusammenhänge zwischen Innen- und Außenwelt bewußt zu erfassen. Es kann aber Ereignisse, die wiederholt in einem bestimmten Kontext auftreten, als zu diesem Kontext zugehörig erleben. Aber solche Verknüpfungen sind noch sehr vage und störanfällig. So kann es vorkommen, daß ein Kind vor Hunger schreit, Nahrung aber zurückweist, weil es selbst den Ort seines Bedürfnisses nicht mit Sicherheit zu lokalisieren vermag. Auch ist zu beobachten, wie ein Kind sein Bedürfnis nach Nahrung «vergißt», weil es durch Vorgänge in der Außenwelt abgelenkt wird. Diese Erfahrungen haben, wie alle frühen Erfahrungen, in sich eine Verstärkungstendenz, insofern als das Kind dazu neigt, Erlebtes immer wieder neu zu inszenieren, um es zu festigen. Vertrautes wird gesucht, Neues nur zugelassen, wenn sich das Kind genügend sicher und stark fühlt.

Das grundsätzliche Interesse an der Umgebung, d. h. die **soziale Neugierde**, nimmt in der Entwicklung des Säuglings progredient zu. Sie ist anfänglich aber noch wenig in das primitive Orientierungssystem des Säuglings integriert. Unlustempfindungen werden durch Neugierverhalten abgelöst und umgekehrt, beides zusammen kann vom Säugling nicht gleichzeitig ausgehalten werden. Dominieren Unlustempfindungen, so erfolgt Rückzug, dominiert Neugierde, so lassen die Unlustempfindungen nach. Die in den ersten 6 Lebensmonaten stark von der Mutter ausgehende «Erkundung im Sozialbezug» unterstützt die Entwicklung der sozialen Neugierde des Säuglings.

Den **frühen Eßgewohnheiten** kommt strukturbildende Qualität zu, sie sind Teil der spätern Individualität, haben aber auch die Qualität von Dispositionen, die, in negativer Form, nämlich als pathologische Interaktionen zwischen Individuum und Umwelt, in Erscheinung treten mögen. Solche werden besonders manifest, wenn die von Anfang an notwendige und überwiegend auch immer wieder aufgefrischte Fähigkeit, die Umwelt positiv zu besetzen, ihre Hilfe zu suchen und diese in Anspruch zu nehmen, verloren geht oder durch frühe

Mißverständnisse nachhaltig gestört wird. Zu einem häufigen Mißverstehen kommt es dadurch, daß Mütter aus Unsicherheit die Möglichkeiten ihres Kindes fehleinschätzen, nicht daran denken, daß das Kind noch nicht fähig ist, Zusammenhänge sicher zu erfassen, die Realität als eine verbindlich gemeinsam geteilte zu erkennen und sein Verhalten gezielt zu planen, etwas «absichtlich» zu tun.

Eßstörungen kommt, vor allem bei Säuglingen und Kleinkindern, eine wichtige Symbolfunktion zu. Die Behandlung sollte sich nicht nur darauf zentrieren, die Eßstörung aus der Welt zu schaffen, sondern auch ihren bio-psycho-sozialen Hintergründen nachzugehen. So sind Eßstörungen häufig ein Hinweis, daß die Interaktion zwischen Kind und Umwelt nicht befriedigend und der Entwicklung des Kindes nicht förderlich ist.

Eßstörungen sind im DSM-III-R unter den Störungen aufgeführt, die typischerweise im Kleinkindalter, der Kindheit oder der Adoleszenz beginnen. Die **Eßstörungen des ersten Lebensjahres** haben eine existentielle Bedeutung und sind grundlegend mit der Beziehung zwischen Mutter (beziehungsweise entsprechender Bezugsperson) und Säugling verbunden.

Im **zweiten Lebensjahr** treten neue Formen auf. Das Kleinkind, das nun fähig ist, sich selbst fortzubewegen und vielschichtig auf die Umwelt Einfluß zu nehmen, versucht jetzt, sich aktiv abzugrenzen. Es folgt die Illusion, sich aus der Abhängigkeit lösen und autonom sein zu können. Der Bereich der Ernährung, in dem für das Kind andere spürbar mitbestimmen wollen, wird deshalb oft zu einem Schauplatz von Machtkämpfen. Das Kind will bestimmen, was, wo, wann und wieviel es essen will. Nur vordergründig geht es dem Kind dabei um einzelne Details. In der Hauptsache steht das Prinzip, frei, nach momentaner Lust und Unlust, entscheiden zu dürfen, zur Debatte. Wenn sich der Machtkampf auf das Essen zentriert, so hat das Kind einen Bereich gewählt, in dem die Mutter sich selbst nicht völlig autonom fühlt. Denn es bestehen auf seiten der Mütter oft übertriebene Ängste, daß ein Kind Schaden nehmen könnte, wenn es nicht möglich sei, es augenblicklich, konstant und ausgewogen zu ernähren. Solchen Phantasmen der Mütter und ihrer Umgebung liegt häufig eine Verleugnung der Tatsachen zu Grunde, daß es ihnen auch nicht in erster Linie um das Essen geht, sondern um eine Änderung der Beziehung zum Kind. Das Selbständigerwerden des Kindes, seine Fähigkeit, sich partiell von der Bezugsperson zu lösen, sich gegen sie abzugrenzen, schafft nicht nur Entlastung, sondern bedeutet auch einen Verlust für diese.

Eßstörungen dieser Art verschwinden nach einiger Zeit häufig spontan, sobald die Frage der Autonomie nicht mehr das vorrangige Entwicklungsthema ist. Vereinzelt werden spezielle Eßgewohnheiten auch als Beleg für eine erfolgreiche Bewältigung des Autonomiekonfliktes beibehalten, verlieren sich dann aber meist in der Pubertät im Rahmen der Ablösung und Neuorientierung, sofern sie zwischenzeitlich nicht zu einem grundsätzlich unwichtigen, reversiblen, aber dennoch beibehaltenen Merkmal der eigenen Identität geworden sind.

Sind **Eßstörungen nach der Kleinkinderzeit** nicht nur begrenzt persistierend, sondern treten sie plötzlich auf oder verstärken sie sich nach Ausschluß somatischer Ursachen, so handelt es sich dabei häufig um eine Verschiebung oder Ablenkung von anderen Zielsetzungen und/oder um einen Ausdruck von Überforderung, mit der Suche nach einer regressiven, protektiven Beziehung. Die Unfähigkeit zu erreichen, daß die eigenen Probleme und das subjektive Leiden von der Umwelt gesehen und akzeptiert werden, kann ebenso dazu führen, daß unbewußte frühe Kommunikationsformen, die sich in einem gestörten Eßverhalten manifestieren, dafür eingesetzt werden, um darauf aufmerksam zu machen, daß Probleme bestehen.

Im Rahmen der genetischen Determiniertheit der Gesamtentwicklung kommt es, bei gegebenen sozialen und sich entwickelnden psychologischen Bedingungen, vorprogrammiert zu Veränderungen, die für Kinder und Betreuungspersonen schwierig zu bewältigen sind und vorübergehend zu erheblichen Störungen im Bereich der Ernährung führen können. Es ist wichtig, in solchen Situationen die biologischen, psychischen und sozialen Aspekte als eine Gesamtheit zu betrachten, bei der die einzelnen Teile des Ganzen durch ein komplexes System von Wechselwirkungen miteinander verbunden sind. Tragend für dieses System in den ersten drei Lebensjahren ist, daß die primäre Bezugsperson konstant emotionale Zuwendung geben und Instabilität wie auch Änderung beim Kind zulassen und ausgleichen kann. Denn diese Beziehungsbalance ist entscheidend für die körperliche, psychische und soziale Entwicklung des Kindes in den ersten Jahren. Bei der Entwicklung von Eßstörungen innerhalb des ersten und zu Beginn des zweiten Lebensjahres stehen nicht nur die psychischen Gegebenheiten des Kindes im Mittelpunkt, sondern ebenso die der Mutter, dies zwar nicht im Sinne einer Schuldzuweisung, sondern weil es hauptsächlich ihr obliegt, das Kind emotional so zu stützen, daß es die schwierigen Entwicklungsaufgaben bewältigen kann. Alle inneren und äußeren Belastungen emotionaler Art der Mutter, die sie verunsichern, können sich indirekt hemmend auf die Entwicklung des Kindes auswirken, die Beziehung und damit die Interaktionen stören. Denn das Kind kann Unruhe oder Unsicherheit, die an es herangetragen werden, selbst nur unzureichend ausgleichen. Auch wenn die Ursache einer Ernährungsstörung physiologisch erklärbar und angehbar ist, dürfen die Auswirkungen auf die Mutter-Kind-Beziehung nicht vernachlässigt werden.

Sobald das Kind soweit Eigenständigkeit entwickelt hat, daß es sich zeitweise fähig fühlt, sich von der Mutter zu trennen, sich gegen sie zu stellen (ca. von der Mitte des zweiten Lebensjahres an), sind Eßstörungen anders zu bewerten. Sie stellen dann häufig Teil eines Machtkampfes zwischen Mutter und Kind dar. Da ist es wichtig, der Mutter beizustehen, so daß sie sich nicht in den Machtkampf hineinziehen läßt. Meist handelt es sich, bei einer partiellen Nahrungsverweigerung, in diesem Alter nicht um existentiell bedrohliche, aber oft um beziehungsmäßig doch sehr relevante Krisen. Treten Ernährungsstörungen im Kindergartenalter und später auf, so können diese (wenn somatische Ursachen ausgeschlossen worden sind) Hinweise darauf enthalten, daß ein Kind Mühe hat, sich hinreichend für andere Personen zu interessieren und/oder seine eigenen Fähigkeiten konstant zu besetzen. Sein Unbefriedigtsein läßt sich aber nicht dadurch beheben, daß dem indirekt ausgesprochenen Wunsch nachgegeben wird, sich intensiv mit ihm, wie mit einem Kleinkind, zu befassen. Regression kann zwar in Einzelfällen hilfreich sein, wirkt aber bei Andauern entwicklungshemmend.

Schwerwiegende Eßstörungen psychogener Art in der Säuglings- und in der Kleinkindzeit, die bedrohliche Ausmaße annehmen, bedürfen dringend einer Psychotherapie, meist unter Einbeziehung des gesamten Familien-Systems.

Zusammenfassend läßt sich also festhalten, daß die **Entwicklung der Ernährung in der ersten Lebenszeit untrennbar mit der Beziehungsentwicklung verknüpft ist**. Zwischen beidem besteht eine wechselseitige Abhängigkeit. Ernährungsprobleme stören oder erschweren den Beziehungsaufbau; Beziehungsprobleme manifestieren sich bevorzugt in Form von Ernährungsproblemen oder Gedeihstörungen.

Spezifische Eßstörungen

Im **DSM-III-R** sind unter den Eßstörungen folgende Diagnosen aufgeführt:
1. Anorexia Nervosa (307.10)
2. Bulimia Nervosa (307.51)
3. Nicht näher bezeichnete Eßstörungen (307.50), d. h. solche, die die Kriterien einer spezifischen Eßstörung nicht erfüllen.
4. Adipositas
5. Pica (307.52)
6. Ruminationsstörung im Kleinkindalter (307.53)

In der **ICD-10** werden folgende Kategorien aufgeführt:
1. Anorexia nervosa (F 50.0)
   (Atypische Form: F 50.1)
2. Bulimia nervosa (F 50.2)
   (Atypische Form: F 50.3)
3. Eß-Attacken bei anderen psychischen Störungen (F 50.4)
   (vor allem übermäßiges Essen mit Übergewicht)
4. Erbrechen bei anderen psychischen Störungen (F 50.5)
5. Andere Eßstörungen (F 50.8)
6. Nicht näher bezeichnete Eßstörungen (F 50.9)
7. Fütterstörung im Kleinkind- und Kindesalter (F 98.2)
8. Fütterschwierigkeiten und Betreuungsfehler (R 62.3)
9. Nicht näher bezeichnete Anorexia oder Appetitverlust (R 63.0)
10. Pica im Kindesalter (F 98.3)

Die Anorexia und die Bulimia Nervosa sowie die «nicht näher bezeichneten Eßstörungen und die Adipositas» werden später besprochen. Zuerst sollen die **Eß- und Gedeihstörungen im Kleinkind- und Kindesalter** im Vordergrund stehen.

Bezüglich der frühkindlichen Anorexien ist man erstaunt, daß die Möglichkeit einer grundsätzlichen Nahrungsverweigerung in der frühkindlichen Entwicklung im DSM-III-R nicht zur Sprache kommt, obwohl eine solche in der Literatur als Eßneuropathie oder frühkindliche Anorexie seit langem und mehrfach beschrieben ist. Nach Ausschluß eventuell vorhandener organischer Krankheiten läßt sich die **essentielle Säuglingsanorexie** von der **Anorexie der zweiten Hälfte des ersten Lebensjahres** abgrenzen. Die essentielle Säuglingsanorexie ist selten.

Bei den frühkindlichen Anorexien, welche sich erstmals **zwischen dem 6. und 12. Lebensmonat** manifestieren, kann zwischen einer **inerten Form** mit großer Passivität, wenig direkt sichtbarer, aktiver Beteiligung von seiten des Kindes und der **oppositionellen Form** unterschieden werden. Die erste ist oft mit Erbrechen verbunden. Statt der Ausbildung einer 8-Monats-Angst wehrt das Kind die frustrierenden Anteile der Mutter-Repräsentanz projektiv ab, d. h. es spaltet sie ab und projiziert sie auf die Nahrung. Bei der zweiten, oppositionellen Form ist die aggressive Vermeidung dominant. Die Kinder schreien, sind agitiert, wenden sich ab, und entwickeln, insbesondere nach dem ersten Lebensjahr, ein trotzig oppositionelles Verhalten gegenüber der Nahrung, das

Hungerstreik ähnliche Züge trägt. In den schweren, aktualisierten Kampfsituationen um das Essen bleibt das Kind meist Sieger. Nahrung wird nur angenommen, wenn Nahrungsaufnahme nicht aktuell wichtig ist. Wenn der circulus vitiosus sich erst einmal etabliert hat, so sind Ursachen und Wirkungen nurmehr schwer auseinander zu halten, da Nahrungsverweigerung und insistierendes Drängen zur Nahrungsaufnahme sich ständig wechselseitig verstärken. Betroffen von dieser Problematik sind im allgemeinen mehr Mädchen als Knaben. Das Trinkverhalten ist bei dieser Störung meistens normal.

Kleinkinder mit Problemen dieser Art sind meist überwach und treten extrem schnell in Kontakt. Anamnestisch sind auf beiden Seiten der Beziehung folgende Auffälligkeiten gehäuft vorhanden: alle Formen der Verweigerung, der Verführung, der Gewalt- und der Zwangsanwendung. Zumeist ist die ganze Familie in das Geschehen einbezogen. Die auslösenden Faktoren sind unspezifisch (bei Kleinkindern oft Trennung, bei größeren mehr Konflikte im Zusammenhang mit Eifersucht, z.B. Geburt eines Geschwisters). Neben äußeren Faktoren der Beziehung gibt es auch endogene, z.B. eine vorzeitige oder verzögerte Ich-Entwicklung, die für die Ausbildung der Krankheit mitverantwortlich sein dürften.

Einfache Formen klingen rasch ab, wenn sich wegen der Inanspruchnahme von Hilfe durch die besorgte Mutter und des Hinzukommens eines Dritten der Machtkampf zwischen Mutter und Kind entschärft. Je mehr sich die Störung allerdings organisiert und strukturiert, desto schwieriger ist es, ein Abklingen der Symptomatik zu erreichen. So gibt es prolongierte Formen, bei denen anorektische Störungen (eventuell nur auf einen Teil des gesamten Nahrungsbereiches begrenzt) bis in die Adoleszenz fortbestehen, zum Teil auch in Form von Symptomverschiebungen. Wie bei allen frühen Störungen der Nahrungsaufnahme (z.B. den Kau-, Beiß- oder Schluckstörungen) sind hinter den gleichen Symptomen sehr unterschiedliche intrapsychische und intrafamiliale Mechanismen am Werk. Die Ursachen sind vielfältig. Alle möglicherweise beteiligten Störfaktoren sind in ihrer Auswirkung aber direkt abhängig von der affektiven Verarbeitung der Mutter und den von ihr übermittelten, bewußten und unbewußten emotionalen Signalen. Dies bedeutet aus unserer Sicht keinesfalls eine Schuldzuweisung, sondern betont die Wichtigkeit der emotionalen Ausgeglichenheit der primären Bezugsperson, die nötig ist, damit sie sich dem Kind so zuwenden kann, wie dies von der Situation des Kindes her nötig ist.

Schwere, komplexe Formen der frühkindlichen Anorexie mit überwiegend passivem Verhalten sind schwer zu verändern. Die Kinder verhalten sich so, als interessierten sie sich nicht für die Nahrung. Es scheint, als könnten sie ein Hungergefühl nicht identifizieren. Solche gravierende Situationen sind bei dysharmonischen, präpsychotischen oder psychotischen Entwicklungen zu beobachten und zumeist mit Beiß- oder Kauhemmungen verbunden, aber auch bei akut phobischen Erscheinungen am Ende des ersten Lebensjahres zu sehen, begleitet zum Teil von Schlafstörungen oder anderen Problemen, meist unter Verweigerung der Flüssigkeitsaufnahme, bis hin zur Gefahr der Dehydrierung. Auch bei schweren depressiven Erscheinungen der frühen Kindheit, mit massiver psychosomatischer Dekompensation, sind anorektische Erscheinungen nicht selten. Bei diesen ernsthaften Formen besteht meist ein evidenter Konflikt zwischen Mutter und Kind, wobei eine Eruierung der primären Ursachen der Konflikte häufig nicht mehr möglich ist, eine auf die Mutter-Kind-Interaktion bezogene, die intergenerationalen Aspekte einbeziehende Psychotherapie dagegen sehr wohl. In der späteren Entwicklung dieser Kinder zeigen sich häufig weitere Symptome psychosomatischer Art sowie Verhaltensstörungen oder Störungen in der Charakterentwicklung.

Bezüglich Behandlung ist bei den leichten Formen eine Indifferenz gegenüber dem Symptom mit Überwachung des körperlichen Zustandes anzustreben. Das Kind sollte dekonditioniert werden. Um die Lust, den unbestreitbaren Anteil an Autonomie in der Ernährung, zu betonen, sollte das Kind nicht gezwungen werden, Nahrung aufzunehmen, die es klar ablehnt, sofern es für klar definierte Nahrungsalternativen zugänglich ist. Das anorektische Kleinkind darf auch nicht mit Tricks oder Zwängen überlistet werden. Zudem sollte die Nahrungsquantität so gering gehalten werden, wie dies ernährungstechnisch verantwortbar ist, so daß allmählich wieder ein Nahrungsbedürfnis, Hunger, entstehen kann. Wenn immer möglich ist auch eine Klärung der Beziehungsstrukturen zwischen Mutter und Kind anzustreben. Schwere Fälle brauchen eine Hospitalisation, vereinzelte auch medikamentöse Unterstützung (Sedativa, Antihistaminica und ev. auch Anabolica) und eine intensive Psychotherapie von Mutter und Kind (wenn möglich zusammen).

1. Klinisches Beispiel

Micha mußte im Alter von 18 Monaten wegen hartnäckiger Nahrungsverweigerung hospitalisiert werden. Er wirkte dystroph und psychomotorisch retardiert. Sein Eintrittsgewicht betrug 8100 g (seit dem 8. Lebensmonat hatte es nur ca. 2 kg zugenommen). Der ausführliche Neurostatus ergab, neben einer mäßigen, allgemeinen Muskelhypotonie, einen statumotorischen Entwicklungsrückstand (das Niveau entsprach etwa einem 8 Monate alten Kind). Die Feinmotorik war bedeutend differenzierter, nahezu altersgemäß. Das Knochenalter (Handplatte) paßte zum chronologischen Alter. Die umfassende Abklärung erbrachte keine Hinweise auf eine somatische Problematik.

Anamnestisch ergab sich folgendes Bild: Schwangerschaft und Geburt Michas verliefen komplikationslos. Bis zum 8. Lebensmonat zeigten sich bei ihm keine Eßstörungen und keine Entwicklungsprobleme. Die Nahrungsverweigerung mit anschließendem Entwicklungsstillstand kam für alle Betroffenen unerwartet. Micha war das jüngste Kind seiner Eltern. Zwei deutlich ältere Brüder entwickelten sich ohne Probleme. Die Familie lebte in wohlgeordneten Verhältnissen. Die Mutter war nicht berufstätig, hatte viel Zeit für ihr jüngstes Kind. Nur durch sehr eingehende, langandauernde Gespräche ergaben sich Anhaltspunkte, daß bei der Mutter erhebliche Probleme vorhanden waren, die ihre Beziehung zu dem Kind belasteten. Trotz scheinbar herzlicher Zuwendung entstanden Beziehungsprobleme, als Micha altersgemäß anfing, aktiv zu werden und dabei auch versuchte, die Tragkräfte der Beziehung zu prüfen.

Micha wurde 7 Monate auf der Säuglingsabteilung der Kinderklinik hospitalisiert. In dieser Zeit wurde er vom Pflegeteam liebevoll betreut und funktionell durch eine Physiotherapeutin sowie eine Beschäftigungstherapeutin gefördert. Er entwickelte sich, wurde lebhaft, fröhlich, lernte laufen und begann gegen Ende des Spitalaufenthaltes einzelne Wörter zu artikulieren. Auch die Ernährungsprobleme besserten sich, konnten aber nicht völlig behoben werden (Das Austrittsgewicht betrug 10 860 g. Das Zielgewicht, die Dreierperzentile, war nur knapp erreicht worden). Das Eßverhalten war noch immer stark auffällig. Micha verhielt sich sehr zwanghaft. Die Nahrung mußte z. B. in ganz bestimmter Reihenfolge gegeben werden (wobei er oft sehr abrupt eine andere Reihenfolge definierte, die dann ebenso zwanghaft befolgt werden mußte). In seinem Gesamtverhalten machte sich die Zwanghaftigkeit allerdings kaum mehr störend bemerkbar, weil sie durch forcierte Fröhlichkeit und Lebhaftigkeit kompensiert und überspielt wurde.

Micha kehrte auf Wunsch der Eltern wieder in die Familie zurück. Schon während der Hospitalisation war eine intensive psychiatrische und psychotherapeutische Betreuung von Mutter und Kind aufgenommen worden, die nach der Entlassung fortgesetzt wurde. Michas Entwicklung verlief weiterhin sehr ungewöhnlich. Seine Zwanghaftigkeit, seine Willkür und die Abwehr von Fremdbestimmung in der Ernährung erschwerten den Familienalltag. Micha wollte alles selbst ausprobieren. Er gab wenig Signale, was in ihm vorging. Wenn er müde war, fiel er übergangslos in Schlaf, war dann kaum weckbar. Wenn er wach war, zeigte er sich außerordentlich lebhaft, hyperaktiv. Er war ablehnend gegenüber allen Kontaktangeboten. Die Sprachentwicklung verlief stark verzögert (5jährig zeigte er noch eine Eigensprache, die hauptsächlich aus Vokalen bestand).

Der Eintritt in den Kindergarten war ein Wagnis, das nur zum Gelingen führte, weil die Kindergärtnerin akzeptierte, daß sie sich mit Kontakt und Hilfsangeboten zurückhalten mußte, denn diese machten Micha Angst, was er nicht direkt zeigen konnte. Durch Zuschauen gewann er im Kindergarten Sicherheit, entschied sich dann, nach einer Eingewöhnungszeit, fürs Mitmachen, blieb aber immer ein Außenseiter. Micha akzeptierte zu dieser Zeit dann Sprachtherapie, holte den sprachlichen Rückstand rasch auf, behielt sich aber lange Zeit immer noch vor, ob er deutlich oder undeutlich sprechen wollte.

Auch während der Primarschulzeit bewährte sich das Konzept, Micha, obwohl er scheu und gehemmt wirkte, nicht wie ein Kind zu behandeln, das Zuwendung brauchte, sondern eher wie eines, dem man Raum lassen mußte, selbst Entscheidungen zu treffen. Nach den ersten beiden Jahren der Eingewöhnung wirkte er im Schulalltag eher übermütig. Es war nötig, ihm klare Grenzen zu setzen. Leistungsmäßig hatte er keine

Probleme. Kontakt zu einzelnen Alterskameraden war da, aber eher oberflächlich, zweckgebunden. Im Vorfeld der Pubertät kam es zu einer Verstärkung der Beziehungsschwierigkeiten innerhalb der Familie (Micha lehnte die Einnahme der Mahlzeiten in der Familie ab, ging ins Restaurant, brauchte übermäßig Geld und veräußerte hierzu Familieneigentum). Damit die Schwierigkeiten nicht eskalierten, wurde Micha von seinen Eltern für die Zeit der Pubertätsentwicklung professionellen Erziehern übergeben (Internatsplazierung für 4 Jahre).

Micha schloß die Schule erfolgreich ab und absolvierte eine Lehre. Zuvor kehrte er in die Familie zurück, als ausgeglichener, freundlicher, aber eher etwas zu ernst wirkender, junger Mann. Eßprobleme hatte er seit der Schulzeit keine mehr, außer einer leichten Gewichtszunahme zu Beginn der Pubertät und der Angewohnheit zu rauchen, die nur vordergründig Suchtcharakter hatte, eigentlich aber dazu diente, ihm Ansehen bei den Kollegen zu verschaffen.

Die intensive kinderpsychiatrische Betreuung hatte die Aufgabe, für den systematischen, aber anders gearteten Entwicklungsverlauf, der in Verbindung mit dem Entwicklungsknick im 8. Monat zu erwarten war, Verständnis bei der Umgebung zu wecken. Wichtig war vor allem, darauf hinzuweisen, daß die Hilfsangebote, anders als üblich, auf die Störung abgestimmt werden müßten, wenn man erreichen wollte, daß sich die Entwicklung allmählich wieder der Normalentwicklung annähern würde.

Die 7 Jahre dauernde Psychotherapie mit Micha hatte eine andere Aufgabe. In ihr ging es hauptsächlich darum, bei Micha die Bereitschaft aufzubauen, die Unterbrechung der inneren Beziehung zur Umgebung wieder herzustellen. Zunächst ging es darum, das Unglücklichsein des Kindes, seine Neigung zum symbiotischen Anklammern mit plötzlichem Wechsel zu autistisch anmutender Ablehnung, auszuhalten. Erst ganz langsam bildete sich etwas wie ein erstes «gemeinsames Interesse». Bei allen sichtbaren Gegenständen mußte von beiden geprüft werden, ob sie stand hielten. Dem folgte eine lange Phase, wo gemeinsam geprüft wurde, welche Dinge auf welche Art verschwinden, ob es ein definitives Verschwinden sei oder ob sie sich wieder auffinden ließen. Erst in der 3. Phase, als Micha bereits 4–5jährig war, ging es um die Nahrung selbst. Micha kümmerte sich um Eßbares, versuchte zu kochen, und zwar streng nach eigenen kleinkindlichen Regeln (wie z. B. dieser der Ganzheit: d. h. für jede Speise sollten alle sichtbaren Zutaten verwendet werden; oder dieser der Symmetrie: jeder Speise mußte gleich viel Zucker und Salz zugefügt werden). Das Ziel war, gemeinsam zu essen, was er gekocht hatte, wobei er bald verlangte, die Therapeutin solle vorkosten. Als er nach monatelangem Experimentieren die eigenen Kochambitionen aufgab, gingen auch im Alltag die Ernährungsschwierigkeiten zurück. Er ordnete sich unter und aß wie alle anderen, was seine Mutter für die Gesamtfamilie gekocht hatte. Die therapeutische Arbeit wurde in der Folgezeit von der zu bearbeitenden Problematik her vielgestaltiger und war mehr auf die Bewältigung aktueller Konflikte zentriert. Über Jahre hinweg war es für Micha außerordentlich wichtig, daß es im äußeren Rahmen der Therapiestunde zu keinerlei auch noch so geringfügigen Änderung (z. B. bezüglich Raum/Zeit) kam. Selbst nach mehrjähriger gemeinsamer Therapie wurde er durch ein unerhofftes Hinzutreten einer dritten Person noch völlig verwirrt und war für längere Zeit nicht mehr imstande, die Gemeinsamkeit der Arbeit wieder aufzunehmen.

Die plötzliche Nahrungsverweigerung im 8. Lebensmonat war ein markantes Signal für den Zusammenbruch der Beziehungsfähigkeit. Die Entwicklung stagnierte. Nahrungsverweigerung und Entwicklungsstillstand ließen sich mit großem Aufwand reduzieren. Die Eßschwierigkeiten persistierten jedoch noch über mehrere Jahre hinweg. Die Störung war nicht nur auf den Bereich der Nahrungsaufnahme beschränkt, sondern betraf die Gesamteinstellung zur Umgebung, tauchte in jeder Entwicklungsstufe wieder in spezifischer Form auf und gefährdete die Entwicklung, dies deswegen, weil Micha an sich auf jeder Entwicklungsstufe auf Hilfe angewiesen gewesen wäre. Sein Grundproblem aber bestand darin, daß er größte Schwierigkeiten hatte, Einflußnahmen von der Umgebung als hilfreich zu erkennen und zu akzeptieren. Motive für die Störung ließen sich nachträglich, aus der Psychodynamik zwischen Mutter und Kind, auf seiten der Mutter rekonstruieren. Letztlich aber blieb es offen, welche Faktoren in welchem Ausmaß daran beteiligt gewesen waren, daß es bei Micha zu einem derart massiven, existentiellen Zusammenbruch gekommen war.

2. Klinisches Beispiel

Daß Eßstörungen in Wechselwirkung zu Beziehungsstörungen stehen und sich im Laufe der Entwicklung eines Kleinkindes von einem Bereich auf den anderen verlagern können, soll an einer weiteren klinischen Situation kurz skizziert werden:

Nathalies erste Lebenszeit war sehr erschwert durch die minusdystrophe Frühgeburt. Die ersten 5 Lebensmonate mußte sie in der Kinderklinik verbringen. Es hatte nach den notwendigen Eingriffen zahlreiche Komplikationen gegeben. Sie war das erste Kind besorgter, differenzierter Eltern. Die Mutter konnte noch nach Jahren schildern, welche Ängste sie um ihr Kind in dieser Zeit ausgestanden hatte. Nach Spitalaustritt war der weitere somatische Verlauf komplikationslos, die frühkindliche psychomotorische Entwicklung ganz leicht verzögert (Sitzen mit 9, Gehen mit 15 Monaten; Sprachentwicklung unauffällig). Knapp 4jährig, suchten die Eltern mit ihr den Kinderpsychiater auf, weil sie den nun zunehmenden Eßschwierigkeiten Nathalies kaum mehr gewachsen waren. Sie berichteten, Nathalie wolle grundsätzlich nichts essen, verlange nie spontan nach Nahrung, könne nur durch Ablenkung und mühsames Zureden über Stunden dazu gebracht werden, etwas zu sich zu nehmen. Äußerer Umstände wegen blieb es damals bei einer kurzen Beratung der Eltern. Drei Jahre später wandten sich die Eltern von Nathalie erneut an die Kinderpsychiatrie, mit der dringenden Bitte um Hilfe. Die Eßprobleme wären zwar zurückgegangen, Nathalie weigere sich aber nun mit der gleichen Hartnäckigkeit, Lerninhalte anzunehmen. Sie zeige kein Interesse, wolle weder spontan etwas malen und schreiben, noch von anderen sich etwas beibringen lassen. Die nachgeborenen jüngeren Geschwister hatten sich unauffällig entwickelt. Es war jedoch die ganze Familie von Nathalies Problemen betroffen, alle mußten zurückstehen, alles wurde für Nathalie aufgewendet, ohne daß es den Familienmitgliedern gelungen wäre, ihr wirklich zu helfen.

Psychosoziale Gedeihstörungen und Minderwuchs

Dieses Syndrom kann sich vom Säuglingsalter ab, obgleich in dieser Zeit bevorzugt auftretend, während der ganzen Kindheit bis hin zur Adoleszenz manifestieren. Es ist gekennzeichnet durch einen «harmonischen» Wachstumsrückstand (mehr als 3 Standardabweichungen von der Norm) mit klarem Knick in der Wachstumskurve. Die Wachstumshormonsekretion erweist sich bei Stimulierung als blockiert. Die Plasmakonzentration der entsprechenden hypophysären Hormone ist verringert.

In der amerikanischen Literatur wird zwischen Gedeihstörungen mit **organischer** und solchen **ohne organische** Verursachung unterschieden (organic oder non-organic failure to thrive, abgekürzte FTT und NOFT), diese Unterscheidung zum Teil aber auch in Frage gestellt und als sinnlos erklärt.

Der psychosoziale Minderwuchs ist ein klassisches Beispiel für die enorme Verflochtenheit des neuroendokrinen Systems mit den psychosozialen Geschehnissen und zeigt die vitale Rolle der Beziehung zwischen Kind und Umgebung für die somatische Entwicklung.

Der Wachstumsrückstand läßt sich nur bei Säuglingen allein durch eine hypokalorische Situation erklären. Im Säuglingsalter kann eine Gedeihstörung bei Irrtümern in der Auswahl und Zubereitung der Nahrung auftreten oder weil die Mutter mit der Ernährung überlastet ist. Ist diese letzte Situation vorübergehend, so läßt sich der Wachstumsstillstand erzieherisch-beratend, in enger Zusammenarbeit von Arzt/Therapeut und Mutter beheben. Meist aber hält die Wachstumsblockierung allerdings so lange an, wie die Säuglinge oder Kleinkinder mit ihren Müttern zusammen sind. Bei Trennung der Kinder von den Müttern zeigt sich dagegen bald eine ungestörte Nahrungsaufnahme, bereits nach ca. 10 Tagen eine Normalisierung der Hormonwerte und nach ca. 4 Wochen eine solche des Wachstums. Von der frühkindlichen Anorexie, die ebenfalls einen abrupten Stillstand der Entwicklung auslöst, läßt sich die psychosoziale Gedeihstörung durch das eindrückliche Phänomen abgrenzen, daß die Entwicklung nach Umgebungswechsel, d. h. Trennung von der Mutter, verhältnismäßig rasch wieder in Gang kommt.

Das Syndrom entwickelt sich deutlich in Abhängigkeit von einer **Beziehungsproblematik**. Die Störfaktoren, die ursächlich zur Beziehungsproblematik führen, können sehr unterschiedlich sein. Besteht äußere Vernachlässigung oder eine körperliche Mißhandlung von seiten der Mütter, so ist das Entstehen des

Syndroms leicht verständlich. Schwieriger ist es, wenn der psychosoziale Minderwuchs sich bei interpersonellen Fehleinstellungen und Handlungen aufbaut, die intrapsychisch wirksam, aber äußerlich wenig faßbar sind.

Die Beziehungen zwischen Kind und Mutter oder Kind und Eltern sind meist verzerrt und oft durch einen wechselseitigen emotionalen Mangel bestimmt. Die Kinder werden als unruhiger, fordernder, ungeschickter und weniger sozial bezogen beschrieben als ihrem Alter entsprechend zu erwarten wäre. Die Mütter zeigen sich im Verhalten dem Kind gegenüber indolent, zum Teil aber auch überfordernd. Sie haben häufig selbst Probleme, sind oft depressiv, intellektuell rasch überfordert oder leiden an psychoseähnlichen Funktionseinbrüchen.

Die Kohäsion in der Familie ist häufig schwach, der Vater vielfach nicht anwesend oder in seinem Verhalten wenig stützend. Oft erwarten die Eltern vom Kind diejenige Zuwendung und Befriedigung, dasjenige Verständnis, das sie in ihrer Kindheit selbst nicht bekommen haben. Die Patienten haben dann die Funktion von Stabilisatoren des Familiengleichgewichts. Leben mehrere Kinder in der Familie, so sind nicht alle in gleicher Weise betroffen. Es kann vorkommen, daß ein Kind als Sündenbock und Ursache steter Enttäuschung den Haß der Familie auf sich zieht und es so den Geschwistern wie auch den übrigen Familienmitgliedern ermöglicht, psychisch im Gleichgewicht zu bleiben. Es selbst aber kann in dieser Position des familialen Verbandes seine Entwicklung nicht voran schreiten lassen.

Die psychosoziale Gedeihstörung ist eine Notlösung, ein aus der Bedrängnis heraus entstandener Versuch, sich bei ungenügender physischer und/oder psychischer Entwicklungsunterstützung, mit Hilfe des neuroendokrinen Systems, eine «Vita Minima» zu erhalten. Vor allem bei Auftreten in der späteren Kindheit oder in der Adoleszenz wirken die Kinder nicht unglücklich, halten jedoch, entwicklungsmäßig scheinbar rigide, am Status quo fest, können nur dann weitere Entwicklung zulassen, wenn sich die äußere Situation, vor allem aber das Beziehungsangebot, verändert hat. Hierbei geht es aber nicht darum, daß die Beziehung intensiviert wird, sondern daß mehr Raum für Beziehung da ist, neue Beziehungsformen erprobt werden können.

Nach erfolgter Trennung und neu konstituierten Substitutsbeziehungen manifestieren sich als Übertragungsäquivalente bald große Aggressionen, bis hin zu sadomasochistischen Interaktionen, denn es besteht bei diesen Patienten, aus verständlichen Motiven, ein großes Bedürfnis nach Kontrolle über die Objekte, d. h. die bedeutungsvollen anderen Menschen.

Die erste **therapeutische Maßnahme** bei einer psychosozialen Gedeihstörung, nämlich die Trennung des Kindes von der Familie, beziehungsweise der Mutter, bringt wohl rasch eine Änderung bezüglich Hormonhaushalt und Wachstum. Die Änderung der psychischen Situation hingegen braucht mehr Zeit, vor allem intensive therapeutische Arbeit mit dem Familiensystem.

1. Klinisches Beispiel

Hier soll aufgezeigt werden, wie bei einer psychosozialen Gedeihstörung nicht nur eine grobe Vernachlässigung vorlag, sondern wie die Realisierung des Ziels, eine «gute Mutter» zu sein, durch psychische und soziale Probleme erschwert wurde.

Drei Kinder einer Mutter mußten im Kleinkindalter wegen eines psychosozialen Kleinwuchses hospitalisiert werden. Bei den beiden zuerst hospitalisierten, älteren Kindern, Zwillingen im Alter von 4 Jahren und 3 Monaten, wurde die Diagnose Kleinwuchs und Dystrophie unklarer Ätiologie gestellt und zuerst der Verdacht auf eine emotionale Deprivation geäußert. 5 Monate später erfolgte bei dem Knaben eine umfangreiche, endokrinologische Abklärungsuntersuchung, die keinen faßbaren organischen Befund, aber deutliche Hinweise auf einen psychosozialen Minderwuchs ergab. Die Zwillingsschwester wurde daraufhin in gleicher Art ebenfalls untersucht. Auch bei ihr ergaben sich Hinweise auf einen psychosozialen Minderwuchs, wenngleich geringeren Ausmaßes. Die 3 1/4 Jahre jüngere Halbschwester wurde im Rahmen einer kurzen Hospitalisation ebenfalls untersucht. Es fiel bei ihr eine psychomotorische Retardierung auf.

Zunächst wurde eine ambulante kinderpsychiatrische Betreuung mit regelmäßigen somatischen Kontrollen in die Wege geleitet. Bei dem weniger beeinträchtigten Mädchen des Zwillingpaars zeigte sich eine befriedigende Längen- und Gewichtszunahme, bei dem Knaben erfolgte nur teilweise ein Aufholwachstum, und die Gewichtszunahme war insgesamt gering. 11 Monate später mußte die inzwischen 2 1/2jährige jüngere Halbschwester wegen Essensverweigerung und Gewichtsabnahme hospitalisiert werden. Die Anhaltspunkte, daß alle 3 Kinder viel stärker vernachlässigt worden waren, als bisher angenommen, häuften sich. Die beiden älteren Zwillingsgeschwister wurden ebenfalls rehospitalisiert. Beide nahmen nun, bereits innerhalb der ersten Woche, deutlich an Gewicht zu. Die 2 1/2jährige jüngere Halbschwester entwickelte, trotz einem gesamthaft depressiven Zustandsbild, einen Heißhunger und nahm ebenfalls rasch an Gewicht zu. Sie hatte bei Spitaleintritt weder stehen noch sich aus eigenen Kräften fortbewegen können, war meist teilnahmslos auf dem Rücken gelegen, hatte kein Wort gesprochen und auch nicht nach Spielsachen gegriffen. Das chronologische Alter war 2 1/2 Jahre gewesen, der Entwicklungsstand aber hatte etwa dem eines 10 Monate alten Kindes entsprochen.

Für die Mutter war es sehr schwer zu akzeptieren, daß sie als Mutter ihren Kindern nicht hatte behilflich sein können. Die Vorgeschichte enthielt Hinweise, die deutlich machten, warum es ihr einerseits so wichtig gewesen war, eine «gute Mutter» zu sein, und weshalb dies zugleich auch so schwierig gewesen war. Sie hatte selbst eine schwierige Kindheit und Jugend erlebt. Bei der Trennung ihrer Eltern hatte sie sich gegen ihre Mutter entschieden. Als sie 17jährig schwanger wurde, lebte sie bei ihrem Vater. Da dieser ihr zuredete, die Schwangerschaft abzubrechen, trennte sie sich auch von ihm. Daß es eine Zwillingsschwangerschaft war, erfuhr sie angeblich erst bei der Geburt der Kinder. Die Geburt fand 5 Wochen vor dem Termin statt und verlief mit Komplikationen. Beide Kinder mußten die ersten 5 Lebenswochen im Spital verbringen. Die Kindsmutter war durch die Geburt erheblich geschwächt, konnte die Kinder nicht stillen. Der Vater der Kinder konnte/wollte die Vaterrolle nicht übernehmen. Die Kinder kamen in ein Heim. Als sie mit einem dritten Kind erneut schwanger wurde, nahm sie die Zwillinge wieder zu sich. 21jährig, ohne Rückhalt in der eigenen Familie und der Familie ihres Partners, übernahm sie die Aufgabe, für ihre 3 Kinder zu sorgen. Mit schlechten Erinnerungen an die eigene Mutter versuchte sie selbst, eine gute Mutter zu sein und hielt an dieser Idealvorstellung auch noch fest, als unübersehbare, reale Schwierigkeiten auftraten (Partnerkonflikte, Verhaltensauffälligkeiten, Krankheit bei den Kindern, persönliche Probleme). Sie war so fixiert auf ihre Aufgabe als Mutter, daß sie zunehmend weniger fähig war, die realen Bedürfnisse ihrer Kinder zu erkennen. Es kam zu einer Aufspaltung von Idealvorstellungen und Realität, die es fast unmöglich machte, eine konstante Beziehung aufrecht zu erhalten, und die es auch sehr erschwerte, Hilfe von Drittpersonen anzunehmen, so daß nur durch einen zeitweiligen Entzug der elterlichen Obhut Grundvoraussetzungen für die körperliche Entwicklung der Kinder geschaffen werden konnten. Nach der psychophysischen Stabilisierung der Kinder und von ihr selbst mittels breiter, psychosozialer Hilfsangebote konnte die Mutter im Verlauf der nachfolgenden Jahre ihre elterliche Verantwortung Schritt für Schritt wieder übernehmen.

2. Klinisches Beispiel

Sandro wurde im Alter von 13 1/4 Jahren wegen anhaltender Eßschwierigkeiten zur stationären Untersuchung gebracht. Vorausgegangen waren bereis mehrere ambulante und stationäre Untersuchungen, einschließlich einer psychiatrischen Betreuung. Er ist im Alter von 6 Jahren adoptiert worden. Über seine ersten 6 Lebensjahre ist wenig bekannt. Sandro selbst erinnert sich an eine gute Zeit bei einem alten Mann, der ihn gerne gehabt habe, der aber plötzlich verstorben sei. Er sei daraufhin zu einer Familie gebracht worden, bei der er sehr unglücklich gewesen und weggelaufen sei. Seine jetzigen Adoptiveltern haben 3 Jahre vor Sandros Adoption aus demselben Drittweltland einen 2 Wochen alten Säugling adoptiert, – ein Mädchen, das sich zwischenzeitlich gut entwickelt hat. Zum Zeitpunkt der Adoption war Sandro in einem schlechten gesundheitlichen Zustand gewesen. Mit 12,7 kg hatte er 6jährig nicht einmal das Gewicht seiner 3 Jahre jüngeren Schwester gehabt und mit einer Körperlänge von 99 cm war er nur 7 1/2 cm größer als sie gewesen. Die Adoptiveltern, insbesondere die Adoptivmutter, hofften, daß sich diese Situation dank ihrer guten Ernährung bald ändern und Sandro sich zu einem kräftigen Bub entwickeln würde. Dies bestätigte sich nicht. Sandro ließ sich nur schwer ernähren. Er benötigte bis zu 2 Stunden für eine kleine Mahlzeit, wobei er auch öfters nach dem Essen erbrach. Eine erste stationäre Untersuchung ergab keine faßbaren pathologischen Organbefunde. In der Folgezeit kam es zwischen den Eltern, vor allem der Mutter und Sandro, zu einem Jahre dauernden Kampf ums Essen, durchbrochen von kleinen Veränderungen, Hoffnungen und nachfolgenden Enttäuschungen. Besonders kränkend für die Mutter war, daß die Eßprobleme zu Hause anhaltend groß waren, während Sandro an anderen Orten kaum Mühe hatte zu essen. Er zeigte gute

Schulleistungen und hatte Freunde. Innerhalb der Familie wurde Sandros Situation durch das Mißlingen der Ernährung immer schwieriger. Die Familie konnte Sandro zwar gute Ernährungsbedingungen bieten. Er blieb aber, aus tiefer Angst vor Abhängigkeit, auf seine Ernährungsprobleme fixiert.

Dieses Beispiel scheint wesentliche Kriterien der psychosozialen Gedeihstörung nicht oder nur unzulänglich zu erfüllen. Es zeigt aber eindrücklich, daß es nicht nur um eine Veränderung in den äußeren Bedingungen geht, sondern um eine Beziehungsproblematik im Hinblick auf die Entwicklung einer größeren inneren und äußeren Autonomie. Autonomie kann sich zwar nur entwickeln, wenn die Existenz gesichert ist, Existenzsicherung alleine ist aber offensichtlich eine nicht ausreichende Vorbedingung für ein so komplexes Vorhaben.

Drei-Monats-Kolik (Nabelkolik)

Es handelt sich hier um **Säuglinge,** welche etwa von der 2. bis 3. Lebenswoche ab bis gegen Ende des 2. oder 3. Lebensmonates, nach Nahrungsaufnahme und bevorzugt am späteren Nachmittag, wahrscheinlich infolge viszeraler Dysfunktion, übermäßig schreien und unruhig sind. Ihr Abdomen ist dabei aufgebläht. Diese Kinder sind lebhaft, nervös und extrem leicht stimulierbar. Ernährungsveränderungen erbringen kaum eine Besserung, hingegen beruhigen Schnuller und Wiegen die Säuglinge. Sie sind gekennzeichnet durch einen starken Hypertonus, leicht auslösbare, arachaische Reflexe und gieriges Saugen mit schnellem Schlucken. Es dürfte sich um besonders triebhafte Kinder mit niedriger Reizschwelle handeln (Spitz, R. A., 1967; Kreisler, L., 1976, 1981 b). Bei den **Müttern** oder **primären Pflegepersonen** sind immer wieder inkohärente, widersprüchliche und zum Teil überfürsorgliche Handlungen zu beobachten, die primär oder sekundär sein können. Hospitalisierte Säuglinge zeigen kaum je eine Drei-Monats-Kolik. Viele Anhaltspunkte sprechen dafür, daß von der Mutter zumeist unbewußte, widersprüchliche Signale ausgehen oder daß sie nicht alle für eine gute Regulation nötigen Signale des Säuglings aufnehmen kann, was bei diesem zu einer Reizüberflutung führt. Obwohl Wiegen und Saugen eine gewisse beruhigende Wirkung haben, vermögen sie eine so geartete, primäre Störung des emotionalen Dialoges nicht aus der Welt zu schaffen, sondern diese nur zu mildern.

In jedem Fall ist eine sorgfältige Abklärung zum Ausschluß einer organischen Krankheit angezeigt. Bei leichten Fällen ist keine Behandlung notwendig, da um den 3. Lebensmonat herum, wenn es zum blickerwidernden Lächeln kommt, sich auch andere Abwehrmöglichkeiten im Innenleben des Säuglings entwickeln und es zumeist zu einer spontanen Besserung kommt. Das Syndrom kann allerdings auch Hinweis auf den frühen Beginn einer gravierenden Beziehungsproblematik enthalten, die sich später an anderen funktionellen Störungen zu manifestieren vermag. Klärende Gespräche mit der Mutter sind oft auch ausreichend, da sie beruhigend wirken und imstande sind, zu einer Verbesserung des emotionalen Dialogs beizutragen. Nur bei schweren Formen mit Beginn einer Dystrophie ist eine Hospitalisation notwendig. Das **Behandlungsziel** besteht grundsätzlich darin, dem Säugling behilflich zu sein, in einer ruhigen Form zu sich selbst und zum lustvollen Austausch zu finden. Eine Veränderung eines entsprechenden «Reizklimas» in der äußeren Umgebung und/oder die Sensibilisierung für die Signale des Säuglings wirken z.B. in dieser Richtung.

Rumination

Das Regurgitieren von Speisebrei mit partiellem oder totalem Wiederverschlucken nach kauähnlichen Bewegungen innerhalb der zweiten Hälfte des 1. Lebensjahres wird als Rumination bezeichnet. Im allgemeinen gehört zum wiederholten Emporwürgen der Nahrung ein Gewichtsverlust oder ein Ausbleiben einer altersentsprechenden Gewichtszunahme. Die Störung beginnt im allgemeinen im Alter von 3 bis 12 Monaten. Sie kann, wegen Unterernährung, in einem Viertel tödlich verlaufen, wenn keine Hilfe zustande kommt.

Zu den diagnostischen Kriterien der Ruminationsstörung im Kindesalter gehört im **DSM-III-R** (307.53):

1. Wiederholte Regurgitation ohne Übelkeit oder damit zusammenhängende Erkrankung des Magen-Darm-Traktes über einen Zeitraum von mindestens einem Monat nach einer Phase normaler Entwicklung.
2. Gewichtsverlust oder Ausbleiben der erwarteten Gewichtszunahme.

In der **ICD-10** wird die Rumination unter die «Fütterungsstörung im frühen Kindesalter» (F 98.20) subsummiert. Dort wird das Hauptgewicht auf die Nahrungsverweigerung und extrem wählerisches Eßverhalten bei angemessenem Nahrungsangebot, Vorhandensein einer einigermaßen kompetenten Betreuungsperson und Abwesenheit einer organischen Krankheit gelegt. Die Störung sollte nur diagnostiziert werden, wenn das Kind kein Gewicht zunimmt oder über einen Zeitraum von wenigstens einem Monat Gewicht verliert.

Die Rumination findet sich häufiger bei Knaben. Das Einführen eines Fingers in den Hals oder aber Muskelaktivitäten im Pharynx, Thorax, Abdomen oder Zwerchfell vermögen das Erbrechen herbeizuführen. Das Kind scheint mit hochgestiegenem Mageninhalt zu spielen und muß die regurgitierte Menge genau dosieren, damit es nicht zum Erbrechen kommt. Ist das Kind anfänglich mißgestimmt, so wirkt es während des Ruminierens entspannt-zufrieden, aber wie von der Außenwelt abgewendet, auf sich bezogen und affektiv leer. Die Präsenz von Menschen oder von ihnen ausgehende Stimulation bewirkt eine sofortige Beendigung der Rumination. Fließt beim Ruminieren regurgitierte Nahrung aus dem Mund, so kommt es leicht zur Exsikkose, Dystrophie, vermehrter Infektanfälligkeit und selten auch zu Wachstumsrückstand.

Solche Kinder haben einen unspezifischen Kontakthunger, der insbesondere in ihren Blicken zu erkennen ist. Eine Acht-Monats-Angst fehlt, dagegen ist ein hohes motorisches Aktivitätsniveau mit hektischer oder zappliger Gespanntheit zu beobachten. Das Ruminieren wird bei emotionaler (De-)Privation, wechselnder Intensität der Besetzung durch die Mutter oder völligem Besetzungsentzug gesehen. Es kann auch ein Substitut für ein gewaltsames Unterbinden des Daumenlutschens sein, hat aber keine spezifisch auslösenden Determinanten. Die entsprechenden Mütter haben Mühe, sich an die neuen Bedürfnisse und Kontaktanforderungen ihrer Kinder anzupassen, sind nicht selten auch depressiv.

Psychodynamisch gesehen läßt sich die Rumination als ein Vorgang beschreiben, bei welchem vom Säugling oder Kleinkind die sensorischen Besetzungen aus ihrer primären Nach-Außen-Gerichtetheit auf die Empfindungen aus dem Körperinneren zurückgezogen werden. Es handelt sich um die Kompensation einer narzißtischen Zufuhr, die sonst üblicherweise durch die vielfältigen sensorischen und emotionalen Stimulationen, die von der Mutter ausgehen, zustande kommt. Der Säugling hat gleichsam ein erotisiertes Spiel mit dem Nahrungsbrei entdeckt, das ihm erlaubt, sein Manko an narzißtischer Zufuhr nicht wahrzunehmen. Der regurgitierte Mageninhalt vermittelt lustvolle Gefühle, ist jederzeit verfügbar und erhöht auf diese Weise autoerotisch die Autonomie. Diese «Lösung» hält aber, wegen der steigenden Intensität der Bedürfnisse des Säuglings, nicht lange an, obwohl die Rumination zu einer stereotypen Reaktion auf jede Mißempfindung wird, zunehmend motorisch leerläuft und schließlich kaum mehr Funktionslust vermittelt. Dem ist schließlich auch mit immer häufigerem Ruminieren nicht mehr entgegenzuwirken. Würde die Rumination aber unterdrückt, so bliebe nur noch ein Abgleiten in eine depressive Dekompensation.

Gelingt es, einen lebendigen emotionalen Dialog mit affektiver Einstimmung (wieder)herzustellen, so wird das autoerotische Objekt zu Gunsten der Objektbeziehung aufgegeben. Die hierzu notwendige und auch zur Korrektur der metabolischen Lage dienliche Hospitalisation schafft zumeist auch die Möglichkeit, ein entsprechendes Beziehungsangebot dem Säugling substitutiv zur Verfügung zu stellen und in dieser Zeit mit der Mutter an der Wiederherstellung der Beziehung und des emotionalen Dialogs zu arbeiten.

Pica

Hauptmerkmal dieser Störung im Eßverhalten ist der anhaltende Verzehr ungenießbarer, nicht eßbarer Stoffe und Substanzen (z. B. Stoff, Haare, Schmutz, Farbschnipsel, Bindfaden, Gips, Tapete etc.). Bei älteren Kindern werden auch Sand, Insekten, Steinchen, Blätter oder tierische Abfälle ohne Aversion geschluckt. Sie läßt sich in kulturell und historisch unterschiedlicher Erscheinungsform über viele Jahrhunderte zurückverfolgen (Parry-Jonses, B. u. Parry-Jones, W. L. L., 1992).

Im **DSM-III-R** (307.52) bestehen folgende diagnostische Kriterien:
1. Wiederholtes Essen ungenießbarer Stoffe mindestens einen Monat lang.
2. Die Kriterien für eine autistische Erkrankung, Schizophrenie oder für ein Kleine-Levin-Syndrom werden nicht erfüllt.

In der **ICD-10** wird Pica unter F 98.3 codiert.

Üblicherweise um das Ende des 1. Lebensjahres herum beginnend, verschwindet Pica gewöhnlich in der frühen Kindheit. Sie kann aber bis in die Adoleszenz hinein andauern. Geistige Behinderung und Vernachlässigung können als prädisponierende Faktoren wirksam sein. Pica kann auch bei schwangeren Frauen beobachtet werden. Differentialdiagnostisch sind der Autismus, die Schizophrenie und andere Störungen auszuschließen. Sind toxische Substanzen oder pathogene Keime in den gegessenen Stoffen enthalten, so kann dies zu Vergiftungen oder entsprechenden Infektionen führen. Manchmal steht Pica in klarem Zusammenhang mit einem Eisenmangel, der gleichzeitig aber auch Folge der Pica sein kann. Die Psychodynamik ist bei diesem Syndrom sehr unklar. Einerseits orientieren sich diese Kinder wenig an den Eßgewohnheiten der primären Beziehungspersonen, andererseits ist auch keine altersentsprechende Gliederung der olfaktorischen Sensorik in aversiv-vermiedene und lustvoll-gesuchte Nahrungsmittel über einen bestimmten Zeitraum hinweg zu beobachten.

Adipositas

In utero besteht die Nahrung vorwiegend aus Kohlehydraten, postnatal in erster Linie aus Fett. Dies bedeutet, daß eine große postnatale Anpassung nötig ist und damit auch entsprechende Störungen auftreten können. Die Ernährung ist wahrscheinlich diejenige Achse der Mutter-Kind-Interaktion, welche am direktesten gesellschaftlichen Einflüssen ausgesetzt ist, denn die Ernährung eines Säuglings erfolgt immer in einer spezifischen sozio-kulturellen Dimension und spielt sich zwischen einem diätetischen und einem Beziehungspol ab.

Säuglinge sind von der Geburt an sehr unterschiedlich und zeigen keine allgemein gültigen, stereotypen Ernährungsgewohnheiten. Als Extreme lassen sich kleine Esser und gierige Säuglinge voneinander abtrennen. Aber auch die Erwartungen der Mütter an die Eßbedürfnisse ihrer Kinder sind nicht uniform. Kleine Esser erzeugen z. B. bei Müttern, die viel geben möchten, rasch das Gefühl, eine schlechte Mutter zu sein, was einen gestörten emotionalen Dialog zur Folge haben kann. Gierige Esser bringen solchen Müttern viel Genuß und Austausch von Vergnügen. Treffen sie aber auf ängstlich-unsichere Mütter, bei denen sie archaische Phantasmen (wie z. B. die Angst, aufgefressen zu werden) auslösen, so entstehen auch dort rasch Schwierigkeiten bei der Etablierung des primären emotionalen Dialoges.

Häufigkeit, Geschlechtsverteilung und Erstmanifestation

Zirka 5% der Schulkinder sind in westlichen Industrieländern übergewichtig. Knaben und Mädchen sind ungefähr gleich häufig betroffen, mit ganz leichtem Überwiegen der Mädchen. Bei einem Viertel der adipösen Kinder besteht schon während des 1. Lebensjahres eine Adipositas, bei der Hälfte ist eine solche bereits bis zum 4. Lebensjahr erkennbar. Übergewichtigkeit, die früh im Leben beginnt, ist therapeutisch schwerer angehbar als eine solche, die erst später entsteht, und sie ist auch zumeist mit gravierenden Störungen verbunden.

Es ist zu unterscheiden zwischen einer *dynamischen oder aktiven Phase*, bei welcher das Gewicht progressiv ansteigt, eine Hyperphagie besteht und die oft als Fettsucht bezeichnet wird, und einer *stationären oder stabilen Phase*, bei welcher das Gewicht, unter bestehender Adipositas, stabil bleibt, die Nahrungsaufnahme mäßig ist und wo von einer Fettleibigkeit gesprochen wird. In der aktiven Phase sind als hauptsächlichstes Eßverhalten Naschen und Hyperphagie (plus Inaktivität) zu beobachten.

Diagnostik und Klassifikation

Die meisten Definitionen beziehen eine Abweichung vom Normgewicht von mehr als 20%, ein Übermaß von Fettzellen und eine spezifische Verteilung des Fettes am Körper mit ein. Bei 20 bis 60% Übergewicht besteht die Gefahr der Persistenz und der Zunahme der Adipositas. Bei mehr als 60% Übergewicht stellt die Adipositas einen eigentlichen Risikofaktor dar.

Zahlreiche historische Zeugnisse belegen, daß sich die Vorstellungen bezüglich Idealgewicht im Laufe der Zeit und abhängig vom sozio-kulturellen Kontext wandeln. Körpergröße und Körpergewicht sind für den Menschen recht bedeutsame Werte. Die Größe ist wenig beeinflußbar, wohl aber das Körpergewicht. Bei diesem werden Idealvorstellungen rasch zu Normvorstellungen und Abweichungen zu Normverstößen, die dann entweder als Unglück oder Ungehorsam, als mangelnde Anpassung oder Kontrolle interpretiert werden.

Im **DSM-III-R** wird die Adipositas nicht aufgeführt, «weil sie im allgemeinen nicht mit deutlichen psychischen oder Verhaltensstörungen einhergeht»! Wenn jedoch Anzeichen bestünden, daß psychische Faktoren bei der Entstehung oder dem Verlauf eines bestimmten Falles von Adipositas von Bedeutung wären, so solle dies unter der Diagnose «körperlicher Zustand, bei dem psychische Faktoren eine Rolle spielen» eingeordnet werden. Diese randständige Berücksichtigung der Adipositas bei der Klassifikation psychischer Störungen steht im Kontrast zu der Bedeutung, die ihr im psychosozialen Geschehen und im Alltag von Kindern und Jugendlichen zukommt.

In der **ICD-10** soll unter F 50.4 «übermäßiges Essen codiert werden, das eine Reaktion auf belastende Ereignisse ist und zu Übergewicht geführt hat». Übergewicht als Ursache einer psychischen Störung wird unter F 38 (andere affektive Störungen), F 41.2 (Angst- und depressive Störung) sowie F 48.9 (nicht näher bezeichnete neurotische Störung), zusammen mit einer Codierung aus E 66, klassifiziert, die den Typus des Übergewichts bezeichnet.

Die einfachste Definition von Adipositas ist die eines Übergewichtes, welches durch eine stärkere Ausprägung des Fettgewebes bedingt ist. Übergewicht und stärkere Ausprägung des Fettgewebes sind durch Wägen des Körpergewichtes und Messen der Hautfaltendicke leicht zu objektivieren. Ob gravierende Abweichungen vorhanden sind, zeigt der Vergleich mit den Normperzentilen, die auf Alter, Größe und Geschlecht bezogen werden müssen. Von wo an Abweichungen ohne somatische Beeinträchtigungen als gravierend einzustufen sind, bleibt eine Definitionsfrage.

Zuweisungsgründe und Untersuchungsziele

Nur wenige Kinder werden ihrer Adipositas wegen vor dem 10. Lebensjahr zur kinderpsychiatrisch-psychologischen Untersuchung gebracht, aber wenn, so vor allem wegen Schulproblemen und Verhaltensstörungen. Sie erscheinen zumeist als passiv, abhängig und ohne eigenen Wunsch nach Veränderung. Die ärztliche Untersuchung strebt in erster Linie folgendes an: Einschätzung des Ausmaßes der Adipositas; Auswirkung auf die Statik und die cardio-respiratorischen Funktionen; Kurzanalyse der Eßgewohnheiten; Einschätzung des psychischen Zustandes des Kindes, der familialen Beziehungen und der Schulleistungen; Abschätzen, ob eine psychologisch-psychiatrische Untersuchung notwendig und möglich ist; Klärung der Notwendigkeit einer endokrinologischen oder metabolischen Untersuchung; Prüfung, wieweit mit einer einfachen diätetischen Beratung bereits eine gewisse Hilfeleistung möglich wäre.

Ätiologie und Symptomatologie

Die Adipositas ist multicausal bedingt. Zu den hauptsächlichen ätiologischen Faktoren zählen:

1. Hereditär genetische Faktoren (bei einer Gruppe 15jähriger adipöser Jugendlicher waren in 10% die Eltern normalgewichtig, bei 40% ein Elternteil übergewichtig und beim Rest beide Elternteile übergewichtig). Immer wieder wird auch auf eine möglicherweise gestörte Thermogenese im braunen Fettgewebe hingewiesen.
2. Intrauterine Einflüsse (Mütter, welche in der 1. Schwangerschäftshälfte Hunger litten, haben signifikant mehr adipöse Kinder als solche, die im dritten Trimester der Schwangerschaft hungerten).
3. Innerseelische, Milieu- und Umweltfaktoren: Hierbei ist zu unterscheiden zwischen psychischen Faktoren, die eine Rolle bei der Entwicklung der Adipositas spielen und solchen, welche durch die Adipositas sekundär geschaffen werden. Das Milieu kann als Moderator der Appetitregulation betrachtet werden.

4. Hypothalamische Läsionen (z. B. bei Encephalitiden oder Tumoren).

Es gibt somit verschiedenste Formen der Adipositas, wobei im häufigsten Falle eine Mischung von konstitutionellen Faktoren mit gestörter Wahrnehmung von Hunger, beeinträchtigten familialen Transaktionsmustern und ausgeprägten emotionalen Persönlichkeitsstörungen des Kindes oder Jugendlichen vorliegt.

Die intellektuelle Leistungsfähigkeit adipöser Kinder und Jugendlicher liegt im Durchschnitt. Intellektuelle Begabungen werden aber oft nicht voll ausgenützt. An Symptomen werden häufig angegeben: Kontaktprobleme; depressive Gehemmtheit; kindlich-diffuser Realitätsbezug; Größenphantasien; schlechte soziale Anpassung; Gefühle von Schwäche, Ohnmacht und Unsicherheit; emotionale Unreife; kindliche Impulsivität; aggressive Ausbrüche; erhöhte Abhängigkeit von erwachsenen Bezugspersonen; passiv inaktive Bequemlichkeitshaltung mit beeinträchtigtem Schulerfolg; Störungen des Körpergefühls. Testpsychologische Untersuchungen weisen auf die Tatsache hin, daß der Körper adipöser Kinder und Jugendlicher kein Ort des Vergnügens, sondern Träger diffuser, depressiv gefärbter Gefühle und von Mangelzuständen ist. Neben diffusen Ängsten sind bei diesen Kindern und Jugendlichen manchmal aber auch sehr originelle Züge zu beobachten.

Differentialdiagnostisch sind ein Morbus Cushing, eine Hypothyreose, das Prader-Willi-Syndrom, das Laurence-Moon-Bardet-Biedl-Syndrom sowie Tumore im Hypothalamus (vor allem das Kraniopharyngeom) auszuschließen. Die endokrin bedingte Adipositas ist beim Kind und Jugendlichen sehr selten und zumeist mit einer Wachstumsverzögerung verbunden.

Psychopathologie und Psychodynamik

Folgende Grundtypen können unterschieden werden:
— Adipositas ohne größere emotionale Probleme
— Adipositas als Folge einer traumatischen Erfahrung
— Adipositas bei Debilität und/oder emotionaler Mangelentwicklung (5–20% aller Debilen sind übergewichtig)
— Adipositas bei Psychosen (meist sekundär und dann nur eines von vielen Elementen eines gesamthaft schwer gestörten Persönlichkeitszustandes)
— Adipositas mit ausgeprägter Persönlichkeitsstörung: in diesem Falle handelt es sich meist um narzißtische Persönlichkeitsstörungen. Bei Kindern beste-

hen oft noch andere Symptome wie Enuresis oder Schulversagen. Jegliche Emotion löst Hungergefühle aus und findet Befriedigung durch Nahrungszufuhr. Die Hyperphagie dient der Stabilisierung des narzißtischen Gleichgewichts. Abmagerung ist bedrohlich, da sie dem Verlust einer zentralen Abwehr gleichkommt. Oft ist eine übermäßige Fürsorge der Eltern zu finden, die gleichzeitig auch einen Mangel an Respekt für die eigentliche Autonomie und Individuation des Kindes enthält. Innerhalb solcher gestörter familialer Kreisprozesse ist das Kind aber nicht nur passives Opfer. Mit seiner Infantilität kontrolliert es sekundär auch seine Eltern und zieht regressiven Nutzen daraus (z. B. ungehemmte Ansprüchlichkeit).

Für die Diagnostizierung der Adipositas ist die Feststellung von Abweichungen bezüglich Gewicht und Fettablagerung von den Normwerten wichtig, aber nicht ausreichend. Beim Stellen dieser Diagnose ist zu berücksichtigen, welche Bedeutung der Abweichung im psychischen und psychosozialen Kontext zukommt, ob sie demonstrativen oder appellativen Wert hat, das Ergebnis fehlender Einsicht oder fehlender Kontrolle ist oder ob sie trotz heftiger Abwehr- und Kontrollbemühungen existiert. Daß Normabweichungen von der Art eines Übergewichts psychische Gegebenheiten heterogener Art zu Grunde liegen, läßt sich auch anhand allgemeiner Erfahrungen belegen, die sich im Volksmund manifestieren. Dort heißt es, einer habe «Kummerspeck» oder lege sich ein «dickes Fell» zu. Beide Wendungen halten fest, daß der Abweichung vom Normgewicht bezüglich des intrapsychischen Gleichgewichtes eine Funktion zukommt.

Die Verquickung von intrapsychischer Balance und Ernährung geht zurück bis in die **erste Lebenszeit.** Dort werden Spannung, Desorientierung oder Unlust zunächst durch das von außen herkommende Angebot von Ernährung ausgeglichen. Normalerweise kommt es durch das Ernährungsangebot zu einer Beruhigung («Stillen»). In Ausnahmefällen kann das Ernährungsangebot aber auch als Ursache von Beunruhigung, Unlust und Desorientierung erlebt werden, nämlich dann, wenn Hunger eine erregende Qualität bekommt und zur Stabilisierung des Körperselbst, d. h. um sich überhaupt zu spüren, gebraucht wird. Das Besondere ist dann hierbei, daß diese erregende Spannung durch Einverleiben von Nahrung vernichtet wird. Der eine Störfaktor, nämlich der Hunger, verschwindet so scheinbar, der andere, nämlich die jetzt schlechtere Besetzung des Selbst, tritt dadurch in Erscheinung.

Übergewicht kann nicht nur definiert werden als Überschreitung einer Norm, sondern es repräsentiert auch eine Störung in der Wechselwirkung zwischen Nahrungsbedarf, -Angebot und -Verwertung. Unabhängig davon, daß bei einem familial gehäuften Vorkommen der Adipositas genetische Faktoren verantwortlich gemacht werden können, muß auch beachtet werden, daß das Gewicht ein Ergebnis ist von Vorgängen, die primär innerfamilial erlernt werden.

Eine der einschneidenden Änderungen nach der Geburt ist diese, daß die Ernährung des Kindes von beiden Seiten her (Mutter und Kind) aktiv gestaltet wird. Das Kind zeigt Bedürfnisse an, ist gierig, schreit, muß gestillt werden. Obwohl es sich hier um vielschichtige Bedürfnisse handelt, ist das Bedürfnis nach Ernährung vital-dominant und am deutlichsten erkennbar.

Der Nahrungsbedarf und die Nahrungsverwertung hängen von der Physiologie des **Kleinkindes** ab, das sich diesbezüglich selbst aber nur unzureichend äußern kann. Die Interpretation seiner Signale liegt bei der Mutter, bzw. der primären Pflegeperson, sie gewichtet und modifiziert. An ihr liegt es auch, wahrzunehmen, daß mit der Nahrungsaufnahme oft die Befriedigung anderer Bedürfnisse verbunden ist. Es ist auch lange Zeit noch Sache der Mutter, die Ausdifferenzierung der Bedürfnisse und der Möglichkeiten des Kindes zu erkennen und diese abzustützen. Ist die Mutter, auf Grund ihrer Persönlichkeitsstruktur, ihrer eigenen Situation oder der äußeren Umstände, nicht oder nicht ausreichend imstande, ihrem Kind konstanten Halt zu geben und die diskreten, allmählich abfolgenden, entwicklungsbedingten Veränderungen wahrzunehmen und darauf einzugehen, so bleibt ein Kind unter Umständen darauf fixiert, daß die Nahrungsaufnahme die wichtigste Möglichkeit ist, sich Zuwendung und Anerkennung zu verschaffen. Bei einer solchen Fixierung ist eine dauernde Unzufriedenheit, ein stetes Gefühl des Zukurzkommens die Folge, da es eventuell von Anfang an, sicherlich aber bei fortschreitender Entwicklung, nicht möglich wurde, auf diesem Weg soziale Sicherheit zu finden. Es hinterbleibt dann eine latente Unruhe, ein unmodifiziertes, gieriges Suchen von seiten des Kindes, das nach der Entwicklung entsprechender Kontroll- und Kompensationsmechanismen zwar wohl unterdrückt werden kann, aber nur um den Preis einer ständig anhaltenden Kontrolle.

In diesem Zusammenhang ist auch wichtig, wie eine Mutter mit denjenigen Entwicklungsschritten umgehen kann, bei welchen ihr Kind anfängt, sich abzugrenzen oder sich zu verweigern. Spielt sich dann der Dialog noch hauptsächlich auf der Ebene der Nahrungsaufnahme ab, kann die Mutter Zurückweisung nicht ertragen, will sie um jeden Preis und vor allem dadurch, daß sie ihr Kind gut ernährt, eine «gute Mutter» sein, so nötigt sie ihr Kind, sich zu unterwerfen, seine eigenen Bedürfnisse zu vernachlässigen, alles zu «schlukken», was ihm geboten wird, weil es nur dann erlebt, daß es seine «Ruhe» hat. Das Nahrungsangebot wird dann zur Währung für alle Bedürfnisse, die Verführung damit zur dominanten Interaktionsform. Beides, sowohl die latente

Gier, die ständige Angst, zu kurz zu kommen, als auch die Bereitschaft, alles in sich hinein zu fressen, mehr zu schlucken, als einem gut tut, können sich in späteren Entwicklungsphasen wieder bemerkbar machen, und zwar vor allem während persönlicher Krisen, bei Trennungen, bei Verlust von wichtigen Bezugspersonen oder auch in Situationen, in denen die eigenen autonomen Möglichkeiten nicht ausreichen, die betreffende Person sich als überfordert erlebt und sich nach Hilfe oder Unterstützung sehnt, weil sie z. B. sich dem Lebens- und Konkurrenzkampf nicht gewachsen fühlt.

Die ersten Erfahrungen bezüglich Ernährung und damit sozialer Interaktion schaffen also eine Disposition für späteres Verhalten im Umgang mit sozial relevanten Stimuli. Ob solche Dispositionen in der Folgezeit manifest werden, hängt davon ab, wie ausgeprägt sie sind, aber auch von der nachfolgenden Entwicklung des Kindes, nämlich davon, was es an Ich-Funktionen und zusätzlichen Regulationsmöglichkeiten aufbauen konnte und schließlich auch von den Lebensumständen, d. h. dem Ausmaß der zu irgendeinem Zeitpunkt des individuellen Lebens auftretenden, situativen Belastungen. Finden sich solche im Laufe der Entwicklung von Kindheit und Adoleszenz, so ist ihnen große Beachtung zu schenken, da in diesen Phasen Aufgaben zu bewältigen sind, deren regressive Lösung oder gar deren Versäumnis schwerwiegende Folgen haben kann. Der Versuch, anstehende Schwierigkeiten durch vermehrte Nahrungsaufnahme zu kompensieren, hat immer regressiven Charakter. Er ist auch stets verbunden mit einem partiellen Verzicht auf eigene Aktivität, denn Aufnehmen und Umformen durch Schlucken (= Hin[ein]nehmen) werden dann vorrangig und nicht eine altersentsprechende, aktive Selbstdeklaration oder gegebenenfalls auch Widerstand.

Die normale Entwicklung drängt auf Veränderung durch Aktivität und Erweiterung der eigenen Fähigkeiten, eine Tatsache, der, entsprechend der jeweiligen Entwicklungsphase, eine sehr unterschiedliche Bedeutung zukommt.

Sowohl für den Aufbau der Selbst- wie auch der Objektwahrnehmung spielt z. B. die Ernährung eine zentrale Rolle. Lust wird häufig verknüpft mit Nahrungsaufnahme, Zufriedenheit mit Sättigung, Unlust mit Hunger. Die erste individuelle Orientierung zentriert sich um die Gefühle von Lust und Unlust, in der Regel am deutlichsten erkennbar an Hunger und Sättigung. Die Abhängigkeit von einer nicht immer verfügbaren Objektwelt, aber auch das Grundpotential an eigenen Fähigkeiten, wird vom Säugling und Kleinkind anhand des drängenden Bedürfnisses nach Sättigung und Befriedigung erlebt.

Ein Kind mag auch davon Erfahrung bekommen, daß von der Objektwelt etwas Bedrohliches ausgehen kann, das befremdet, beunruhigt und es in einen

Spannungszustand zu versetzen vermag. Diesem Zustand kann das Kind ein rasches Ende bereiten, indem es sich das Bedrohliche «einverleibt», d. h. einen Gegenstand in den Mund nimmt und probiert, ob dieser Bestand hat oder ob er, wie Nahrung, zum Verschwinden gebracht werden kann.

Trennung und Konstituierung von Subjekt- und Objektwelt erfolgen durch die eng mit der Ernährung verbundenen Grunderfahrungen. Diese schaffen Akzentuierungen, die für die weitere Entwicklung relevant sind.

Entsteht im Erleben des Säuglings eine Mangelstruktur, so wird er sich bei späteren Versagungen immer wieder als bedürftiger, unbefriedigter Mensch erleben, der unter allen Umständen, so intensiv und konkret wie nur möglich, danach suchen muß, sich Befriedigung zu verschaffen. Machte der Säugling die Erfahrung, daß er durch Einverleibung bedrohliche Eindrücke verschwinden lassen konnte, so wird er dies in späteren Situationen wahrscheinlich zu wiederholen versuchen. Wird der Säugling in der ersten Lebenszeit damit konfrontiert, daß Ernährung vor allem ein Mittel zum Zweck des Erreichens sozialer Akzeptanz ist, daß geschluckt werden muß, was geboten wird, so wird dieser Mensch späteren, analogen Situationen voraussichtlich dadurch begegnen, daß er anhand übermäßiger Nahrungsaufnahme zu dokumentieren versucht, bereit zu sein, Unvorhergesehenes und Unvereinbares oder kaum Erträgliches zu akzeptieren.

Die affektive Resonanz, die ein Kind von seiner Mutter bekommt, ist mitentscheidend für die Bedeutung, welche eine später auftretende Adipositas sowohl für das betroffene Kind als auch für seine Umgebung erhält. Viele Adipöse erleben sich als Außenseiter, Versager, glauben, daß sie im Leben zu kurz kommen. Aber es gibt auch zahlreiche andere, die sich für sozial potent halten, überzeugt sind, daß sie einen besonders wichtigen Beitrag für das soziale Zusammenleben leisten. Deshalb besteht auch keineswegs ein Leidensdruck oder eine innere Bereitschaft, sich vom Übergewicht zu trennen. Übergewicht kann also vielschichtige Bedeutungen haben für das eigene innere Gleichgewicht und für die Gestaltung der sozialen Kontakte. Es kann dazu dienen, sich abzugrenzen, ein Anderssein zu betonen, aber auch gerade im Kindesalter Ausdruck sein von Loyalität gegenüber bestimmten Bedürfnissen und Wünschen wichtiger Bezugspersonen.

Bereits im **Kindergartenalter** ist das Selbstwertgefühl nicht mehr ausschließlich abhängig von der Akzeptanz durch die Bezugsperson, sondern auch von der Fähigkeit, zu konkurrieren und von der Einhaltung allgemein gültiger Norm- und Wunschbilder. Es ist wichtig, so zu sein, wie die anderen oder wie es von den anderen als wünschbar erscheint. Ist dies nicht möglich, so können sich depressive Verstimmungen entwickeln. Identität wird dann nicht so sehr in der Auseinandersetzung mit den anderen gesucht, sondern möglicherweise auch durch Identifikation mit der Position des Außenseiters, dessen Situation leidvoll oder heldenhaft ertragen wird.

In der **Adoleszenz** ist die physische Erscheinung von ganz besonderer Wichtigkeit. Beim Adoleszenten muß ein leicht nach oben abweichendes Gewicht bei unauffälliger psychischer Entwicklung vom eigentlichen Übergewicht abgegrenzt werden, da dieses einer Manipulation des Körpers, zwecks Vermeidung der mit der Adoleszenzentwicklung verbundenen seelischen Arbeit, entspricht. Die Grundstörung einer solchen Fehlentwicklung liegt vor allem in der beeinträchtigten Entwicklung des Selbst. Diese Jugendlichen sind in ihrer Fähigkeit eingeschränkt, sich eine eigene Identität zu verschaffen und ihre Eigenständigkeit selbst wahrzunehmen. Sie fühlen sich nicht als autonome, abgelöste Individuen, welche die Fähigkeit besitzen, Bedürfnisse ihres Körpers wahrzunehmen und zu kontrollieren, Wünsche zu definieren und Wege zu finden für eine angemessene befriedigende Erfüllung. Sie haben keine inneren Signale für Sättigung und übernehmen kritiklos den Stil einer familialen Hyperphagie. Es gibt für sie weder interne Autoregulationen noch äußere Autonomie, sondern nur infantile Identifikation ohne weitere Suche nach postadoleszenter Identität. Adipositas kann schließlich auch als Komplementärform der Anorexia nervosa oder der Bulimarexie auftreten.

Therapie und Prognose

Die für alle sichtbare Symptomatik des Übergewichts schafft, wenn sie ausgeprägt ist, nicht nur physiologische, sondern auch sozial-psychologische und psychische Sekundärprobleme. Wie bei einer Gewichtsentgleisung in Richtung Anorexie, sollte auch hier zunächst einmal darauf geachtet werden, daß die Abweichung von der Norm nicht so eklatant wird, daß sie alle Aufmerksamkeit in Anspruch nimmt oder zu einer somatischen Gefährdung führt. Bezüglich therapeutischer Maßnahmen ist es, abgesehen von gesundheitlichen somatischen Aspekten, bei Kindern nicht sinnvoll, sich ausschließlich an ihrem Leidensdruck oder dem ihrer Eltern zu orientieren. Vielmehr ist es auch entscheidend, wie gut es einem Kind gelingt, trotz Adipositas die altersspezifischen Entwicklungsschritte zu vollziehen, seine Fähigkeiten und Fertigkeiten zu entwickeln, freundschaftliche Beziehungen aufzubauen und sich in einer entwicklungsfördernden, konstruktiven Rivalität mit Gleichaltrigen zu behaupten.

Während einer Gewichtsreduktion ist eine differenzierte Analyse notwendig, die darauf abzielt, herauszufinden, welche Probleme vom Patienten mit Hilfe welcher Modalitäten des Überessens angegangen werden. Dabei ist detailliert zu erfassen, ob Naschsucht, umgeleitete Bedürfnisse, hemmungsloses Einverleiben oder bewußte Mißachtung eigener Zielsetzungen die Hauptursachen des übermäßigen Nahrungsmittelkonsums darstellen. Gewichtsreduktion allein, ohne Korrektur der dahinterliegenden Probleme, ist und bleibt ungenügend. Vor der gedankenlosen Verschreibung von Appetitzüglern (z. A. Amphetamin) ist dringend zu warnen. Wenn nach sorgfältiger individueller und familialer Abklärungsuntersuchung psychotherapeutisch interveniert werden soll, so muß dies durch erfahrene Therapeuten und über genügend lange Zeit erfolgen. Dabei sollte das Zentrum der Aufmerksamkeit von der Adipositas weg verschoben werden auf die Gesamtheit der Probleme des Patienten und seiner Familie. Der Körper ist nur der Austragungsort der Konflikte. Fortschritte lassen sich nicht so sehr an der Gewichtsveränderung, als vielmehr an der veränderten Form und am modifizierten Inhalt innerseelischer und interpersonaler Funktionsmuster erkennen. Bei ausgeprägten psychischen Problemen ist eine Gewichtsreduktion nur zusammen mit einer intensiven psychotherapeutischen Betreuung möglich. Die Beziehung zum eigenen Körper muß neu gestaltet werden, ebenso eine altersadäquate Autonomie, damit neue Befriedigungen erspürt und Freude an der Aktivität gefunden werden kann. Eine längerdauernde hypokalorische Diät ist für das adipöse Kind nur akzeptabel, wenn eine angemessene Art der «Entschädigung» sowie eine Eigenentscheidung dazu vorhanden sind. Sie ist auch erst sinnvoll, wenn der Patient in der Lage erscheint, Essensrestriktionen ohne größere Verstimmung zu ertragen. Heilpädagogische und/oder physiotherapeutische Maßnahmen zwecks motorischer Aktivierung, Förderung der Selbstwahrnehmung und Verbesserung der sozialen Integration können flankierend sinnvoll sein.
Es gibt keinen Einzelfaktor, der für eine sichere Langzeitprognose herangezogen werden könnte. Früher Beginn und großes Übergewicht sind prognostisch nicht sehr günstig. Je mehr reine Symptomreduktion gesucht wird, desto ungünstiger ist die Langzeitprognose. Sind die emotionalen Verstrickungen in der Familie groß, ist der autonome Spielraum klein und die Parentifikation intensiv, so ist mit schweren Defiziten in der Selbstdifferenzierung zu rechnen. Ein anhaltender Langzeiterfolg ist, bei ausgeprägter Adipositas, nur bei einem Fünftel der Patienten zu erreichen und auch nur dann, wenn ein klarer Wunsch nach Veränderung und Gewichtsreduktion bei den Kindern oder Jugendlichen spürbar geworden ist.
Einige der dargestellten Aspekte sollen an folgenden **Fallbeispielen** verdeutlicht werden:

1. Fallbeispiel

Marek ist das zweite Kind seiner Mutter, wie sie sagte, ihr Lieblingskind. Ein 7 Jahre älterer Halbbruder wuchs mehrheitlich nicht bei der Mutter auf. Im 1. Lebensjahr war Marek dreimal hospitalisiert (eine Woche zur Abklärung eines Septum-Defektes am Herzen, 10 Tage wegen einer Angina und 3 Wochen wegen eines Magen-Darm-Infektes). Vom 2. Lebensjahr an war Marek zunächst teilweise in einem Tagesheim, dann bei verschiedenen Pflegefamilien untergebracht.

Mareks leiblicher Vater lebte während der ersten Lebensjahre von Marek mit Mareks Mutter zusammen, dann trennte er sich, und der Kontakt brach ab. Später war ein Ersatzvater in der Familie, allerdings nur befristete Zeit. Über Mareks erste Lebenszeit ist wenig bekannt, außer, daß er stark fremdete, trotzte und angeblich schon seit dem 2. Lebensjahr Nägel biß. Um den Einschulungstermin herum wurde Marek erstmals kinderpsychiatrisch untersucht wegen einer Stotterproblematik. Damals hieß es, Marek versuche, alle Schwierigkeiten «oral» zu lösen, sei bequem, unordentlich, unpünktlich. Zu jenem Zeitpunkt imponierten sowohl Marek als auch seine Mutter als ausgeprägt adipös. Eine eingeleitete Psychotherapie wurde jäh unterbrochen, da Marek in eine weitere Pflegefamilie gegeben wurde. Dort wurde er als erstes «heruntergehungert». Marek war zunächst kooperativ, ordnete sich unter, zeigte gute Schulleistungen. Als zwei weitere, jüngere Pflegekinder in die Familie kamen, änderte er sein Verhalten, nahm wieder stark an Gewicht zu, vernachlässigte seine Pflichten, bettelte bei fremden Leuten um Nahrung, unterlief die Bemühungen der Pflegeeltern, sein Gewicht zu kontrollieren. In einer erneut aufgenommenen Psychotherapie inszenierte er Freßorgien, bei denen er mitgebrachte Schleckereien in sich hineinstopfte, im Raum verstreute und den Therapeuten mit einer Flut von Beschimpfungen bedachte, bevor er die Therapie abbrach. Die Mutter gab sich die Schuld für Mareks Verhalten, weil sie für ihn nicht genügend gesorgt habe. Sie verwöhnte ihn, wenn er bei ihr zu Hause war, und nahm ihn, als die Pflegeltern die Schwierigkeiten nicht mehr ertrugen, wieder bei sich auf. Es wurde jetzt nochmals versucht, für Marek psychotherapeutische Hilfe zu beanspruchen: Die Defizite waren ihm bewußt, vor allem sein geringes Selbstgefühl und seine Unfähigkeit, im Kontakt befriedigende Erfahrungen zu machen. Die Alltagsbelastungen waren jedoch von ihm nicht mehr zu meistern, zumal er sich in einer ständigen Auseinandersetzung mit seiner Mutter befand, die nach wie vor ebenfalls mit ausgeprägtem Übergewicht zu kämpfen hatte und unter Erlebnissen des sozialen Versagens litt. Er konnte sich von ihr nicht lösen und fremde Hilfe als sinnvoll oder ausreichend erleben. Die Problematik hatte sich inzwischen chronifiziert, ein Wunsch nach Veränderung war nicht mehr feststellbar, eine Psychotherapie somit weder erwünscht noch indiziert.

2. Fallbeispiel

Alexander ist zum Zeitpunkt der kinderpsychiatrischen Untersuchung knapp 10jährig und deutlich adipös. Er ist das einzige Kind von Eltern, die zum Zeitpunkt seiner Geburt bereits ein erfolgreiches Berufsleben hinter sich hatten. Der Vater, ein dynamischer, erfolgsgewohnter Mensch, 20 Jahre älter als seine Frau, hatte sich das Kind gewünscht. Der Mutter war es eher schwer gefallen, sich vom Berufsleben auf die Schwangerschaft, die Geburt und die Betreuung eines Kindes umzustellen. Sie hatte vor der Schwangerschaft und der Geburt auch diskrete Probleme mit sich selbst gehabt und an einer Suchttendenz, allerdings im legalen und sozial tolerierten Bereich, gelitten. Die Geburt verlief unter Komplikationen. Die Mutter durchlebte anschließend eine kurze depressive Phase. Gestillt wurde Alexander nicht. Die Mutter nahm nach der Geburt ihre Berufstätigkeit rasch wieder auf. Alexander wurde die ersten 6 Monate durch eine Drittperson betreut, bis die Mutter die Pflege selbst übernahm. Der Vater war berufsbedingt viel abwesend. Über Entwicklungsauffälligkeiten in der ersten Lebenszeit ist nichts bekannt.

Im Alter von 3 Jahren fiel Alexander durch sein Verhalten auf, und es wurde bei ihm ein hyperkinetisches Syndrom diagnostiziert. In der Folgezeit war die Familie durch schwere Erkrankungen von nahen Familienmitgliedern stark belastet. Alexander wurde direkt und indirekt mit verschiedenen Verlustsituationen konfrontiert, unter anderem kam es auch zu abrupten Orts- und Kulturwechseln. Die Einschulung erfolgte in einem fremden Land und in einer fremden Sprache. Allein, die zahlreichen Änderungen wirkten sich nicht nur nachteilig, sondern zum Teil auch stimulativ auf Alexander aus. Es gelang ihm erstaunlich gut, sich zurecht zu finden und sich anzupassen. Allerdings zeichnete sich deutlich ab, daß er in der Wahrnehmung seines Körpers und in der Entwicklung seines körperlichen Leistungsvermögens zurückblieb, auf dem Stande eines Kleinkindes fixiert war, das bereit ist, den anderen zuliebe viel zu ertragen, dafür aber auch viel Zuwendung erwartet. Bei übermäßiger Bereitschaft hinzunehmen, hinderten ihn die gemachten Erfahrungen, vor allem diese der abrupten Trennungen mit nachfolgender, mühsamer Neuorientierung, sehr, seine Autonomie da zu entwickeln, wo er äußerlich selbständig und von anderen hätte unabhängig werden können. Seine in diesen Jahren erworbene Adipositas veranschaulichte sowohl seine Bereitschaft, Dinge entgegenzunehmen, die er nicht brauchte, als auch seine generelle Bedürftigkeit. Er vermochte eine therapeutische Beziehung für seine Entwicklung zu nützen und konnte hierbei auch auf die Unterstützung von seiten seiner Eltern zählen.

3. Fallbeispiel

Renate wurde von ihren Eltern wegen großer Ängste vorgestellt. Sie litt an einem kongenitalen Herzvitium und war von sehr schwächlicher Konstitution. Sie war das erste Kind von glücklich verheirateten Eltern. Ihre Mutter imponierte allerdings als sehr adipös, und es war ein eindrückliches Bild, Mutter und Tochter nebeneinander zu sehen, die beim Gehen beide Mühe hatten, vor allem beim Treppensteigen in Atemnot gerieten, die Tochter wegen des angeborenen Leidens, die Mutter wegen ihres Übergewichtes. Die starke Gewichtszunahme der Mutter hatte begonnen, als diese mit Renate schwanger gewesen war. Die Schwangerschaft war für sie «ein großer Schreck» gewesen, da sie zu jenem Zeitpunkt noch nicht verheiratet gewesen war, und ihr eigener Vater ihr mit Ausschluß aus ihrer Herkunftsfamilie gedroht hatte, falls so etwas passieren würde. Trotzdem betonte die Mutter, daß sie sich während der Schwangerschaft mit Renate psychisch und körperlich so gut wie noch nie gefühlt habe. Renate wurde einige Tage übertragen und kam, nach langwieriger Geburt, scheinbar gesund zur Welt. Der Mutter fiel bald schon auf, daß Renate beim Trinken stark ermüdete, sie konnte ihr Kind deswegen nur 3 Wochen stillen. Im Alter von gut 2 Monaten wurde Renate, wegen zunehmender gesundheitlicher Probleme, hospitalisiert und der Herzfehler diagnostiziert. Den Eltern sei gesagt worden, die Lebenserwartung von Renate betrage maximal 6 Jahre. Nach Ablauf der 6 Jahre war die Mutter erneut schwanger, nahm, nun sehr stark adipös, nochmals erheblich an Gewicht zu und brachte gesunde Zwillingsbuben zur Welt, die sich in der Folge gut entwickelten. Renate lebte danach noch 10 weitere Jahre zu Hause. Nach ihrem friedlichen Tod, der so erfolgte, wie sie es sich gewünscht hatte, nämlich zu Hause in der Familie, kam es bei der Mutter zu einer vorher nie erreichten, massiven Gewichtsreduktion (Kommentar des Vaters: «Sie werden meine Frau nicht wiedererkennen!»), die aber nicht anhielt (späterer Kommentar der Mutter: «Ich kann Renate eben nicht vergessen»). Bemerkenswert ist, daß von den beiden Zwillingsbrüdern der eine die ganze Kindheit und Jugend über ebenfalls sehr adipös war, während der andere keinerlei Gewichtsprobleme aufwies. Der Adipöse entwickelte sich insgesamt langsamer als sein nicht adipöser Zwillingsbruder, der nicht intelligenter war, sich aber deutlich besser zu wehren wußte. Beide Zwillinge reagierten auf den Tod der Schwester nicht mit einer Veränderung ihrer Essensgewohnheiten, sondern mit massivem schulischem Leistungsabfall, der sich in der Folgezeit spontan wieder zurückbildete. Die Mutter blieb schwer adipös.

4. Fallbeispiel

Daniel ist das einzige Kind einer alleinerziehenden Mutter. Er war von der Mutter erwünscht, vom Vater angeblich nicht. Dieser verließ die Mutter im 8. Schwangerschaftsmonat. Verlauf der Schwangerschaft und Geburt waren komplikationslos. Wenige Wochen nach der Geburt kam es zur Trennung zwischen Mutter und Kind und damit auch zum Abstillen. Die Mutter mußte sich wegen eines Wiederauflebens früherer psychischer Schwierigkeiten einer stationären Behandlung unterziehen. Daniel wurde in dieser Zeit von Mutters Schwester betreut. Nach Rückkehr der Mutter lebte Daniel mit ihr zusammen bei den Großeltern mütterlicherseits. Der Großvater war für ihn Vaterersatz.

Als Daniel uns erstmals 3jährig vorgestellt wurde, war er ein lebhafter, fröhlicher, gesamthaft gut entwickelter Bub. Er besuchte vom 4. Lebensjahr an 2 Jahre lang einen privaten Kindergarten und nahm in dieser Zeit extrem an Gewicht zu. Die Mutter wünschte, daß Daniel in einen staatlichen Kindergarten wechseln sollte. Sie hatte sich zwischenzeitlich von ihren Eltern gelöst und zusammen mit ihrem Kind eine eigene Wohnung bezogen. Daniel widersetzte sich der Forderung, den staatlichen Kindergarten zu besuchen. Im Umfeld der Familie gab es Änderungen, der Großvater mütterlicherseits starb, Daniel verweigerte weiterhin den Kindergartenbesuch. Deswegen, und auch wegen des zunehmenden Körpergewichts, kam es zu Kontakten mit dem Schularztamt.

Die Bemühungen, mit Mutter und Kind zusammen eine geeignete Lösung zu finden, scheiterten. Mutter und Kind kapselten sich zusehends mehr ab, hatten kaum mehr Außenkontakt. Bei der Mutter traten die früheren psychischen Probleme wieder in Erscheinung. Sie hatte zunehmend mehr Mühe, den Realitätsbezug wahrzunehmen, war nur noch punktuell zur Kooperation fähig.

Nach dem Scheitern aller ambulanter Bemühungen blieb keine andere Möglichkeit zu helfen, als zwangsweise eine stationäre Behandlung einzuleiten. Daniel wurde kinderpsychiatrisch stationär aufgenommen. Mutter und Kind wurden hierdurch getrennt, der Kontakt zwischen den beiden aber zunächst noch – unter großen Schwierigkeiten – aufrechterhalten. Er mußte später vorübergehend ganz unterbrochen werden. Trotz der Eintrittsdiagnose «Adipositas permagna» wurde bei Daniel auf diätetische Maßnahmen verzichtet und seiner psychischen Situation ausschließlich mit pädagogischen und therapeutischen Maßnahmen Rechnung getragen.

Daniel, der der Trennung von der Mutter sehr ambivalent gegenübergestanden hatte, verarbeitete diese rasch, reagierte den Anzeichen nach mit Erleichterung. Er fühlte sich bald wohl, fand guten Kontakt zu Kindern und Erwachsenen. Allerdings ging er Auseinandersetzungen konsequent aus dem Wege und war erst nach langer Eingewöhnungszeit zögernd bereit, sich auf Konfliktsituationen einzulassen und die eigenen Rechte zu verteidigen.

Während des stationären Aufenthaltes veränderte sich sein Gewicht allmählich in Richtung Normalisierung. Nach 6 Monaten stationären Aufenthaltes auf der kinderpsychiatrischen Abteilung hatte er (bei einer Körpergröße von 140 cm) zwar immer noch ein Gewicht von 40,9 kg, zwischenzeitlich aber doch über 14 kg spontan, d. h. ohne diätische Maßnahmen, abgenommen.

Auch die Mutter hatte von ihrer stationären Behandlung profitiert, so daß sie und ihr Kind sich nun daran machen konnten, ihre Beziehung zueinander, mit kinderpsychiatrischer und pädagogisch-beraterischer Hilfe, neu zu gestalten.

Eßstörungen in der Adoleszenz: Anorexia nervosa

Claudia, 15jährig, wurde uns ein Jahr nach Beginn der Symptomentwicklung zur Behandlung überwiesen. Sie hatte ihre Nahrungsaufnahme zunehmend eingeschränkt, kontinuierlich an Gewicht abgenommen und immer wieder davon gesprochen, einen dicken Bauch und zu dicke Oberschenkel zu haben. Ca. $1/2$ Jahr vor der Anmeldung hatte sie wiederholt über Kopfschmerzen geklagt und, sowohl nüchtern als auch im Anschluß an verschiedene Mahlzeiten, erbrochen. Sie war bis zu diesem Zeitpunkt unter der Diagnose «Anorexia nervoa» behandelt worden. Als sich jetzt heftigste Kopfschmerzen, Sehstörungen und Nüchternerbrechen einstellten, Symptome, die einen gesteigerten Hirndruck anzeigten, wurde akut eine Notfalloperation zur Druckentlastung notwendig, kurze Zeit später eine zweite Operation, bei der ein Astrozytom im Bereich des Diencephalon teilreseziert wurde. Die zwanghaft-anorektische Symptomatik bestand postoperativ unverändert fort: Claudia aß nur zu immer gleichen Tageszeiten und immer nur die gleichen Nahrungsmittel, die abgewogen und auf eine bestimmte Art und Weise zubereitet werden mußten.

Dieser Krankheitsverlauf zeigt auf, wie notwendig eine umfassende somatische Abklärung zur Diagnosestellung und vor Behandlungsbeginn ist.

Definition und Klassifikation

Zu den Kardinalsymptomen des anorektischen Syndroms, das viel häufiger bei Mädchen als bei Jungen auftritt (20:1), eine maximale Häufigkeit bei Mädchen zwischen 14 und 18 Jahren aufweist, aber auch bereits ab dem 10. Lebensjahr, vereinzelt noch früher, und bis in die 5. Lebensdekade hinein, beobachtet werden kann, gehören die aktive Weigerung einer genügenden Kalorienaufnahme mit intensiver Angst vor dem Dickwerden, ein nachfolgender Gewichtsverlust ohne entsprechende somatische Erkrankung, primäre oder sekundäre Amenorrhoe, Obstipation und motorische Überaktivität. Eine große Zahl sekundärer somatischer Erscheinungen (Hypotonie, Bradykardie, Haarausfall, verstärkte Lanugobehaarung und diverse endokrine Störungen) sind Folgen des Hungerzustandes. Die Gewichtsabnahme wird entweder durch Einschränkung der Nahrungsaufnahme allein oder zusätzlich durch Erbrechen und/oder Abusus von Laxantien oder Diuretika erzielt. Liegen beim anorektischen Syndrom zusätzlich noch Heißhunger- und nachfolgende Brech-Attacken vor, so spricht man von **Bulimarexie**. Mit einer Mortalitätsrate, die, über längere Zeit gesehen, zwischen 5 und 15% liegt, ist die Anorexie/Bulimarexie eine schwere psychosomatische Erkrankung mit Tendenz zu Chronifizierung, obwohl es ein breites Spektrum von kurzzeitigen, auch spontan heilenden anorektischen Reaktionen bis zu schwer beeinflußbaren, progredient verlaufenden Krankheitsbildern gibt. Dementsprechend kann hinter dem anorektischen Syndrom eine individuelle Psychopathologie stehen, die sich von psychotischen Strukturen über Borderline-Syndrome, narzißtische Neurosen, Symptomneurosen bis hin zur einfachen Adoleszenzkrise erstreckt.

Die **diagnostischen Kriterien** der Anorexia nervosa (307.10) des **DSM-III-R** lauten wie folgt:

1. Das Körpergewicht wird absichtlich nicht über dem der Körpergröße oder dem Alter entsprechenden Minimum gehalten, d. h. Gewichtsverlust auf ein Gewicht von 15% oder mehr unter dem zu erwartenden Gewicht bzw. während der Wachstumsperiode Ausbleiben der zu erwartenden Gewichtszunahme mit der Folge eines Gewichts von 15% oder mehr unter dem erwarteten Gewicht.

2. Starke Angst vor Gewichtszunahme oder Angst vor dem Dickwerden, obgleich Untergewicht besteht.

3. Störung der eigenen Körperwahrnehmung hinsichtlich Gewicht, Größe oder Form, d. h. die Person berichtet sogar im kachektischen Zustand, sich

«zu dick zu fühlen», oder ist überzeugt, ein Teil des Körpers sei «zu dick», obgleich ein offensichtliches Untergewicht besteht.

4. Bei Frauen Aussetzen von mindestens drei aufeinanderfolgenden Menstruationszyklen, deren Auftreten sonst zu erwarten gewesen wäre (primäre oder sekundäre Amenorrhoe). (Bei Frauen liegt eine Amenorrhoe vor, wenn die Menstruation nur bei Gabe von Hormonen, z. B. Östrogenen, eintritt.)

Für die Diagnose nach der **ICD 10** sind folgende Kriterien erforderlich:

1. Tatsächliches Körpergewicht mindestens 15% unter dem erwarteten (entweder durch Gewichtsverlust oder nie erreichtes Gewicht) oder Quetelets-Index* von 17,5 oder weniger. Bei Patienten in der Vorpubertät kann die erwartete Gewichtszunahme während der Wachstumsperiode ausbleiben.

2. Der Gewichtsverlust ist selbst herbeigeführt durch:

    a) Vermeidung von hochkalorischen Speisen; und eine oder mehrere der folgenden Möglichkeiten:

    b) selbst induziertes Erbrechen;

    c) selbst induziertes Abführen;

    d) übertriebene körperliche Aktivitäten;

    e) Gebrauch von Appetitzüglern und/oder Diuretika.

3. Körperschema-Störung in Form einer spezifischen psychischen Störung: die Angst, zu dick zu werden, besteht als eine tiefverwurzelte überwertige Idee; die Betroffenen legen eine sehr niedrige Gewichtsschwelle für sich selbst fest.

4. Eine endokrine Störung auf der Hypothalamus-Hyophysen-Gonaden-Achse. Sie manifestiert sich bei Frauen als Amenorrhoe und bei Männern als Libido- und Potenzverlust. Eine Ausnahme stellt das Persistieren vaginaler Blutungen bei anorektischen Frauen mit einer Hormonsubstitutionstherapie zur Kontrazeption dar. Erhöhte Wachstumshormon- und Kortisolspiegel, Änderungen des peripheren Metabolismus von Schilddrüsenhormonen und Störungen der Insulinsekretion können gleichfalls vorliegen.

5. Bei Beginn der Erkrankung vor der Pubertät ist die Abfolge der pubertären Entwicklungsschritte verzögert oder gehemmt (Wachstumsstop; fehlende Brustentwicklung und primäre Amenorrhoe beim Mädchen; bei Knaben bleiben die Genitalien kindlich). Nach der Remission wird die Pubertätsentwicklung häufig normal abgeschlossen, die Menarche tritt aber verspätet ein.

---

* Quetelets-Index: $\frac{W}{H^2}$

(W = Körpergewicht in kg; H = Körpergröße in Meter)

Epidemiologie

Die Anorexie/Bulimarexie ist vorwiegend in industrialisierten Gesellschaften ohne Hunger und dort eher in der Mittel- und Oberschicht festzustellen, wobei sich in den letzten Jahren eine Ausdehnung auf alle Sozialschichten abzeichnet. Angaben zu Inzidenz und Prävalenz der Anorexia nervosa, zur in Laien- und Fachpresse immer wieder vermuteten Häufigkeitszunahme, bleiben letztlich unbefriedigend, weil genaue Zahlen aus methodischen Gründen schwer zu eruieren sind. Willi und Grossmann (1983) haben für den Kanton Zürich in der Schweiz über eine signifikante Zunahme der Inzidenz von Anorexia nervosa während 3 Untersuchungsperioden (1956–58, 1963–65, 1973–75) berichtet. Ein Anliegen dieser Studie war, zu untersuchen, ob die Anorexia nervosa tatsächlich an Häufigkeit zunähme oder ob die Zunahme einer Behandlungsinzidenz damit zusammenhänge, daß anorektische Patientinnen häufiger Behandlung in Anspruch nähmen oder in weniger schweren Krankheitszuständen in Spitäler eingewiesen würden als zuvor. Die Autoren kamen zum Schluß, daß eine tatsächliche Zunahme der Inzidenz über die 3 Untersuchungsperioden anzunehmen ist. Andere Autoren hingegen, z. B. A. H. Crisp (1991), bleiben, auch aufgrund ausgedehnter epidemiologischer Untersuchungen, sehr zurückhaltend in Bezug auf die Annahme einer zunehmenden Erkrankungshäufigkeit. Ca. 1% der weiblichen Jugendlichen unseres Kulturkreises entwickelt eine Anorexia nervosa.

Symptomatik, Diagnose und Differentialdiagnose

Der anorektischen Symptomatik liegt fast regelmäßig die Befürchtung zu Grunde, grenzenlos an Gewicht zuzunehmen und auch eine Angst, die Nahrungsaufnahme nicht kontrollieren zu können. Nahrung, ein Agens, das im Verlauf der Erkrankung zunehmend als gefährlich und intrusiv erlebt wird, wird wegen des Phantasmas zurückgewiesen, der eigene Körper würde sich ihrer bemächtigen, sie in seine Substanz integrieren, sich mit ihrer Hilfe aufblähen, unkontrollierbar ausdehnen und, in zu verabscheuender Art und Weise, durch diesen Prozeß Macht über das Ich gewinnen. Eine Folge dieses Vorstellungsprozesses ist, daß die Jugendlichen entweder keine Nahrung in den Körper hineinlassen (restriktiver Typ), der Nahrung den Durchtritt durch die Barriere der Magenschleimhaut verweigern (bulimischer Typ) oder die Nahrung, der sie die Passage in den Magen-Darm-Kanal gewährt haben, mit Vehemenz mittels Laxantien, im Sinne zwanghafter Reinigungsorgien, aus dem Körperinneren hinaustreiben. Stets geht es um das gleiche Grundanliegen: der Körper soll die Nahrung nicht in sich aufnehmen können. In der Vorstellung der betroffenen Jugendlichen würde das Körperselbst sonst einen Machtzuwachs gegenüber dem Selbst als Ganzem erfahren, wodurch eine Niederlage der geistig-seelischen und ein Überhandnehmen der triebhaft-animalischen Persönlichkeitsanteile befürchtet werden müßte.

Die Abgrenzung des anorektischen Syndroms von anderen psychischen Erkrankungen wie Depressionen, schizophrenen Psychosen und Zwangskrankheiten bietet in der Regel nicht sehr große Schwierigkeiten. Ein schwer kachektischer Zustand und eine ausgeprägte Chronifizierung sind allerdings imstande, das psychopathologische Bild nicht unwesentlich zu beeinflussen, so daß die zu Grunde liegende Psychopathologie gravierender erscheinen kann, als sie nach Abschluß einer angemessenen Behandlung tatsächlich ist.

Um einen organischen Prozeß, z. B. eine chronisch konsumierende Erkrankung, eine Darmkrankheit wie Morbus Crohn oder ein Malabsorptionssyndrom und vor allem einen Tumor im Bereich Hypophyse/Hypothalamus mit Sicherheit auszuschließen, ist stets eine umfassende körperliche Untersuchung erforderlich, die ambulant oder stationär durchgeführt werden kann.

In Claudias Krankenschichte gab es bezüglich ihrer prämorbiden Persönlichkeit Hinweise, wie wir sie immer wieder in der Vorgeschichte von später anorektischen Patientinnen finden: sie war begabt und angepaßt an die Erwartungen von Familie und sozialem Umfeld, zeigte einen besonderen Leistungsehrgeiz, hatte in allem, was sie tat, einen perfektionistischen Anspruch und wies diskret zwanghafte Züge auf. Die Symptomatik vor dem Auftreten des Kopfschmerzes war von der üblichen Symptomatik einer Anorexia nervosa nicht zu unterscheiden. Verhalten und inneres Erleben postoperativ entsprechen ebenfalls dem der Anorexia-nervosa-Patientinnen. Die Frage bleibt offen, welche Determinanten in welcher psychophysischen Vernetzung schließlich zu diesem Krankheitsbild geführt und es aufrecht erhalten haben.

Ätiologie und Pathogenese

Obwohl bis heute keine eindeutige Klarheit über Ätiologie und Pathogenese der Anorexia nervosa besteht, kann man berechtigterweise von der klinisch breit abgestützten Annahme ausgehen, daß es sich um eine **primär psychogene Erkrankung** mit sekundär hypophysär-hypothalamischen Funktionsabweichungen handelt. Die endokrinologischen Veränderungen tragen vermutlich wesentlich zur Unterhaltung und Chronifizierung des Krankheitsgeschehens bei und verlangen deswegen zwingend integrative, bio-psycho-soziale Behandlungsansätze. Es werden verschiedene, ätiologisch wirksame Einflußfaktoren in der Genese der Erkrankung diskutiert, ohne daß deren jeweilige Relevanz und komplexes Zusammenspiel im einzelnen bekannt ist. Hierzu gehören individuelle (intrapsychische Konflikte, Strukturspezifitäten und genetisch bedingte, somatische Vulnerabilitäten [Holland, A. J. et al., 1984]), familiale und auch soziokulturelle Faktoren.

Viele junge Frauen unseres Kulturkreises sind mit ihrem Körper unzufrieden, zum Teil im Zusammenhang mit einem in ihr Selbstkonzept übernommenen, weiblichen Schönheitsideal, bei dem Schlankheit für Stärke, Schönheit, Attraktivität, Dynamik und Erfolg steht (Gerlinghoff, M. et al., 1988). Die betroffenen Jugendlichen können sich nicht abfinden mit einer betont materialistischen Lebensauffassung und Orientierung an Modeströmungen und Konsumverhalten. Sie sind auf der Suche nach bleibenden geistigen Wertvorstellungen. Die Eßstörung wird unter solchem Blickwinkel zum Ausdruck einer gesellschaftskritischen Einstellung junger Menschen, die von Umwelterwartungen stark beeindruckbar sind und eigenständige, oft originelle Ideen und Impulse, im Zusammenhang mit einer tiefen Lebensangst, nicht zu realisieren wagen. Eine solche gesellschaftskritische Einstellung, die sich in einer breiten Verweigerungshaltung junger Frauen manifestieren kann, findet sich auch in Arbeiten zur Anorexia nervosa beschrieben, die eine historische Perspektive beleuchten (Bell, R. M., 1985).

Die **Familien** anorektischer Patientinnen zeigen bevorzugt Kommunikations- und Interaktionsstrukturen, die durch auffällig fehlende Eigen-, jedoch intensive Fremddefinition, Aggressionshemmung und heimliche Koalitionen der Familienmitglieder gekennzeichnet sind und in denen traditionelle Rollenverteilungen vorherrschen. Mit ihrer Eßstörung versuchen die magersüchtigen Töchter u. a., Anstoß zu Wandel und Veränderung zu geben. Bis zum Krankheitsausbruch waren sie besonders bemüht und meistens auch fähig gewesen, sich den Erwartungen ihrer Eltern entsprechend zu entwickeln. Sie hatten im Verlaufe ihres Heranwachsens eine besondere Begabung gezeigt, die narzißtischen Bedürfnisse ihrer Eltern wahrzunehmen und ihnen das Gefühl zu geben, gute Eltern zu sein – unter Verzicht auf oder Vermeidung von altersadäquatem, eigenständigem Experimentieren. So entwickelten sie eine überragende Fähigkeit, sich in gewisse Empfindungsbereiche der anderen einzufühlen, blieben aber in Bezug auf die Wahrnehmung ihrer eigenen Bedürfnisse extrem unsicher und wenig fähig, diese in altersadäquater Art zu realisieren. In der Adoleszenz, wenn es darum geht, eigene Zielvorstellungen in Abgrenzung von den Eltern zu entwickeln und, in Solidarisierung mit Gleichaltrigen, neue Lebensformen zu erproben, sind diese Mädchen somit nicht auf die anstehende Entwicklungsarbeit vorbereitet, voller Lebensangst und schwerer Zweifel, ob sie je imstande sein werden, eigenständig denkende und handelnde Erwachsene zu werden. Essen, Figur, Gewicht sind häufig Familienthemen, wie auch ein für alle Familienmitglieder gültiger, hoher Stellenwert des Leistungsstrebens, der nicht selten bereits über mehrere Generationen besteht. Eine besondere Bedeutung kommt oft den Großeltern zu, um deren Anerkennung ein Elternteil oder beide chronisch ringen, nicht zuletzt auch mit Hilfe der immer wieder unter Beweis zu stellenden, besonders erfreulichen Entwicklung der Kinder. Die potentiellen erotischen Konflikte im Beziehungsdreieck von Tochter/Vater/Mutter werden hierdurch nicht selten so stark in den Hintergrund gedrängt, daß sie fast inexistent zu sein scheinen.

Schon die **prämorbide Persönlichkeit** der später anorektischen Patientinnen ist durch eine hohe Anpassungsbereitschaft und eine Neigung zum Perfektionismus mit zwanghaften Tendenzen charakterisiert. So gelingt es den Mädchen in hohem Maße, die Umwelterwartungen zu erspüren und ihr Verhalten ganz auf sie abzustimmen, was allerdings nur auf Kosten ihrer Identitäts- und Autonomieentwicklung möglich ist. Ihr Selbstgefühl bleibt auf diese Weise in altersinadäquatem Ausmaß abhängig von den Eltern und anderen bedeutungsvollen Menschen ihres sozialen Umfeldes. Daraus resultieren in Momenten fehlender Anerkennung fast regelmäßig auftretende Selbstunwertgefühle und depressive Krisen. Es brechen dann auch ausgeprägte, bisher aber zumeist abgewehrte und deshalb in die Gesamtpersönlichkeit kaum integrierte Neid-, Rivalitäts- und Konkurrenzgefühle durch, die v. a. mit Beginn und im Verlauf der Adoleszenzentwicklung sowohl die Umwandlungsprozesse im Selbst wie auch die Kontakte in der Gleichaltrigen-Gruppe erschweren. Trotz dieser lange vor Krankheitsausbruch sich abzeichnenden, **intrapsychischen Problematik** bleiben die später magersüchtigen Patientinnen, abgesehen von depressiven Verstimmungen und zwanghaften Tendenzen, bezüglich Symptombildung psychisch meist über die ganze Zeit der Latenz und oft bis weit in die Adoleszenz hinein unauffällig. Dies ist als Folge von adaptativen Schutzmechanismen zu verstehen, wie sie im Laufe der Entwicklung eines «falschen Selbst» aufgebaut werden (Winnicott, D., 1976). Erst mit Eintritt in die Pubertät und Beginn der hormonellen Umstellung genügt diese Art Schutzhülle nicht mehr, und die Patientinnen erfahren einen tiefgehenden Entwicklungszusammenbruch (Bürgin, D., 1988) mit höchstgradiger Ambivalenz und Ambitendenz im Denken, Fühlen und Handeln, die sich in gleichzeitiger Manifestation widersprüchlicher Tendenzen, z. B. von Progression und Regression, von Loslösungs- und Bindungsstreben und von Anpassung an Umwelterwartungen und Eigenständigkeitsbemühungen, zeigen. Regressiv aktivierte, anale Kontroll- und Manipulationsmechanismen und die Verleugnung der eigenen, elementaren Bedürfnisse und Befindlichkeiten (z. B. Hunger, Sorge um ein körperliches Wohlbefinden oder Sexualität) sollen nun notfallmäßig, unter Zuhilfenahme projektiver Identifikationen, ein weiteres Absinken in depressive Hilf- und Orientierungslosigkeit verhindern. Hierbei besteht die große Gefahr, daß die Jugendlichen ihre seelischen Entwicklungsenergien in solchen regressiven, ambivalenten Absicherungskämpfen verzehren, aber auch die Chance, daß sie bei frühzeitiger und angemessener Hilfe, entscheidende Entwicklungsschritte hinsichtlich ihrer Selbst- und Identitätsentwicklung vollziehen können. In den Worten der Jugendlichen selbst klingt das etwa folgendermaßen: «Ich bin auf der Suche nach meinem wahren Selbst; ich will endlich mich selbst finden; ich will die Bilder, die ich über mich gestülpt habe, endlich zerstören; meine Eltern müssen auf das Bild, das sie sich von mir machten und dem ich schon seit langem nicht mehr entsprochen habe, endgültig verzichten.»

Therapie

Die therapeutischen Bemühungen zielen auf die Vermeidung eines tödlichen Ausgangs, einer invalidisierenden Chronifizierung oder der Entwicklung weiterer körperlicher und seelischer Schäden; außerdem aber auch auf die Unterstützung vorhandener Entwicklungsimpulse in Richtung einer sicherer etablierten Identität im Bereich des Selbst und der sozialen Rolle. Therapeutische Einflüsse lassen die Mädchen und jungen Frauen nur dann zu, wenn sie sich, trotz ihres desolaten körperlichen Zustandes, in ihrer Würde als Person und ihrer Kompetenz als kritische Beobachterinnen familialer Interaktionen in einem bestimmten gesellschaftlichen Kontext, wirklich wahrgenommen und ernsthaft gehört fühlen. Sie sind zu Behandlungsbeginn darauf angewiesen, daß ihnen und der ganzen Familie mit ärztlicher Autorität die Ernsthaftigkeit und Gefährlichkeit der Erkrankung, mit all ihren möglichen somatischen Komplikationen, aufgezeigt wird. Bis zu diesem Zeitpunkt haben sie in sich selbst und in ihren Familien zumeist eine verwirrende Mischung von höchster Sorge bzw. Alarmstimmung und gleichzeitiger Verleugnung und Bagatellisierung erfahren. Es gilt somit, sie als in vieler Hinsicht begabte, ernst zu nehmende, kritisch denkende und fühlende junge Menschen anzusprechen und zu versuchen, sie mit ihrer grundsätzlich vorhandenen Bereitschaft zur Übernahme von Verantwortung aktiv in die Planung und Durchführung der Behandlung einzubeziehen. In einem so gestalteten Kontext ist es in vielen Fällen möglich, nicht nur mit den Eltern, sondern auch mit den Jugendlichen als mitverantwortlichen Partnerinnen, einen therapeutischen Vertrag in einem **ambulanten** Behandlungssetting abzuschließen. Dieses sollte, unserer Erfahrung nach, neben der psychotherapeutischen Arbeit mit der Patientin, unter Einbezug der Familie, immer auch die Akzeptanz eines zu erreichenden Gewichtes, die Verpflichtung zu einer regelmäßigen, festgelegten Gewichtszunahme sowie zum Spitaleintritt enthalten, falls die vertraglich festgelegte Gewichtszunahme pro Zeiteinheit unter ambulanten Bedingungen nicht eingehalten werden kann.

Die **stationäre** Behandlung erfordert ein erfahrenes Behandlungsteam, in dem sich jedes Mitglied mit einem gemeinsam vereinbarten Konzept und Vorgehen (Bürgin, D., 1992) identifizieren können muß. Auch wenn sich Behandlungsgrundsätze über längere Zeit hin ändern mögen, ist die anorektische Patientin und ihre Familie für die Zeit ihrer Behandlung auf eine klare Überschaubarkeit der Situation und eine zuverlässige Einheitlichkeit und Übereinstimmung im Behandlungsteam bezüglich des angewandten Konzeptes dringend angewiesen. Ziel des stationären Aufenthaltes ist die Restitution des Körpergewichtes und die Einleitung eines oder die Fortsetzung eines bereits eingeleiteten psychotherapeutischen Prozesses. Das geschützt-geregelte Leben im Spitalalltag, der intensive Austausch mit anderen kranken Jugendlichen und eventuelle Kontakte mit Gleichbetroffenen, die trotz immer wieder auftauchenden Konkurrenzkämpfen oft als hilfreich erlebt werden, können in einer Reihe von Fällen eingeschliffene, individuelle und/oder familiale Interaktionsmuster durchbrechen und den therapeutischen Prozeß unterstützen. In Einzelfällen (z. B. bei starker Depressivität) ist eine ergänzende psychopharmakologische Behandlung indiziert. Besteht ein sehr schlechter Allgemeinzustand, so ist die Magensondierung über kürzere oder längere Zeit manchmal unvermeidbar.

Verlauf und Prognose

In seltenen Einzelfällen kann es, spontan oder unter Behandlung, zu einer rasch eintretenden und dauerhaften Normalisierung von Körpergewicht und Eßverhalten kommen. Parallel dazu ist dann eine Abnahme der Störung der Körperwahrnehmung und ein Wiedereinsetzen der Menstruation zu beobachten. Es dürfte sich bei solchen Konstellationen in erster Linie um Patientinnen mit einer sogenannten anorektischen Reaktion handeln, die oft mit einer Spontanbesserung und damit verbundener günstiger Prognose verkoppelt ist. In der Regel ist der Krankheitsverlauf hingegen ein chronisch-rezidivierender mit wechselnder Intensität der Symptomatik über einige Jahre, mit lang andauernden psychischen Auffälligkeiten wie auch Störungen im Eßverhalten und, zum Teil, einem Übergang in Bulimie oder Adipositas. Das heißt: eine Therapiebedürftigkeit erstreckt sich oft über einige Jahre, wenn nicht sogar über die ganze Zeit der Adoleszenzentwicklung. Bei den jungen Patientinnen mit frühem Erkrankungsbeginn empfiehlt sich in der Anfangsphase eher ein familientherapeutisches Angebot, aus dem, nicht selten auf Wunsch der Patientin selbst, eine Einzelpsychotherapie erwächst – manchmal allerdings erst einige Jahre nach Abschluß der Familientherapie. In schweren Fällen kann das gleichzeitige Angebot einer Familien- und Einzelpsychotherapie indiziert sein. Bezüglich Langzeitverlauf zeigen vergleichbare, d. h. nach einheitlichen Kriterien durchgeführte, katamnestische Untersuchungen, daß man bei ca. 48% der Patientinnen, entsprechend den von Morgan und Russell (1975) eingeführten Prognosekriterien, mit einer guten, bei 28,2% mit einer mittleren und bei 24,1% mit einer ungünstigen Prognose rechnen kann (Remschmidt, H. et al., 1988). In einer von Remschmidt et al. durchgeführten Untersuchung an 103 PatientInnen entsprachen, nach einem mittleren Katamneseintervall von 11,7 Jahren, 72% den Kriterien von Morgan und Russell für eine gute Prognose, wobei die Autoren die sehr günstigen Ergebnisse ihrer Studie in Zusammenhang bringen mit einer langen Katamnesedauer sowie dem im Durchschnitt wesentlich jüngeren Patientenkollektiv im Vergleich mit anderen Studien.

Wie defizitär und schwierig Verlaufsbeurteilungen nach objektiv meßbaren Kriterien wie Körpergewicht und Regelmäßigkeit der Menstruationszyklen sind, wird dann deutlich, wenn man Patientinnen in einem intensiven psychotherapeutischen Prozeß begleitet, das innere Erleben in seiner ganzen Komplexität kennenlernt und die innerseelischen Veränderungen bei der immer hohen psychischen Vulnerabilität beobachtet.

Martina, inzwischen 18jährig, hat in einem ambulanten Behandlungssetting ihr Körpergewicht normalisieren können, sie menstruiert, allerdings noch nicht regelmäßig, und steht, nach einer rund 1½ Jahre dauernden, jetzt abgeschlossenen Familientherapie, in einzelpsychotherapeutischer Behandlung. Nun erst, nachdem eine Entflechtung familialer Interaktionsstrukturen stattgefunden hat, klarere Grenzen zwischen den Generationen und zwischen den einzelnen Familienmitgliedern etabliert wurden, nachdem das Recht auf Individualität, auf den eigenen Raum, auf die eigenen Gefühle, unabhängig von denen der anderen, von allen Familienmitgliedern bewußter akzeptiert werden konnte, kann Martina sich in aller Intensität mit ihrer eigenen, tiefen Unsicherheit im Selbst, ihrer Identität und Individualität, im Schutze der Übertragungsbeziehung auseinandersetzen, langsam und kontinuierlich eine zunehmend konstante Selbstbesetzung erreichen und parallel dazu eine größere Unabhängigkeit aufbauen von dem Bild, das andere von ihr haben und das bisher für ihr Selbstgefühl so ungemein wichtig war. Auf dem Höhepunkt ihrer Anorexie hatte sie mit einer konsequent und ausschließlich schwarzen Kleidung, mit ihrem leichenhaften Aspekt, mit ihrem «Knochenklappergestell»-Körper an den Menschen ihres Umfeldes «gerüttelt», sie getestet, ob sie sie annähmen wegen ihres Kerns oder nur wegen der Hülle, und ihren Eltern, wie ein Mahnmal einer Anklage, deren Bilder von einer gesunden, begabten und lebensfrohen Tochter an den Kopf geworfen. Jetzt spricht sie in der Therapie von ihrem eigenen, tiefen Konflikt zwischen Kern und Hülle, zwischen Sein und Schein und wie sie über all die Jahre ihren innersten eigenen Kern beschützt und in sich bewahrt hat. Die Hülle hat sie irgendwann angefangen zu hassen, zu zerstören, ja sie töten wollen, um den Kern zu retten. Sie merkt jetzt, daß es eine Aussöhnung gibt zwischen Innen und Außen, daß sie ganz sie selbst werden kann – aber nur auf einem langen Weg, auf dem sie mit schmerzlichsten Affekten in Berührung kommt. «Es gab eine Zeit, in der ich alles an mir gehaßt habe, meine Kleidung, mein Aussehen, ich habe mich einfach wie eine Mißgeburt gefühlt, häßlich, unförmig und ekelerregend. Ich habe alles gehaßt, was nach außen sichtbar war, Körperform, körperlicher Ausdruck, Bewegung ... außer meinen innersten Kern, meine Einstellung, meine Persönlichkeit.» Die Nahrung unterhielt die Hülle und stellvertretend für alles, was die Spaltung zwischen Kern und Hülle notwendig machte, stellvertretend für alles, was der Hülle Wert beimaß und damit – im Erleben der Jugendlichen – dauernd die Individualität bedrohte, wurde sie attackiert, eliminiert, kontrolliert und der Macht der betroffenen Jugendlichen unterstellt, aus Angst, der Macht von Fremdbestimmung und Fremddefinition zu unterliegen. Essen wie die anderen Gleichaltrigen und sich entwickeln wie gleichaltrige junge Frauen, bedeutete in den Phantasmen der betroffenen Jugendlichen: Hülle sein, nur aus leerer Hülle bestehen, normiert, leer im Kopf und im Kern, untergehend in einer großen, gleichförmigen Masse, hieß Auflösung der Individualität, über die sie zum damaligen Zeitpunkt nicht einmal mit Sicherheit verfügte.

Bulimia nervosa

Regula ist 17 Jahre alt, als sie sich von ihrem Vater anmelden läßt und, auf ihren Wunsch hin, allein in die Sprechstunde kommt. Sie sucht Hilfe bei ihrem «Streß mit dem Essen», nachdem alle eigenen Versuche, ihre Freß-Brech-Attacken, unter denen sie seit 3 Jahren leidet, in der Häufigkeit zu reduzieren oder ganz auf sie zu verzichten, gescheitert sind. «Wenn ich eine Grenze überschreite, dann kann mich nichts mehr halten, dann esse ich ohne Ende», sagt Regula und beschreibt damit die Gier, von der sie sich immer wieder überfallen, der sie sich ohnmächtig ausgeliefert fühlt und vor der sie sich dauernd fürchtet, auch in den Zeiten, in denen sie zu kontrollierter Nahrungsaufnahme fähig ist. So wechseln die Freßphasen mit Zeiten, in denen sich Regula, nach ihrer Einschätzung, mit guten und gesunden Nahrungsmitteln geordnet ernährt. Entsprechend diesem Wechsel verändert sich auch ihre Selbsteinschätzung und subjektive Befindlichkeit: einmal fühlt sie sich wohl, auch wohl in ihrem Körper, treibt Sport, ist fit und leistungsfähig; ein anderes Mal erlebt sie sich als passiv, schwerfällig, unförmig, unfähig und in jeder Hinsicht unwert. Es gibt keine Regelmäßigkeit, keine rasch erfaßbaren Sinnzusammenhänge, wann die eine Phase die andere ablöst. Regula merkt aber, daß in Situationen, in denen es auf sie persönlich, ihre Eigenart, ihre Kräfte und ihre Initiative wirklich ankommt, die Freßanfälle in den Hintergrund treten. In Situationen hingegen, in denen sie die Abläufe in ihrer Umgebung wie eine große Maschinerie erlebt, deren Räderwerk sich dreht, ob sie nun dabei ist oder nicht, empfindet sie sich wie erdrückt von Gefühlen der Sinn-, Hoffnungs- und Wertlosigkeit und stellt sich dann immer wieder die Frage: «Was soll ich überhaupt? Für wen bin ich denn wichtig? Ist es nicht egal, ob ich tot oder lebendig bin?»

Definition und Klassifikation

1980 wurde die Bulimia nervosa im DSM-III erstmals als eigenständiges Krankheitsbild definiert und 1987 im DSM-III-R ergänzt. Es handelt sich bei dieser Störung um wiederholte Anfälle von Heißhunger mit Herunterschlingen von Nahrung (Freßattacken) und einer übermäßigen Beschäftigung mit der Kontrolle des Körpergewichtes. Mit allen Maßnahmen, vor allem aber induziertem Erbrechen, soll der dickmachende Effekt der zugeführten Nahrung verhindert werden.

Als diagnostische Kriterien im **DSM-III-R** (307.51) gelten:

1. Wiederholte Episoden von Freßanfällen (schnelle Aufnahme einer großen Nahrungsmenge innerhalb einer bestimmten Zeitspanne).
2. Das Gefühl, das Eßverhalten während der Freßanfälle nicht unter Kontrolle halten zu können.
3. Um einer Gewichtszunahme entgegenzusteuern, greift der Betroffene regelmäßig zu Maßnahmen zur Verhinderung einer Gewichtszunahme, wie selbstinduziertem Erbrechen, dem Gebrauch von Laxantien oder Diuretika, strengen Diäten oder Fastenkuren oder übermäßiger körperlicher Betätigung.
4. Durchschnittlich mindestens zwei Freßanfälle pro Woche über einen Mindestzeitraum von drei Monaten.
5. Andauernde, übertriebene Beschäftigung mit Figur und Gewicht.

Die diagnostischen Leitlinien der **ICD-10** lauten:

1. Eine andauernde Beschäftigung mit Essen, eine unwiderstehliche Gier nach Nahrungsmitteln; die Patientin erliegt Eßattacken, bei denen große Mengen Nahrung in sehr kurzer Zeit konsumiert werden.
2. Die Patientin versucht, dem dickmachenden Effekt der Nahrung durch verschiedene Verhaltensweisen entgegenzusteuern: selbstinduziertes Erbrechen, Mißbrauch von Abführmitteln, zeitweilige Hungerperioden, Ge-

brauch von Appetitzüglern, Schilddrüsenpräparaten oder Diuretika. Wenn die Bulimie bei Diabetikerinnen auftritt, kann es zu einer Vernachlässigung der Insulinbehandlung kommen.
3. Die psychopathologische Auffälligkeit besteht in einer krankhaften Furcht davor, dick zu werden; die Patientin setzt sich eine scharf definierte Gewichtsgrenze, weit unter dem prämorbiden, vom Arzt als optimal oder «gesund» betrachteten Gewicht.
4. Häufig läßt sich in der Vorgeschichte, mit einem Intervall von einigen Monaten bis zu mehreren Jahren, eine Episode einer Anorexia nervosa nachweisen. Diese frühere Episode kann voll ausgeprägt oder eine verdeckte Form, mit mäßigem Gewichtsverlust und/oder einer vorübergehenden Amenorrhoe, gewesen sein.

Epidemiologie

Geschlechtsverteilung und Hinweise für eine evtl. scheinbare Zunahme der Erkrankungshäufigkeit in den letzten Jahren gelten für die Bulimie in gleicher Weise wie für die Anorexie. Das durchschnittliche Alter bei Beginn der Krankheit dürfte ein wenig höher liegen als bei der Anorexie. Wegen der hohen Schamschwelle bei den betroffenen Frauen und der Möglichkeit, die Symptomatik lange Zeit zu verbergen, sind zuverlässige Zahlen über Inzidenz und Prävalenz schwer zu eruieren. Schätzungen, daß 1–4% der jungen Frauen unseres Kulturkreises an einer den DSM-III-Kriterien entsprechenden Bulimie litten, müssen deswegen mit Vorsicht interpretiert werden (Schulte, M. J., Böhme-Bloem, Chr., 1990).

Symptomatik

Beherrschend ist, wie bei der Anorexia nervosa, die Angst vor Gewichtszunahme und insbesondere vor Kontrollverlust. Attacken gierigen, oft geplanten Verschlingens großer Nahrungs- und damit auch Kalorien-Mengen enden, bei Hinzukommen anderer Personen, durch Bauchweh, sonst vor allem durch induziertes Erbrechen. Sie sind in der Regel gefolgt von schweren Schuld- und Schamgefühlen mit Selbstkritik und depressiven Verstimmungen. Phasen mit häufigen Freßattacken wechseln mit Zeiten kontrollierter Nahrungsaufnahme. Der Verlauf ist in der Regel chronisch. Das Körpergewicht schwankt, bleibt aber bei der reinen Freß-Brech-Sucht im Normbereich. Es sind vielfältige Übergangsformen zwischen Anorexie und Bulimie zu beobachten, z. B. Patientinnen, die an einer bulimischen Symptomatik erkranken und später anorektisch werden, oder umgekehrt, anorektische Patientinnen, die nach Restitution des Gewichtes und Auftreten der Menses deutlich gebessert erscheinen, dann aber eine zusätzliche bulimische Symptomatik entwickeln, und bulimische oder vormals anorektische Patientinnen, die schließlich eine Adipositas entwickeln. Der Erlebnishintergrund ist, bei aller Unterschiedlichkeit der Symptomatik, auffallend ähnlich: Nahrung wird als intrusiv und potentiell gefährlich erlebt. Es wird stets ein Kontrollverlust bezüglich Nahrungsaufnahme befürchtet (bei der Bulimie wird er, im Gegensatz zum restriktiven Typ der Anorexie, in Szene gesetzt). Das extrem labile Selbstgefühl ist in beiden Patientinnengruppen abhängig teils von Erfolg oder Mißerfolg hinsichtlich Vermeidung von Nahrungsaufnahme und, damit im Zusammenhang, von zunehmendem oder abnehmendem Körpergewicht, teils aber auch von innerseelischen oder interpersonellen (vor allem familialen) Abläufen.

In verschiedenen Studien ist versucht worden, Unterschiede in den Persönlichkeitsstrukturen anorektischer und bulimischer Patientinnen sowie auch in den Interaktionsmustern ihrer Familien herauszuarbeiten. Wir neigen eher zur Annahme, daß die Übergänge fließend sind und daß es keine eindeutig faßbaren Unterschiede gibt, obwohl die Psychopathologie bulimischer Patientinnen weniger gravierend erscheinen mag als die anorektischer Jugendlicher. Dieses Phänomen könnte aber auch eine Folge der bei anorektischen Patientinnen durch den Hungerzustand induzierten, psychophysischen Veränderungen sein, die ja bei den meist normalgewichtigen, bulimischen Patientinnen nicht zu beobachten sind.

Das zugrundeliegende psychische Störungsbild ist, wie bei der Anorexie, sehr variabel. Es umfaßt aber stets eine ausgeprägte narzißtische Vulnerabilität mit entsprechender Beziehungsstörung. Die Patientinnen geben eine für sie bedeutungsvolle Beziehung manchmal leichter auf als ihren bulimischen Umgang mit der Nahrung, der oft Jahrzehnte lang beinahe unbemerkt fortbestehen kann. Unehrlichkeit und verstecktes Handeln dienen vielfach der Vermeidung von schmerzlichen Schamgefühlen, erzeugen aber, gegenüber einem tieferliegenden Wunsch nach Offenheit und Ehrlichkeit, gerade von neuem weitere Scham- und Selbstentwertungsempfindungen. Die Beschaffung großer Nahrungsmengen für die Freß-Brech-Rituale ist nicht selten mit großen finanziellen Aufwendungen verbunden, die eine Reihe von Patientinnen, durch Entwenden von Nahrungsmitteln oder illegale Beschaffung von finanziellen Mitteln, zu umgehen versuchen. Wird die Anorexie ab einer bestimmten Stufe des Gewichtsverlustes und des veränderten Eßverhaltens zu einem deutlichen, die Umwelt mobilisierenden Syndrom, so tritt die Bulimie, außer im Familienkreise, oft lange Zeit kaum nach außen in Erscheinung und wird erst bei der Entwendung von Nahrungsmitteln, beim Zahnarzt (Schmelzdefekte) oder wegen einer internmedizinischen Symtomatologie (Elektrolytstörungen, Adynamie) «öffentlich» manifest. Hierzu tragen die bei wiederholtem Erbrechen beobachteten, z. T. erwähnten **Komplikationen** wie Elektrolytstörungen, Zahnschmelzdefekte, Tetanie, kardiale Arrhythmien und Muskelschwäche bei.

Differentialdiagnostisch müssen Störungen des oberen Gastrointestinaltraktes, Mißbrauch psychotroper Substanzen und neurologische Krankheiten (z. B. epileptische Anfallsäquivalente, Hirntumoren) ausgeschlossen werden.

Therapie

Neben individuellen und familienbezogenen psychotherapeutischen Verfahren zur Bearbeitung intrapsychischer bzw. interpersoneller Probleme, haben sich aktivierende Antidepressiva für die Reduktion der zwanghaften Komponenten bewährt. Die Forderung an die Patientinnen, regelmäßige Freß-Brech-Protokolle zu führen und in die individuelle Psychotherapie mitzubringen, trägt dazu bei, daß die Thematik in der psychotherapeutischen Beziehung nicht vermieden wird, sondern im Rahmen der Übertragungs-Gegenübertragungs-Abläufe lebendige Gestalt annimmt und als Beziehungselement allmählich den Übergang von einem Sprechen mit dem Körper zu einem Sprechen mit Worten ermöglicht.

Regula, wie viele andere Patientinnen mit bulimischer Symptomatik, hatte zu Beginn der Psychotherapie die Tendenz, über ihre Freß-Brech-Attacken in der Vergangenheit zu sprechen und der Therapeutin zu versichern, daß es jetzt mit der Kontrolle der Nahrungsaufnahme besser gehe, immer aus dem ihr erst später bewußt werdenden Impuls heraus, in der Therapie nur die idealen Selbstanteile sichtbar werden zu lassen und die negativen, aggressiv besetzten im Verborgenen zu bewahren. Dies erfolgte, wie die Übertragungsanalyse im Verlauf zeigte, um den Wünschen der Therapeutin, d. h. dem in die Therapeutin projizierten Ideal-Selbst, zu entsprechen. Unterstützt durch die Notwendigkeit, anhand der Freß-Brech-Protokolle über das «Fressen und Kotzen» in der Gegenwart zu sprechen, gewinnt Regula langsam Zugang zu dem Wissen und Erleben, daß gerade ihr dauerndes Bemühen, dem Bild einer außergewöhnlich leistungsfähigen Schülerin, einer außergewöhnlich attraktiven Freundin, einer außergewöhnlich begehrten Kollegin etc. zu entsprechen, sich dabei dauernd über die eigenen Leistungsgrenzen hinaus zu überfordern, das Gefühl abgrundtiefer Leere in ihr selbst auslöst sowie eine Verzweiflung über die Maschinerie, die trotz all ihrer Bemühungen, gleichsam von ihr unbeeinflußt, abläuft, Gefühle, die sie dann mit sinnlosem In-sich-hineinstopfen zu betäuben versucht.

Wie bei den Patientinnen mit anorektischer Symptomatik, geht es auch bei Patientinnen mit bulimischer Symptomatik darum, in einem langdauernden psychotherapeutischen Prozeß dem wahren Selbst zur Entwicklung und Entfaltung zu verhelfen und innere Unabhängigkeit aufzubauen von den Bildern, die man sich selbst übergestülpt hat.

Selbsthilfegruppen, Erfahrungsaustausch mit anderen Menschen, die an der gleichen Symptomatik leiden (z. B. «Overeaters Anonymous», die in vielen Städten in Angleichung an die «Anonymen Alkoholiker» existieren) werden, besonders in der Spät- und Postadoleszenz, oft gesucht und stellen, als Orte des Trostes, des gegenseitigen Verständnisses und der gegenseitigen Unterstützung, eine wichtige Ergänzung zur professionellen Hilfe dar. Nicht zuletzt zählt auch die Mithilfe von Diätassistentinnen im Gesamtbehandlungsplan dazu, die die Patientinnen bei der Einführung eines strukturierenden Eßplanes mit regelmäßigen Mahlzeiten (Remschmidt, H., et al., 1988) beraten. Solche vorübergehend eingesetzten Stützen, die, solange die Patientinnen noch in ihrer Familie leben, gegenüber der Ernsthaftigkeit der Symptomatik Toleranz und Akzeptanz von den übrigen Familienmitgliedern fordern, dienen nicht selten dazu, den betroffenen Jugendlichen wenigstens zeitweise einen Ausweg aus der Macht-Ohnmachtspirale rund um die Nahrungsaufnahme zu ermöglichen.

Entzündliche Darmerkrankungen (Colitis ulcerosa und Morbus Crohn)

Krankheitsbeschreibung

Bei der **Colitis ulcerosa** handelt es sich um eine chronisch verlaufende, unspezifische Entzündung des Dickdarms, welche oft im Rektum oder Sigmoid beginnt und das gesamte Colon befallen kann. Die Krankheit beginnt in der Regel schleichend. Manchmal bricht sie aber auch sehr akut aus. Der Verlauf ist meist chronisch-rezidivierend, kann aber auch chronisch-kontinuierlich sein. Symptomatisch finden sich wiederholte, oft blutige Durchfälle mit krampfartigen Bauchschmerzen. Leichte Temperaturerhöhung, Anämie, Schwäche und Gewichtsverlust sind häufige Begleiterscheinungen. Im Kindesalter kommt es gelegentlich zur Wachstumsretardierung. Endoskopisch finden sich diffuse Entzündungszeichen mit ödematöser Schwellung und häufigen Blutungen sowie geschwürige, pseudopolypöse und fibröse Veränderungen der Darmwand.

Auch beim **Morbus Crohn** liegt eine chronisch entzündliche Erkrankung am Magen-Darm-Trakt vor, die mit unvorhersehbaren Verschlechterungen, aber auch mit spontanen Remissionen einhergeht. Die Entzündung umfaßt die gesamte Darmwand. Histologisch charakteristisch sind Epitheloidzellgranulome, die mit mehrkernigen Riesenzellen durchsetzt sind. Im Gegensatz zur Colitis ulcerosa können beim Morbus Crohn Teile des gesamten Darmtraktes (also von der Mundhöhle bis zum After) befallen sein. Die Symptomatik verläuft meist schleichend. Man unterscheidet zwischen abdominellen Symptomen (selten Durchfälle, häufig Bauchschmerzen, Fissuren und Abszesse im Anusbereich sowie Appetitlosigkeit) und extraintestinalen Symptomen (Störung des Längenwachstums und, besonders charakteristisch, Arthralgien, Arthritiden sowie Uveitiden und andere Augenleiden). Letzte können den eigentlichen intestinalen Krankheitszeichen vorausgehen.

Die **Diagnose** wird bei beiden Krankheiten meistens durch eine radiologische

Untersuchung des Darmes und durch endoskopische Diagnostik mit Biopsie bestätigt. Schwerwiegende Komplikationen bestehen bei der Colitis ulcerosa in der Entwicklung eines toxischen Megacolons, starken Blutungen, Darm-Perforationen mit Peritonitis sowie seltenen Abszessen und Fisteln. Langfristig besteht ein Entartungsrisiko in Richtung auf ein Carzinom. Hochakute Komplikationen sind dagegen im Verlauf eines Morbus Crohn eher selten. Es kann zu transmuralen Entzündungen mit Obstruktion, Fistel- oder Abszeßbildung kommen, welche besonders häufig perianal oder perineal lokalisiert sind (Grüttner, R., 1990).

Es gibt nur wenige verläßliche Zahlen zur **Altersverteilung** und **Epidemiologie**. Feiereis (1990a) gibt für die Colitis ulcerosa eine jährliche Erkrankungsziffer von 5–8 auf 100 000 Einwohner an bei gleicher Geschlechtsverteilung. Silver et al. (1987) sprechen von einem häufigen Krankheitsbeginn im Alter von 10–20 Jahren, aber auch von der Möglichkeit eines Krankheitsausbruches bei einem Kind von unter 2 Jahren. Feiereis (1990b) geht von einer bei Colitis ulcerosa und Morbus Crohn etwa gleichen Inzidenz und Prävalenz aus. In seinem Krankengut befand sich bei der Diagnose etwa die Hälfte der Patienten zwischen dem 11. und 30. Lebensjahr. Nach Kirschner (1990) liegt bei 12,8% der Colitis- und bei 5,6% der Crohn-Patienten ein Krankheitsbeginn vor dem 10. Lebensjahr vor. Bei etwa 15–25% der Erkrankungen von Kindern mit Colitis ulcerosa oder Morbus Crohn besteht eine familiäre Häufung, wobei eine der beiden Krankheiten in der Familie überwiegt (Grüttner, R., 1990).

Die **Ätiologie** der entzündlichen Darmerkrankungen ist weitgehend ungeklärt. Es gibt viele Hinweise, daß es für beide Formen eine gemeinsame genetische Prädisposition gibt (Pena, A. S., 1990). Außerdem scheinen immunologische und Umweltfaktoren eine Rolle zu spielen, wobei die Rolle von Ernährungsgewohnheiten noch nicht ausreichend geklärt ist. Angenommen wird auch, daß infektiöse Auslöser eine Rolle spielen (Mycobacterium paratuberculosis). Auf mögliche psychische Mitentstehungsbedingungen oder Begleiterscheinungen dieser Erkrankungen wird weiter unten eingegangen.

Die **therapeutischen Möglichkeiten** sind, entsprechend den unterschiedlichen Verlaufsformen, mehrfach gegliedert. 5-Aminosalicylsäure ist die in Kindheit und Adoleszenz aktuell am häufigsten gebrauchte Medikation. Bei schwereren Verlaufsformen kommt man um die Verwendung von Corticosteroiden, insbesondere Prednison als der effektivsten entzündungshemmenden Substanz, nicht herum (Harms, H. L., 1990). Die längerfristige Anwendung von Corticosteroiden stellt in psychischer und psychosozialer Hinsicht eine beachtliche Belastung dar, vor allem bei Adoleszenten. Insbesondere die körperlichen Veränderungen als Nebenwirkung (beispielsweise Cushing-Gesicht) führen zu massiven psychischen und sozialen Problemen für Jugendliche und haben eine oft fehlende Akzeptanz dieser Therapie zur Folge. Als eine von vielen möglichen Nebenwirkungen kommt es auch zu depressiven Verstimmungen. Auch die Ernährung spielt bei der Behandlung der entzündlichen Darmerkrankungen eine große Rolle, insbesondere die Notwendigkeit einer hochkalorischen Kost während akuter Schübe und bei chronisch komplizierten Verläufen mit erhöhtem Nährstoffbedarf, den Folgen von Malabsorption und intestinalen Verlusten. Diese Notwendigkeit steht oft im Gegensatz zu den mit Inappetenz und Übelkeit verbundenen depressiven Verstimmungen. Die hiermit verknüpften Gewichtsabnahmen können leicht mit den Symptomen einer Anorexia nervosa verwechselt werden. Oft ist die Ernährung über eine naso-duodenale Verweilsonde oder parenteral notwendig.

In vielen Fällen entwickelt sich auch eine Indikation zur chirurgischen Behandlung in Form einer Resektion betroffener Darmabschnitte. Herzog (1990) gibt die Inzidenz solcher Eingriffe bei Morbus Crohn mit 50–70% und bei Colitis ulcerosa mit 20–30% an. Als absolute Operationsindikationen gelten: massive Blutungen, akute Perforationen, toxisches Megacolon, Fistel- und Abszeßbildung sowie intestinale Obstruktionen. Als relative Indikation wird angesehen: Therapieresistenz, erhebliche Abnahme der Lebensqualität sowie, bei Kindern und Jugendlichen, Wachstumsretardation. Bei der Operation sollte versucht werden, den kranken Darmabschnitt so radikal wie möglich zu resezieren. Oftmals führt dies zu einem künstlichen Darmausgang (Anus Praeter), was für Jugendliche allerdings eine erhebliche psychosoziale Belastung darstellt. Vorteile der Operation bestehen darin, daß es in ihrer Folge vielfach zu längeren symptomfreien Abschnitten kommt, die eine erhebliche Entlastung darstellen. Allerdings liegt die Rezidivrate bei etwas über 50% (Herzog, B., 1990). Die Colitis ulcerosa ist durch eine totale Kolektomie potentiell heilbar, wogegen der Morbus Crohn auch durch chirurgische Eingriffe nicht völlig geheilt werden kann. Lask et al. (1987) verglichen 3 Gruppen von Kindern, eine Stoma-Gruppe (Anus praeter), eine Gruppe mit Operation ohne Anus praeter (ileorektale Anastomose) und eine Gruppe ohne Operation. Sie fanden keine Unterschiede in der psychosozialen Anpassung, im Selbstvertrauen und in der Lebensqualität.

Prognostisch zeigt sich bei beiden Formen zwar eine geringe Mortalität, jedoch eine recht hohe Chronizität. Die Prognose ist abhängig vom Schweregrad der Krankheit und auch davon, ob sie adäquat behandelt wird. Feiereis (1990a) gibt bei einer Nachuntersuchung von 443 Colitis-Patienten, die zwischen 1948 und 1972 behandelt wurden, einen günstigen Verlauf bei 49% an, wogegen 15% (vorwiegend hoher Schweregrad der Erkrankung) einen unbeeinflußbaren Verlauf aufwiesen. Die Letalität lag bei 2,9%. Die Prognose des Morbus Crohn wird sehr unterschiedlich beurteilt. Es scheint ein eigengesetzlicher Krankheitsverlauf vorzuliegen, der auch nach 10jähriger Dauer noch zur Ruhe kommen kann. Für die meisten Kinder und Jugendlichen mit Morbus Crohn ist die Lebensqualität deutlich herabgesetzt. Bei beiden Formen der entzündlichen Darmerkrankungen hat sich nach mehr als 10jährigem Krankheitsverlauf die Gefahr einer malignen Entartung gezeigt.

Psychosomatische Aspekte

Die Colitis ulcerosa gilt seit langer Zeit als klassische psychosomatische Erkrankung. Viele Autoren postulierten einen direkten Zusammenhang zwischen neurotischen Persönlichkeitsfaktoren, psychischen Konflikten und der Krankheitsentstehung. In der psychosomatischen Literatur wurde der Morbus Crohn während vieler Jahre weniger behandelt. Auffallend ist die fast unüberschaubare Anzahl von «mehr oder weniger» empirischen Arbeiten, die den Zusammenhang zwischen der somatischen Störung und psychischen Auffälligkeiten entweder beweisen oder widerlegen wollen. Dabei sind sich aber alle Autoren einig, daß die entzündlichen Darmerkrankungen mit ihrer belastenden Symptomatik, ihrer unklaren Prognose, ihrer Chronizität und auch durch Folgeerscheinungen der Therapien die **Psyche der betroffenen Patienten erheblich beeinflussen.** Inwiefern aber psychische Mechanismen auch ätiologisch eine Rolle spielen, bleibt umstritten. Methodisch ist es natürlich außerordentlich schwierig, das Vorliegen eines solchen Zusammenhanges zu beweisen oder zu widerlegen. Wirklich beweisend könnten ja nur breit angelegte, prospektive Studien sein, die aufgrund der geringen Inzidenz der Krankheit kaum durchführbar sind. Bei retrospektiven Studien oder Verlaufsstudien, die nach Krankheitsbeginn einsetzen, stellen sich erhebliche methodische Probleme: Welche Art von psychischen Auffälligkeiten sollen erfaßt und wie sollen sie operationalisiert werden? Mit welchen vielfältigen Aspekten der Krankheit sollen diese Auffälligkeiten korreliert werden (Schweregrad, Verlaufsform etc.)? Welches sind geeignete Kontrollgruppen? Wie kann man retrospektiv die psychische Situation und den psychiatrischen Status vor Erkrankungsbeginn erfassen? Wie kann man psychische Auffälligkeiten, die die Krankheit auslösen oder gar verursachen könnten, von Folgeerscheinungen der somatischen Störung abgrenzen?

Bei einem großen Teil der empirischen Arbeiten sind diese methodischen Probleme nicht ausreichend bewältigt worden. Exemplarisch sollen nur einige neuere Arbeiten beschrieben werden:

Magni et al. (1991) verglichen 50 an Colitis ulcerosa erkrankte Patienten mit einer parallelisierten Kontrollgruppe von 50 Personen, die an Urolithiasis litten (Alter 15–62 Jahre), wobei sie ein auf affektive Störungen ausgerichtetes, standardisiertes Interview anwendeten (schedule for affective disorders and schizophrenia). Sie fanden keinen signifikanten Unterschied in der retrospektiv ermittelten Prävalenz psychischer Störungen. Zum Zeitpunkt des Interviews allerdings litten 62% der Colitis-Patienten, im Gegensatz zu 8% der Kontrollgruppe, unter einer psychischen Störung, wobei dysthyme Störungen und generalisierte Angstkrankheiten im Vordergrund standen. Aus diesem Vergleich schlossen die Autoren, daß das *psychische Leiden als Folge* der Colitis ulcerosa zu verstehen sei.

Probst et al. (1990) untersuchten 63 Morbus Crohn-Patienten und 58 Colitis ulcerosa-Patienten mit einem Fragebogen zur sozialen Integration, dem Freiburger Persönlichkeitsinventar (FPI) und einem halbstandardisierten Interview und verglichen sie mit einer parallelisierten Kontrollgruppe (chirurgische Patienten). Bei den Patienten mit chronisch entzündlichen Darmerkrankungen ließen sich mit dem Fragebogen zur sozialen Integration signifikante Beeinträchtigungen in den Bereichen Berufsleben, Freizeitaktivität, Partnerschaft und Sexualität nachweisen. Im FPI schilderten sich die Patienten mit chronisch entzündlichen Darmerkrankungen signifikant nervöser, aggressionsgehemmter, ungeselliger, weniger gelassen, gehemmter, verschlossener, introvertierter und weniger maskulin als die Kontrollpersonen. Die Ausprägung der im FPI gemessenen Persönlichkeitsdimensionen war bei den Morbus Crohn-Patienten, im Gegensatz zu den Colitis ulcerosa-Patienten, von der Krankheitsaktivität und von somatischen Krankheitssymptomen abhängig. Daraus schlossen die Autoren auf eine **pathologische prämorbide Persönlichkeitsstruktur** der Colitis ulcerosa-Patienten, wogegen sie das Vorhandensein einer solchen bei Crohn-Patienten in Frage stellten.

Im Gegensatz hierzu fanden Leibig et. al. (1985) bei der Untersuchung von je 30 Colitis ulcerosa- und Morbus Crohn-Patienten während der Krankheitsremissionsphase mittels des FPI bei beiden Gruppen eine Abhängigkeit der Ergebnisse vom Verlaufsstadium. Es fanden sich zwischen der Colitis-Gruppe und der Crohn-Gruppe keine signifikanten Unteschiede, beide zeigten sich gegenüber einer im Test beschriebenen «Normalgruppe» signifikant **aggressionsgehemmter, verschlossener, introvertierter** (keine eigene Kontrollgruppe). Persönlichkeitsmerkmale wie Nervosität, Depressivität, Gehemmtheit und emotionale Labilität, die im akuten Krankheitsstadium regelmäßig gefunden würden, seien in der Remissionsphase aber nicht nachweisbar gewesen.

Burke et al. (1989 a+b) verglichen verschiedene Gruppen von Kindern mit entzündlichen Darmerkrankungen mit einer Kontrollgruppe von Kindern mit zystischer Fibrose in bezug auf das Vorkommen von affektiven Störungen und Zwangssymptomen (Instrumente: Halbstandardisierte Interviews und Symptomfragebögen). Dabei fanden sie eine **signifikant höhere Prävalenz von Depressionen** bei Kindern mit Morbus Crohn gegenüber der zystischen Fibrose (bei Colitis ulcerosa war der Unterschied nicht signifikant) sowie eine signifikant erhöhte Prävalenz von dysthymen Störungen sowohl bei Colitis ulcerosa als auch bei Morbus Crohn. Dagegen fand sich keine signifikante Häufung von Zwangssymptomen. Eine ähnlich zusammengesetzte Autorengruppe (Burke,

P. et al., 1990) fand bei 13 Kindern mit einer neu ausgebrochenen entzündlichen Darmerkrankung keinen Zusammenhang zwischen dem Vorhandensein depressiver Symptome und der Schwere der Erkrankung bzw. der Anwendung von Corticosteroiden. Dagegen gab es einen Zusammenhang zwischen belastenden Lebensereignissen (life-events), familialen Beziehungsproblemen und psychiatrischer Vorgeschichte der Mutter auf der einen Seite und dem Vorhandensein einer Depression beim Kind auf der anderen.

Wood et al. (1987) untersuchten 51 Kinder und Jugendliche mit Morbus Crohn und 37 Patienten mit Colitis ulcerosa sowie deren Geschwister. Beide Patientengruppen wiesen statistisch signifikant **höhere psychologische Dysfunktionen** (erfaßt durch die Achenbach Verhaltens-Checkliste) auf, sowohl verglichen mit der Normalbevölkerung als auch mit den Geschwisterkindern. Die Schwere der Krankheit und die psychologischen Dysfunktionen konnten sich gegenseitig aber nicht voraussagen. Allerdings korrelierte der mit demselben Instrument gemessene «psychologische Stil» mit der Krankheitsaktivität in dem Sinne, daß Crohn- und Colitis-Patienten mit stärkerer Krankheitsaktivität in vermehrtem Maße Internalisierungstendenzen aufwiesen. Die Autoren schlossen daraus, daß eine bestimmte Art des psychischen Funktionierens die Aktivität der Krankheit beeinflussen könnte, nämlich die Tendenz, die Existenz der Krankheit auf **selbstanklagende Weise** zu erklären und **aggressive Anteile nach innen** zu richten.

North et al. (1990) versuchten einen methodenkritischen Ansatz zu verfolgen. Sie untersuchten 138 Studien (Zusammenhang von Colitis ulcerosa und psychischen Faktoren) auf ihren methodischen Gehalt. Dabei legten sie vor allen Dingen Wert auf das Vorhandensein einer geeigneten Kontrollgruppe, auf die Art und Weise der Datenerhebung und auf die diagnostischen Kriterien. Sie fanden heraus, daß in den Studien, in denen eine Verbindung zwischen Colitis ulcerosa und psychischen Faktoren gefunden wurden, erhebliche methodische Lücken vorlagen, wogegen «solide Studien» (gekennzeichnet durch klare Zuordnung zu diagnostischen Kriterien des DSM-III) **keine Zusammenhänge zwischen dieser Erkrankung und klassifizierbaren psychischen Störungen** ergeben hätten. Ihre Schlußfolgerung aus dieser Untersuchung, daß nämlich das Konzept der psychosomatischen Krankheit in bezug auf die Colitis ulcerosa obsolet geworden sei, ist allerdings methodisch ebenfalls nicht zu halten. Denn das psychosomatische Modell geht ja nicht davon aus, daß die somatischen Symptome signifikant häufig von psychiatrischen begleitet würden, sondern legt die Annahme zu Grunde, daß innerpsychische Konflikte kaum in psychischen, sondern hauptsächlich in somatischen Symptomen ausgedrückt würden.

Es kann somit gesagt werden, daß das Vorhandensein psychosomatischer Zusammenhänge bei den entzündlichen Darmkrankungen durch empirisch vergleichende Studien weder bewiesen noch widerlegt ist. Die meist simplifizierenden Modelle, die den empirischen Studien zugrunde liegen, (also z. B. das Modell von der Gleichzeitigkeit von somatischen und psychischen Symptomen) sind häufig so angelegt, daß Zusammenhänge gar nicht gefunden werden können.

Eine Reihe von Forschergruppen beschäftigte sich mit der Suche nach spezifischen **Beziehungsstrukturen in Familien,** in denen ein Kind an Colitis ulcerosa oder Morbus Crohn erkrankt war. Zimand et al. (1986) fanden in den Familien mit Crohn-Patienten eine signifikant geringere Scheidungsrate (6,8%) als bei Familien mit Colitis-Patienten und solchen, in denen Kinder rezidivierende Bauchschmerzen ohne somatische Ursache hatten (jeweils 20%). Liedtke (1987) fand bei einer vergleichenden Untersuchung an Familien von Colitis-Kindern mit solchen von neurotisch gestörten Kindern Mütter, die durch eine behütende Haltung im Sinne einer Protektion auffielen. Die Väter zeigten sich einfühlsam und kontaktsuchend, aber mit einer geringen Neigung zur Selbstkritik.

Overbeck (1985) verglich, in eine breit angelegten Studie, «Colitis-Familien» (21) mit «Asthma-Familien» und 2 Kontrollgruppen, nämlich einer Gruppe mit Familien mit neurotisch erkrankten Kindern und einer mit Familien mit bluterkranken Kindern. Zur Anwendung kam eine Reihe von psychodiagnostischen Testverfahren, die sich auf die Persönlichkeiten der Eltern und der Kinder sowie auf die familialen Beziehungen erstreckten sowie tiefenpsychologisch orientierte Familieninterviews. Bei der Untersuchung der Elternpaare mit dem Giessen-Test zeigte sich besonders deutlich, daß, im Gegensatz zu den Asthma-Familien, die Eltern der «Colitis-Familien» besonders bemüht waren, möglichst «normal» zu erscheinen. Es bestand eine Art «Pseudogegenseitigkeit und Pseudoeinigkeit», wobei die Partner um die depressive Position rivalisierten. Vom Partner wurde jeweils ein Bild entworfen, welches praktisch dem Selbstbild entsprach, und es scheint eine Unfähigkeit zu bestehen, Unterschiede wahrzunehmen. Im Gegensatz zu den Asthma-Familien, in welchen eine starke Rivalität um die Positionen Dominanz versus Gefügigkeit vorlag, war bei der Colitis-Gruppe die **Komplementarität der Geschlechterpositionen** deutlich ausgeprägt (Seebach-Herberth, J., et al., 1985). Overbeck beschreibt, daß in der personenbezogenen Auswertung keine signifikanten Abweichungen zur Standarderhebung aufträten, die Eltern – jeder für sich – also normal erschienen. Auffällig sei eine starre komplementäre Rollenaufteilung zwischen beiden Eltern. Bei den Berichten der Eltern über das Verhalten ihrer Kinder falle die **Tendenz zur Verleugnung** auf, die offenbar einem Wunsch nach Normalität entspreche. Aus der Sicht der Kinder (family relation test, Familienbeziehungstest) sei die «Beziehungsarmut» der Familienmitglieder untereinander am auffälligsten. Die Colitis-kranken Kinder entwürfen von der Familie ein zwar kohärentes, aber in sich starres Bild, in dem über die reine Rollenadäquanz hinaus kaum Individualität ausgedrückt werde. An Gegenübertragungsreaktionen in den Familieninterviews fielen u. a. Ohnmachtsgefühle, Resignation, Hilflosigkeit und versteckte Wut auf. Bei der diagnostischen Zuornung kamen die Autoren zu dem Schluß, daß, im Vergleich zu den Kontrollgruppen, bei den Colitis-Familien die Fixierungen am frühesten seien und im oral-analen Bereich lägen, wobei **unreifere Abwehrmechanismen überwiegen** würden und die Selbst-Objekt-Differenzierung am schwersten gestört sei. In ihren Beziehungen gehe es den Patienten fast nur um das Problem der individuellen und familial-narzißtischen Homöostase. **Aggression scheine bedrohlich** zu sein, entsprechend werde stark harmonisiert, verleugnet und **projiziert**.

Wood et al. (1989) untersuchten «vor dem Hintergrund des Modells der psychosomatischen Familie» von Minuchin jeweils 40 Familien mit Kindern mit Morbus Crohn, Colitis ulcerosa oder funktionellen Bauchbeschwerden mittels einer standardisierten Auswertung von auf Video aufgezeichneten Familieninteraktionen, einem gemeinsamen Familienmittagessen und einem Interview. Dabei fanden sie signifikante Korrelationen zwischen Dysfunktionalität in der elterlichen Paarbeziehung, der Tendenz, diese mittels der Kinder zu lösen («Triangulation») und einem Gesamt-Score psychosomatischer Funktionsweisen auf der einen Seite und der durch Laborbefunde ermittelten Krankheitsaktivität auf der anderen Seite. Dabei gab es allerdings auch deutliche Unterschiede zwischen den Colitis- und den Crohn-Familien, wobei letzte die beschriebenen Merkmale deutlich häufiger aufwiesen. Die Autoren kommen zusammenfassend zu dem Schluß, daß sich wahrscheinlich **familiale, individuell-psychologische und somatische Faktoren reziprok gegenseitig beeinflussen.**

Ein weiterer Forschungsschwerpunkt besteht in der Suche nach möglichen psychischen **Auslösefaktoren für die Ersterkrankung oder für erneute Schübe** der entzündlichen Darmerkrankung. Feiereis (1990 b) fand mittels standardisierter Interviews bei der Mehrzahl der Patienten einen Zusammenhang zwischen Konflikt und Krankheitsschub. Bei etwa der Hälte der Morbus Crohn- Kranken bestanden Ambivalenzkonflikte, **Überforderungs- und Trennungserlebnisse.** In Verbindung mit den häufig bei Crohn-Patienten vorhandenen Trennungskonflikten könne die oft äußerlich dargestellte «Pseudounabhängigkeit» als Abwehr der eigentlich passiven Wünsche und als Enttäuschungsprophylaxe verstanden werden. Im Gegensatz zu den Trennungsängsten bzw. den nahen und erlebten Trennungen und der damit verbundenen Konflikte bei Crohn-Patienten sieht Feiereis (1990 a) bei Patienten mit Colitis ulcerosa eher **Verlusterlebnisse,** die phantasiert werden, drohen oder eingetreten sind, als häufige Auslösefaktoren. Overbeck (1985) fand in der bereits erwähnten Studie über Familien Colitiskranker Kinder ein häufiges Vorhandensein tragischer, z. T. sehr früher Personenverluste, die die Eltern der Kinder, durch den Tod eines oder beider Elternteile oder von Geschwistern, erlitten hatten. Wahrscheinlich aus diesem Grund werden, aus der Sicht der Eltern, bei den Kindern als besonders belastende Ereignisse solche angegeben, die mit Trennungserlebnissen verbunden sind. Todesfällen in der Großelterngeneration wird die größte Bedeutung zugemessen, danach folgen Krankenhausaufenthalte des Kindes und Wohnungswechsel. «Selbstverschuldete» Trennungsbelastungen für das Kind, wie z. B. Scheidung der Eltern oder Berufstätigkeit der Mütter, kommen nicht vor.

Im Gegensatz zu der Annahme spezifischer Auslösemechanismen, die eine spezielle Dynamik und damit die psychosomatische Erkrankung auslösen, stehen die Hypothesen der «life-event»-Forschung. Diese geht davon aus, daß es **keine spezifischen, im Zusammenhang mit der Erkrankung stehenden life-events** gäbe, die als schubauslösendes Ereignis mit der Krankheit assoziiert werden könnten, sondern daß eher das **Zusammentreffen mehrerer unspezifischer, auch unterschiedlich gravierender Ereignisse** die Krankheit oder einen Schub auslösen könnten (von Wietersheim, J., et al., 1989).

Psychodynamische Aspekte

Das Bestreben, ein psychosomatisches Modell der Entstehung entzündlicher Darmerkrankungen zu entwickeln, stößt auf schwierige methodische Probleme. Die breite Untersuchung repräsentativer Stichproben kann zwar einen Überblick über die Erkrankung bei einer größeren Zahl von Patienten in verschiedenen Entwicklungssituationen, Krankheitsstadien, mit und ohne vorbestehende psychische Symptome etc. geben. Aber nur die Beschäftigung in langfristigen Psychotherapien mit einer kleineren Anzahl von Patienten wird ein vertieftes Verständnis der intra- und interpsychischen Dynamik dieser Störung ermöglichen. Die Patienten, die einer solchen Therapie zugeführt werden, stellen jedoch eine Auswahl dar und dürfen wahrscheinlich nicht als repräsentativ angesehen werden. Nach allem, was aus vielfältigen Fallberichten zu ersehen ist (Frank, H., 1988, Drömann, S., 1984, Knölker, U., 1986), liegen bei diesen Patienten keine gleichartigen oder spezifischen Konflikte vor, die zwingend mit dem Ausbruch der Erkrankung verbunden wären.

Im psychotherapeutischen Umgang mit entsprechend erkrankten Kindern und Jugendlichen oder ihren Familien spiegelt sich oft die in der empirischen Forschung immer wieder aufgestellte Frage wider, ob die **psychischen Befindlichkeitsstörungen nun Folge oder Ursache der somatischen Erkrankung** seien. Es scheint den Patienten und ihren Familien häufig besonders darauf anzukommen, daß man sie als psychisch unauffällig und normal anerkennt und daß psychische Symptome keinesfalls in Verbindung mit der Entstehung oder Erhaltung der Krankheit gebracht werden. Den Patienten und den Familienangehörigen ist es wichtig, als unter einer schicksalhaften Krankheit Leidende wahrgenommen zu werden, wenn möglich ohne weitere Beachtung lebensgeschichtlicher oder psychosomatischer Zusammenhänge. Die Frage nach psychosomatischen Zusammenhängen wird oft als Angriff erlebt, welcher keinesfalls hilfreich, sondern eher zusätzlich leidbringend ist. Dieses Erleben der Patienten spiegelt sich auch im wissenschaftlichen Diskurs wieder, beispielsweise in dem bereits erwähnten Überblicksaufsatz von North et al. (1990), in dem davon gesprochen wird, daß Patienten mit Colitis ulcerosa «über Jahre nicht nur unter ihrer Krankheit, sondern auch unter dem Stigma des psychosomatischen Etiketts leiden» müßten. Eine solche Abwehr gegenüber einem psychosomatischen Verstehensansatz ist bei Patienten, die schon lange und chronisch erkrankt sind, recht oft zu bemerken. Dagegen ist, gerade bei Kindern und Jugendlichen, im Frühstadium der Erkrankung der Zusammenhang zwischen Psyche und Soma häufig noch deutlich spürbar und kann auch von den Patienten benannt werden.

Im folgenden soll, anhand eines Beispiels, aufgezeigt werden, welche Rolle, im Erleben der Patienten, der Zusammenhang zwischen Psyche und Körper im Frühstadium hat und wie dieser psychosomatische Zusammenhang im Verlauf der Erkrankung zerreißen kann:

Die 13jährige Doris wurde konsiliarisch kinderpsychiatrisch untersucht anläßlich des ersten Rezidives einer Colitis ulcerosa, welche 1 Jahr zuvor ihren Anfang genommen hatte. Anlaß für diese Untersuchung war eine deutlich depressive Stimmungslage während des Krankenhausaufenthaltes. Doris schilderte sich als Einzelgängerin, welche ständig unter dem Gefühl litt, den Ansprüchen anderer, insbesondere der Eltern, nicht gerecht zu werden. Sie sei schlecht in der Schule, faul, habe meist Lust auf etwas anderes, wenn sie eigentlich arbeiten müsse. Sie sei ein Mädchen, welches die Eltern ständig enttäusche. Zum Zeitpunkt des Krankheitsausbruches erwartete sie ein schlechtes Schulzeugnis und erlebte den Ausbruch der Krankheit wie eine Strafe für ihr Versagen. Gleichzeitig berichtete sie, daß sie mit ihrem sich pubertär verändernden Körper überhaupt nicht zurechtkomme und ihn auch nicht positiv besetzen könne. Kurz vor Krankheitsbeginn hatte sie ihre erste Monatsblutung gehabt und dabei unter großen Beschwerden gelitten. In diesem Zusammenhang sagte sie im Erstgespräch, daß sie manchmal am liebsten alles rausnehmen lassen würde, den Darm und alles ..., wobei sie ausdrücklich ihre Genitalorgane miteinbezog.

Zum Zeitpunkt des **Erstinterviews** sah die Patientin durchaus einen Zusammenhang zwischen ihrer psychischen Situation und ihrem Körper, welchen sie, insbesondere in seiner beginnenden Weiblichkeit, negativ besetzte. Sie verarbeitete den Krankheitsausbruch depressiv und mit Schuldzuweisungen, was durchaus auch ihrer Erlebensweise vor Krankheitsbeginn entsprach. Ohne eigentliche Interpretationen ließ sich, auch im Gespräch mit den Eltern, die Entstehung der schweren chronischen Erkrankung in die Gesamtentwicklung der Patientin einbetten, die geprägt war von psychischen Hemmungen, Konflikten und einer deutlich depressiven Persönlichkeitsstruktur. Infolgedessen wurde eine psychotherapeutische Einzelbeltreuung, kombiniert mit Familiengesprächen, vereinbart.

Der **Verlauf der Krankheit** bei Doris war ungünstig. Noch im folgenden Jahr kam es zu einem dritten Rezidiv, worauf die Resektion eines größeren Colon-Abschnittes mit vorübergehender Anlage eines Anus praeter durchgeführt wurde. Die Patientin war über lange Zeit recht depressiv, schien aber von den Einzelgesprächen zu profitieren. Ca. 1 Jahr später – mittlerweile hatte sich auch der verbleibende Darmabschnitt entzündet – brach sie jedoch die Psychotherapie ab. Im abschließenden Familiengespräch wirkte sie hypomanisch, gab sich albern und wechselte dauernd das Thema. Sie beschrieb sich selber als psychisch völlig ohne jedes Leiden und sah sich auch in der Schule ohne Probleme. Die Einzelgespräche habe sie als lästig empfunden, fast wie aufgezwungen. Sie wolle auf keinen Fall die Therapie fortführen, da sie im Grunde nicht wisse, worüber sie reden solle. Die Eltern betonten, daß ihre Tochter ausschließlich körperlich krank sei und daß es von daher eigentlich auch keinen Grund für eine Psychotherapie gäbe.

Die beschriebene Dynamik ist, anläßlich des Versuchs eines psychotherapeutisch orientierten Behandlungsansatzes, bei Patienten mit entzündlichen Darmerkrankungen häufig anzutreffen. Zumeist geht der Störung eine **deutliche neurotische Entwicklung voraus,** die aber mit Ausbruch der Krankheit und während des Verlaufs **immer weniger sichtbar** und schließlich nach einiger Zeit auch **retrospektiv verleugnet** wird. Dieser Ablauf erscheint manchmal so, als ob die körperliche Krankheit die psychische Krankheit «ersetze», sie biologisch umgeschrieben habe. Im Falle von Doris scheint ihr psychisches Leiden, ihre Depressivität, ihre Probleme mit ihrem eigenen Körper und auch die Konflikthaftigkeit in der Familie durch einen operativen Akt, symbolisiert im chirurgisch entnommenen Darmabschnitt, entfernt worden zu sein. Die Bedeutung der Krankheit und der lebensgeschichtliche Zusammenhang gingen dabei verloren.

Es spricht aus psychotherapeutischer Erfahrung einiges dafür, daß Konflikte bei solchen Patienten eher auf Fixierungen an frühkindliche (prägenitale) Stufen der Trieb-Entwicklung und der Objektbeziehungen beruhen (de Boor, C., 1966) und daß der zunächst auf der psychischen Ebene spürbare Konflikt in einer regressiven Bewegung ins Somatische zurückgedrängt wird. Ähnlich wie beim Säugling kann dann nicht mehr zwischen einer psychischen und einer somatischen Welt unterschieden werden, es gibt danach nur noch ein psychophysisches Ganzes, welches sich bevorzugt im Somatischen ausdrückt und dort auch zu **manifesten Organveränderungen** beitragen kann. Mitscherlich (1954) spricht von einer «Regression auf Lösungsformen durch organische Abläufe» eines zuvor in der Neurose perseverierenden Konfliktes. Eine in ihrer Unabwendbarkeit chronifizierende Krise wird in seinem Modell in einer ersten Phase der Verdrängung mit neurotischer Symptombildung nur unzureichend bewältigt. In einer zweiten Phase erfolgt deshalb die Verschiebung in den Bereich biologisch- körperlicher Abwehrvorgänge, was Mitscherlich eine **zweiphasige Verdrängung** nannte.

Daß in einem solchen Fall der Zusammenhang zwischen psychischem Konflikt und somatischer Störung von den Patienten und auch von den Familien fast unwiderruflich zerrissen wird (was im Falle von Doris zu einem Therapieabbruch führte), liegt daran, daß die Projektion des Konfliktes und des damit verbundenen Unbehagens auf das Organische mit einem **erheblichen Krankheitsgewinn** einhergeht. «Durch den fast noch unwidersprochenen Konsens der Wissenschaften, bei organischen Krankheiten nur den apersonalen, anonymen, somatischen Abläufen Aufmerksamkeit zu schenken, ist in dieser auch zur Kollektivmeinung der Öffentlichkeit gewordenen Anschauung ein mächtiger, sozial gesicherter Schutz für den Verdrängungsvorgang miterworben.» (A. Mitscherlich, 1954, pp. 576). Ist der Prozeß der Somatisierung einmal fixiert, erlangt das pathologische Organgeschehen sekundäre Autonomie. Mitscherlich spricht in diesem Zusammenhang von einem «irreversiblen Zerreißen des psychosomatischen Simultangeschehens».

Dieses in der individuellen Dynamik sichtbare Geschehen findet im wissenschaftlichen Diskurs seinen Niederschlag, indem sich die «Somatiker» und die «Psychiker» quasi um die Ätiologie der Störung «streiten», wodurch die Krankheit nicht mehr als der Ausdruck eines noch nicht ausreichend erforschten dynamischen Systems von psychischen und körperlichen Interdependenzen verstanden werden kann.

Psychotherapeutischer Zugang

Entsprechend der oben dargelegten Psychodynamik stößt der psychosomatisch orientierte Arzt und Psychotherapeut auf eine Reihe von Schwierigkeiten im Umgang mit solchen Patienten und ihren Familien. Die Gefahr besteht immer darin, daß er als Vertreter eines möglichen Zusammenhanges zwischen somatischen und psychischen Geschehnissen, welcher von den Patienten angstbedingt zerrissen wurde, nicht mehr als Helfer, sondern als Feind erlebt wird. Sowohl der diagnostische als auch der therapeutische Zugang ist von vielen Faktoren abhängig, unter anderem davon, zu welchem Zeitpunkt im Verlauf der Krankheit der Kinder- und Jugendpsychiater bzw. -psychologe konsiliarisch hinzugezogen wird und welche Einstellung der überweisende Arzt zu einer integrierten, bio-psycho- sozialen Verstehensweise hat. Ein möglichst früher, konsiliarischer Auftrag, verbunden mit der Überzeugung des Überweisenden, daß im Bereich der Psychodynamik und einer psychotherapeutischen Beziehung eine hilfreiche Ressource liegen kann, ist sicher günstiger als ein Abklärungs- und Therapieauftrag zu einem Zeitpunkt, in dem die Krankheit schon stark chronifiziert ist und der Patient und seine Familie eine resignative Haltung eingenommen haben, oder wenn die Überweisung geprägt ist von einer starken Ambivalenz des überweisenden Kollegen gegenüber concommittierenden, psychodynamischen Aspekten.

Aus den geschilderten Konstellationen geht hervor, daß die psychotherapeutische Vorgehensweise sowohl beim Etablieren eines psychodiagnostisch-therapeutischen Einzelkontaktes als auch bei der Beziehungsaufnahme mit der Gesamtfamilie sehr vorsichtig vonstatten gehen muß. Ein zu schnelles Deuten von möglichen bio-psycho-sozialen Zusammenhängen macht den Patienten in der Regel Angst und kann durchaus körperliche Verschlechterungen und Krisen zur Folge haben. Oft müssen die Gespräche anfangs eher stützend sein. Grundsätzlich sollten sie vom Erleben des Patienten, auch im Hinblick auf den Körper und seine Krankheit, ausgehen. Oft sind als erstes entspannungstherapeutische Maßnahmen (wie z. B. autogenes Training) indiziert. Es ist wichtig, daß der Patient und seine Familie sich, mit und in der Krankheit sowie in dem primär körperlich erlebten Leiden, akzeptiert fühlen. Wenn sich die Interaktionspartner auf eine längerfristige, psychotherapeutisch orientierte Beziehung einlassen, entstehen auf der therapeutischen Seite oft Gegenübertragungsprobleme in der Form, daß der Therapeut sich in seiner therapeutischen Identität beschnitten und an die eigentlichen Zusammenhänge gar nicht «herangelassen» fühlt.

Der an einer Colitis ulcerosa erkrankte, 17jährige Alexandro wurde zur jugendpsychiatrischen Diagnostik und psychotherapeutischen Behandlung überwiesen, 1 Jahr nachdem er an einer hoch akut verlaufenden Colitis ulcerosa erkrankt war, die bereits wenige Monate nach Erkrankungsbeginn, trotz intensiver konservativer Therapie, zu einer ersten Darmresektion geführt hatte. In der Folge machte er einen postoperativen Dünndarmileus durch und entwickelte einen transabdominalen Abszeß und ein Rezidiv im verbleibenden Rektumstumpf, so daß, unbesehen des jugendlichen Alters, ein endgültiger Anus praeter angelegt werden mußte. Den behandelnden Ärzten und Krankenschwestern war eine starke depressive Verstimmung des Jugendlichen sowie eine enge Mutter-Sohn-Beziehung aufgefallen, in deren Rahmen er wenig Selbständigkeit entwickelte. Bei der Psycho-Diagnostik stellte sich heraus, daß der Junge schon vor der Erkrankung psychisch auffällig gewesen war, daß eine überaus enge Beziehung an seine Mutter bei gleichzeitiger Abwertung des Vaters bestanden hatte und daß die Krankheit kurz nach dem Auszug der älteren Schwester aus der Familie ausgebrochen war. Bei den ersten Gesprächen war er dankbar, jemandem seine ganze Leidensgeschichte erzählen zu können und erfreut, daß auch jemand bereit war, mit seiner Mutter zu reden, die er ausgeprägt selbstbezogen und wenig autonomiefördernd erlebte.

Nachdem die Durchführung einer Psychotherapie vereinbart worden war, wurde der Kontakt schwieriger und mühsamer. Es fiel ihm schwer, sich psychisch tiefer einzulassen. Er verhielt sich weitgehend passiv, wobei sich schon bald eine Übertragungs-Gegenübertragungskonstellation entwickelte, bei der er die psychotherapeutischen Bemühungen passiv-masochistisch «über sich ergehen ließ», was in der Umkehr für den Therapeuten zur Qual wurde. Immer wieder betonte Alexandro, er wolle eigentlich gar nicht kommen und brauche die Therapie nicht, aber er kam doch regelmäßig. Er definierte, je mehr er seine Abwehr verstärkte, den Therapeuten bald als Angreifer, der in seinen Wunden herumwühle. Trotzdem gelang es, eine psychotherapeutische Beziehung mittelfristig aufrecht zu erhalten, in deren Rahmen bald Autonomiewünsche und -ängste (im Rahmen der Adoleszenzentwicklung vor allem die Autonomie über den männlichen Körper und diese von der Mutter und vom Therapeuten) zum Focus wurden. Im Zusammenhang damit besserte sich die depressive Symptomatik, Alexandro wurde aktiver, nahm seine Hobbys wieder auf und konnte auch die Schule zum Abschluß bringen. Im Zeitraum des folgenden Jahres gab es kein weiteres Rezidiv. Auf seinen eigenen, immer entschiedeneren Wunsch hin wurde die Behandlung schließlich beendet.

Das Fallbeispiel zeigt auf, wie schwierig es ist, bei einer bestehenden entzündlichen Darmerkrankung eine Beziehung psychotherapeutisch zu gestalten. Immer wieder wird vermieden, einen gemeinsamen Raum entstehen zu lassen, in welchem es um psychische Abläufe geht und emotionale Bewegungen zugelassen werden können. Eine Gefahr besteht darin, daß sich Patient und Therapeut in einen (sado-masochistischen) Machtkampf verstricken, in welchem die anal-narzißtischen Abwehrmechanismen des Patienten in zunehmender Weise in Handlung umgesetzt werden. Trotzdem kann eine Psychotherapie hilfreich werden, nämlich dann, wenn es gelingt, die therapeutische Position aufrecht zu erhalten, so daß ein reflektierendes und die Interaktion deutendes Vorgehen möglich bleibt und der Therapeut nicht zum Aggressor wird, der dem Patienten und seiner Familie Zusammenhänge aufdrängen will, welche massiv ängstigend wirken. In diesem Sinn kann die oben beschriebene Therapie durchaus als erfolgreich gewertet werden, weil durch sie und in ihr Entwicklungen zugelassen werden konnten, in deren Folge sich auch größere Autonomiemöglichkeiten innerhalb der bis dahin verklammerten Mutter-Sohn-Beziehung ergaben.

Eine längerfristige Psychotherapie wurde bei der 14jährige Petra möglich. Petra war ein halbes Jahr vor Therapiebeginn an einer Colitis ulcerosa erkrankt. Sie war bereits als Kind von einer Kollegin der **Therapeutin wegen Adipositas**, verschiedener Verhaltensprobleme und einer krisenhaften Entwicklung in der Familie psychiatrisch betreut worden. Mittlerweile hatten sich die **Eltern geschieden**. Petra lebte mit ihrer Schwester bei der Mutter und vermißte ihren Vater sehr, der sich kurz vor ihrem Krankheitsbeginn mit einer neuen Freundin verbunden hatte. In diesem Fall gelang es schon in den ersten Kontakten, die in den Vorabklärungen gemeinsam erarbeiteten Konflikte und psychischen Probleme wieder aufzugreifen und auch die **depressive Verarbeitung der Trennung vom Vater** zu benennen. Es wurde weniger darüber gesprochen, ob nun diese Probleme ursprünglich mit der Krankheit zusammenhingen. Das Erleben der Krankheit stand für die Jugendliche im Vordergrund: insbesondere ihre schlechte körperliche Befindlichkeit, ihre Ängste und Todesphantasien sowie ihre suizidalen Gedanken, aber auch der sekundäre Krankheitsgewinn durch die Abnahme schulischer Forderungen sowie die Frage nach einer möglichen Operation. Darüber hinaus konnte aber auch über ihre Beziehung zum Körper, unabhängig von Krankheit und vor allem im Zusammenhang mit ihren Konzepten über Weiblichkeit und Sexualität, gesprochen werden. Es entwickelte sich eine Übertragungsbeziehung, in der sich die in der Entwicklung sowohl an Mutter und Vater erlebten Enttäuschungen widerspiegelten, was sich teilweise in einer Abwertung der gemeinsamen Arbeit äußerte. Aufgrund des guten therapeutischen Kontaktes konnte dies jeweils aber angesprochen und bearbeitet werden, so daß die Beziehung nie in Gefahr geriet, sondern sich diese Dynamik im Gegenteil entwicklungsfördernd auswirkte. Beide Eltern wurden einbezogen, es gab mehrere beratende Gespräche mit der Mutter und auch während des Therapiezeitraumes eine Wiederaufnahme des Kontaktes zum Vater. Ebenso bestanden regelmäßige Kontakte zwischen der Psychotherapeutin und dem somatisch behandelnden Arzt, welcher aufgrund des trotz einiger leichter Rezidive guten Verlaufes die ursprünglich geplante Darmresektion auf unbestimmte Zeit «verschob».

Zusammenfassend läßt sich also festhalten, daß die im wissenschaftlichen Diskurs vorhandene Kontroverse um eventuelle psychosomatische Zusammenhänge bei entzündlichen Darmerkrankungen sich häufig als Widerstandsform sowohl in der individuellen als auch in der familienorientierten psychotherapeutischen Behandlung wiederfindet. Die Verbindung zwischen Psychischem und Somatischem ist im Erleben der Patienten oft so weit verlorengegangen, daß der psychotherapeutische Umgang damit auf Schwierigkeiten stößt und das Procedere gegenüber einem Standardvorgehen erheblich modifiziert werden muß. Der psychosomatisch orientierte Arzt steht vor der Aufgabe, die Patienten in ihrem primär somatischen Erleben zu akzeptieren und eine Beziehung sich entwickeln zu lassen, in der seine psychotherapeutische Identität und auch sein eigenes psychosomatisches Verständnis nicht verleugnet werden müssen. Gelingt es, einen Kontakt zwischen diesen beiden artifiziell getrennten Erlebens- und Verstehensweisen zustande zu bringen, so kann dies auf den Verlauf der Krankheit, die Krankheitsverarbeitung und die Gesaymtbefindlichkeit des Patienten und seiner Familie einen klar positiven Einfluß haben.

Asthma bronchiale

Definition, Häufigkeit und Symptomatik

Diese Reaktionsform des Bronchialsystems, welche durch **rezidivierende, reversible Obstruktionen** gekennzeichnet ist und durch unterschiedliche Ursachen und Auslösemechanismen in Gang gesetzt wird, gilt als eine der häufigsten chronischen Krankheiten im Kindesalter (ca. 1–2%). Bei 10jährigen Kindern dürften zwischen 4 und 10% an asthmoiden Beschwerden leiden. Vor der Pubertät sind die Jungen etwas häufiger betroffen als die Mädchen. Bis zur Pubertät hin verliert sich die Symptomatik spontan bei etwa der Hälfte der Fälle. Bei 10% der Patienten dauert das Asthma bronchiale bis in die Adoleszenz hinein und weiter. Eine Kombination mit atopischer Dermatitis macht die Prognose ungünstiger.

Die klinische **Symptomatik** besteht in einer anfallsweisen Obstruktion der Bronchien, welche infolge eines Spasmus der Bronchialmuskulatur und der Produktion eines zähflüssigen Sekretes sowie durch eine ödematös-hyperämische Schwellung der Bronchialschleimhaut zustandekommt. Beim Säugling und Kleinkind manifestiert sich das Asthma meist im Rahmen einer infektiösen Lungenaffektion oder als asthmoide Bronchitis mit schleichendem Beginn. Nicht selten ist das Asthma mit den anderen Symptomen des Atopie-Syndroms (Dermatitis atopica, Rhinitis vasomotorica) verbunden, deren Erstmanifestation zu ähnlicher Zeit wie die des Asthmas, d. h. zwischen etwa dem 6. und 12. Lebensmonat, zu verzeichnen ist. Die exspiratorisch-obstruktiven Krisen erfolgen mit Vorliebe nachts. Während des Anfalls sind die Kinder infolge der Erstickungsangst unruhig. Die Angst selbst verstärkt in einem Kreisprozeß die Atemnot. Als leicht gelten bis zu 5, als mittelschwer bis zu 10 und als schwer bis zu 20 Anfälle pro Jahr (Hofman, D., 1983). Bei schwerem Asthma bestehen meist Infekte der Luftwege und eine respiratorische Insuffizienz.

Asthma bronchiale ist also, was Diagnostik und Therapie anbetrifft, eine gut dokumentierte, weitgehend somatische Erkrankung. Die Genese ist unklar, den Anzeichen nach multifaktoriell. Der psychische Anteil an der Genese, aber auch am Krankheitsverlauf, ist, vor allem was Patienten mit schwerer Ausprägung der Krankheit angeht, unbestritten.

Praktisch immer besteht eine bronchiale **Übererregbarkeit,** kombiniert mit einer **psychischen Übererregbarkeit.** Die Stimulationsbereitschaft der Mastzellen ist gesteigert. Zu den ursächlichen Faktoren gehören solche, die primär immunologische Reaktionen auslösen und solche, welche mit unspezifischen Reaktionen verbunden sind. Vielfach gibt es auch gemischte Formen.

Klassifikation

Im **DSM-III-R** wird das Asthma unter die körperlichen Zustände, bei denen psychische Faktoren im Sinne eines Beitrages zur Entstehung oder Verschlimmerung eine Rolle spielen (316.00), subsummiert. Die entsprechenden **diagnostischen Kriterien** sind folgende:

1. Psychisch bedeutsame Umweltreize stehen in einem zeitlichen Zusammenhang mit dem Beginn oder der Verschlimmerung eines spezifischen körperlichen Zustandes oder einer spezifischen körperlichen Störung (verschlüsselt auf Achse III).
2. Dem körperlichen Zustand liegt entweder ein nachweisbarer pathologischer Organbefund oder ein bekannter pathophysiologischer Prozeß zugrunde.
3. Der Zustand erfüllt nicht die Kriterien einer somatoformen Störung.

Asthma bronchiale wird in der **ICD-10** unter F 54 (psychologische Faktoren oder Verhaltensfaktoren bei andernorts klassifizierten Erkrankungen) und J 45.9 codiert. F 54 bedeutet, daß psychische und Verhaltenseinflüsse in der Ätiologie einer körperlichen Krankheit wahrscheinlich eine wesentliche Rolle spielen, aber meist unspezifisch und langanhaltend sind (wie z. B. Sorgen, emotionale Konflikte oder ängstliche Erwartung).

Entwicklungspsychologische Aspekte

Das **Asthma beim Säugling oder Kleinkind** beginnt häufig zwischen dem 6. und 12. Lebensmonat und verschwindet im Verlaufe des 3. Lebensjahres. Diese Säuglinge zeigen zumeist eine auffällig leichte und gute Kontaktfähigkeit, auch zu Fremden, sind in ihrer übrigen Entwicklung unauffällig, aber durch eine fehlende Acht-Monats-Angst gekennzeichnet (Foliot, Ch., 1985).

Durch Kreisler (1974) sind bei diesen Kindern zwei Auffälligkeiten hervorgehoben worden:

– Die **Überlastung der Zweierbeziehung** durch die vorzeitige Einführung eines Dritten (z. B. bei wechselnden Pflegepersonen). Die Mutter bietet nicht genügend Schutz und Kontinuität. Das Kind regrediert auf die Dualbeziehung und fixiert sich dort.

– Die Mutter bietet eine sehr **exklusive Beziehung** mit besonders großem Einfühlungsvermögen und übersteigerter Fähigkeit zu affektiver Einstimmung an, die einen überbehütenden Charakter besitzt. Befriedigung soll nur im Kontakt zu ihr erlangt werden können. So wird das Kind von der Triangulation ferngehalten, progressive Tendenzen werden blockiert. Es erfolgt eine Verwöhnung durch übermäßige narzißtische Befriedigung, welche die Individuation und die Autonomieentwicklung behindert. Die Mütter dieser Kinder haben eine Tendenz, in der primären Mütterlichkeit zu verharren und besetzen ihre Identität als Partnerin des Mannes kaum mehr. Sie behalten ihr Kind auf dem Niveau eines Babys.

Es gibt keine besondere Persönlichkeitsstruktur asthmakranker Kinder. Dennoch lassen sich nach Kreisler (1974, 1985 a) Unterschiede zwischen den Kindern **mit** und **ohne Allergien** festhalten. Das 1. Lebensjahr ist sowohl die kritische Zeit der Reifung des Immunsystems als auch ein entscheidender Abschnitt für die Strukturierung der Objektbeziehung (blickerwiderndes Lächeln als erster und Acht-Monats-Angst als zweiter Organisator) (Spitz, R., 1967). Die Säuglinge und Kleinkinder mit Allergien zeigen ein enormes Kontaktbedürfnis, aber keine Wünsche nach längerdauernden und ausschließlichen Beziehungen. Sie wechseln und ersetzen die äußeren Objekte leicht mit neuen, zeigen keine Acht-Monats-Angst, verweilen etwa auf dem Niveau des ersten Organisators und vermeiden auf diese Art und Weise, mittels einer generellen Blockierung, teilweise den Separations-/Individuationsprozeß, die Triangulierung und die Elaboration aggressiver Impulse. Das Verharren auf diesem bezüglich Objektbeziehungen frühkindlichen Entwicklungsniveau wirkt wie eine Vermeidung, um nie in die depressive Position zu gelangen, in welcher das Objekt zugleich bekannt und unbekannt ist, geliebt und gehaßt wird. Auf diese Art und Weise erreichen diese Kinder scheinbar nie eine Entwicklungsebene, auf der Verluste erlebt werden konnten. In der Zeit zwischen der Entwicklung des ersten und des zweiten Organisators, d. h. rund um den 6. Monat, erfolgt meist der Versuch, die Realität der Frustration (z. B. die zeitweilige Absenz der

Mutter) durch eine halluzinatorische Wunscherfüllung zu verleugnen. Dies gelingt den allergischen Säuglingen nicht gut. Die objektunspezifische Beziehungsart ermöglicht es ihnen, nie einen «Fremden» entstehen zu lassen. Statt einer autoerotischen Aktivität bildet sich, infolge Triebblockierung, auf dieser frühen Stufe eine Funktionsstörung (Atopie) aus. Der Preis für die «Lösung» ist aber eine enorme Vulnerabilität, da später keine gut strukturierten Neurosen, sondern prägenitale Funktionsmuster entwickelt werden. Der Mechanismus der Verschiebung wird besonders häufig eingesetzt. Wenn der Aufbau einer Beziehung zum ganzen äußeren Objekt vermieden wird, so kann auch keine entsprechende Introjektion stattfinden. So ist für diese Kinder kein Verlaß auf ihre Fähigkeit, zu einem ganzen inneren Objekt in einer kontinuierlichen Beziehung zu stehen. Sie stützen sich deshalb auf die Außenwelt, auf Dinge, Situationen oder Personen, welche als Hilfs-Ich zu fungieren haben. Hieraus resultiert ihre große Verletzlichkeit und ihre Neigung, bei Trennungen von Dingen, Situationen oder funktionell gebrauchten Personen in schwere seelische Dekompensationen bis zur Depression zu geraten. Kreisler beobachtete, daß die Mütter dieser Kinder völlig unabsichtlich die schwachen integrativen Funktionen ihrer Kinder überforderten. Obwohl vielfach eine Störung der Mutter-Kind-Beziehung beobachtet werden kann (Biermann, G., 1977), gibt es keine spezifische Persönlichkeitsstruktur, d. h. keine «asthmatogene Mutter».

Tritt das Asthma nicht schon beim Säugling oder Kleinkind, sondern erst im **Schulalter** auf, so hält es oft bis zur **Pubertät** an. Regressionen auf eine frühe fusionelle Beziehungsmodalität mit dem Versuch einer primären Identifikation mit der Mutter sind immer wieder zu beobachten. Manifestiert sich das Asthma erst beim **Erwachsenen,** so ist auch dort beim Auftreten der Symptome eine Dekompensation in der Beziehungsmodalität festzustellen, wobei vorgängig das Objekt vor allem funktional gebraucht wurde und dann aus irgendeinem Grund in dieser Funktion ausfiel.

Psychodynamische Aspekte

Atmung wird nötig unmittelbar nach der Geburt, d. h. nach der Auflösung der psychophysischen Einheit zwischen Mutter und Kind. Luft, durch Atmung zugänglich, internalisierte Außenwelt, ersetzt nachgeburtlich scheinbar die umhüllende Mutter. Für den Säugling aber ist neu, daß dieser Austausch, der normalerweise automatisch, rhythmisch und konfliktlos erfolgt, Aktivität erfordert.

Probleme entstehen und werden Teil der Beziehungsinteraktion zwischen Mutter und Kind, wenn Störungen, Krankheiten oder Infekte auftreten, die die Atmungswege blockieren oder den Atmungsvorgang beeinträchtigen. Kommt es rasch zu einer Verschlimmerung der Problematik, so kann diese sowohl bei der Mutter als auch beim Kind akut Angst und Hilflosigkeit auslösen.

Die Symptomatik beinhaltet also eine sporadisch oder chronisch auftretende Störung eines Vorgangs, der ständig notwendig ist und automatisch abläuft, nämlich der Atmung, eines interaktionellen Austausches mit der Umwelt, der trotz oder gerade wegen seiner existentiellen Wichtigkeit nur wenig Spielraum übrig läßt. Er kann jeweils nur für kurze Zeit gestoppt oder willentlich beeinflußt werden und hat, wie viele Vitalvorgänge, eine Eigendynamik, der man sich ausgeliefert fühlen kann. Körperliche Aktivität, aber auch psychische Vorgänge, zum Beispiel das Erleben von Beunruhigung, Angst, Freude, Trauer, Wut oder Verzweiflung, können zu Änderungen in der Atmung (z. B. der Frequenz oder der Atemtiefe) führen. Erlebnismäßig und auch objektiv handelt es sich beim Asthma keineswegs um eine Bagatelle, sondern um einen Zustand, bei welchem sehr rasch eine **existentielle Bedrohung** wahrnehmbar wird.

Das Bemühen, eine Wiederholung der asthmatischen Enge und Angst zu vermeiden, kann sich darauf richten, hypersensibel Unangenehmes gleichsam schon beim Einatmen wahrzunehmen oder zu identifizieren. Diese Tatsache kann – ohne daß damit somatische Theorien aus dem Bereich der Immunologie oder Allergologie in Frage gestellt würden – mithelfen zu erklären, weshalb sich allergische Prozesse verstärken, verringern oder ausdehnen, je nachdem, ob es bei der Angstabwehr darum geht, das auslösende Moment möglichst einzugrenzen, Angst zu «binden» oder prophylaktisch überwachsam zu sein. Dabei spielen in der ersten Lebenszeit allem Anschein nach genetische Faktoren eine bedeutsame Rolle.

Atmungsschwierigkeiten kommt eine besondere Bedeutung in der Beziehung zu. Werden sie manifest als bedrohlich wahrnehmbar, so bedeutet dies Konfrontation mit etwas nicht oder nur mangelhaft Kontrollierbarem. Akute Not ist dann nicht nur für den Betroffenen spürbar, sondern die Störung der Atmung ist mit einer Symptomatik verbunden, die unmittelbar der Umwelt zugänglich ist (anders z. B. als beim Schmerzempfinden, bei dem mehr Spielraum besteht, dies mitzuteilen oder die Äußerung zu unterdrücken).

Verschiedentlich wurde in der Literatur die **Bedeutung der primären Bezugspersonen** für die Genese und den Krankheitsverlauf des Asthma bronchiale beschrieben (starke, aber auch ambivalente Bindung zur Mutter; eher schwacher

Vater). Der «Vater» und nachfolgend die gesamte weitere Umwelt bieten ein Beziehungsangebot, das nicht geprägt ist durch eine vorausgegangene Symbiose und Auflösung der psychophysiologischen Einheit. Er kann, bei einer möglicherweise spürbaren, aber nicht bewußten Enttäuschung an der Primärbezugsperson Mutter, die die automatische, globale Versorgung nicht fortsetzte und das Kind auch mit weiteren Frustrationen, wie z. B. dem Abstillen, konfrontieren mußte, eine Möglichkeit für eine Kompensation auf der Beziehungsebene darstellen.

Schon früh im Laufe der Entwicklung wird die Symptomatik auch zu einem wesentlichen Bestandteil der Beziehung zur Mutter. Ist die Mutter ängstlich oder unsicher, so reagiert sie möglicherweise emotional auf potentielle Schwierigkeiten des Kindes, z. B. wenn dieses Mühe hat, zu atmen, d. h. «ohne sie», also außerhalb der psychophysiologischen Einheit, zu leben. Besonders unsicher kann eine Mutter werden, wenn es sich um das erste oder das einzige Kind handelt oder wenn die Mutter selbst ungute Erinnerungen an (noch) bestehende Konflikte mit der eigenen Mutter hat. Überbeschützend mag sich eine Mutter aber auch verhalten, wenn der Vater nicht hinreichend (aus welchen Gründen auch immer) der Mutter deutlich machen kann, daß das gemeinsame Kind gut, in Ordnung und lebensfähig ist. Bei den Symptomen des Asthma bronchiale wird vielleicht eher als bei einer anderen Krankheit wahrgenommen, daß Not von innen und Hilfe von außen her kommt. Die Mutter kann als gutes, hilfreiches, in der Not präsentes Subjekt erlebt werden. Schon bald können aber auch andere interaktionelle Vorgänge und Erfahrungen mit der asthmoiden Symptomatik verknüpft werden. Die Mutter mag dann z. B. als nicht hinreichend prophylaktisch empfunden werden, als jemand, der nicht fähig ist, sein Kind vor den bedrohlichen Situationen genügend zu schützen.

Die Symptomatik beinhaltet eine merkwürdige **Ambitendenz.** Einerseits bringt sie einen berechtigten und eindrücklichen Appell zum Ausdruck, daß Hilfe, Zuwendung oder Nähe gebraucht werden. Andererseits liegt im Vorgang selbst ein Erleben der Schwierigkeit von Trennung, der Problematik, etwas los zu werden, um fähig zu sein, angemessen Neues aufzunehmen. Das gemeinsame Erleben existentieller Bedrohung kann bei Mutter oder Kind zu einer Intensivierung der wechselseitigen Beziehung beitragen, wenn das Kind wahrnimmt, daß die Symptomatik ihm die Macht verleiht, die Mutter an sich zu binden oder sie mindestens rasch herbeizuholen.

Das Asthma bronchiale scheint, trotz aller damit verbundenen Beunruhigung, ein taugliches Mittel zu sein, verschiedene **paradoxe Konfliktsituationen** zu lösen (z. B. Nähe bei gleichzeitiger Distanz; Sonderbeanspruchung der Mutter und Wunsch nach Autonomie zugleich; Anspruch auf Beachtung, aber ohne konstruktive Gegenleistung; Möglichkeit, täterisch aktiv und dennoch auch Opfer zu sein; sich bescheiden zu verhalten und zugleich Macht auszuüben, ohne daß damit ein Vorwurf verbunden werden könnte; sich tapfer zu zeigen, ohne dies immer wieder durch die Akzeptanz neuer Risiken belegen zu müssen). Asthma bronchiale kann eine Sonderstellung verleihen, die mit wenig gesellschaftlich wirksamer Stigmatisierung verbunden ist. Die Symptomatik ermöglicht, an frühen Beziehungsmodalitäten festzuhalten, ohne daß dies dem Betroffenen zum Vorwurf gemacht werden könnte. Das Erleben von Abhängigkeit wird immer wieder dadurch relativiert, daß schon früh dort «Drittmittel» (z. B. Medikamente, Apparate) und Drittpersonen mit ins Spiel kommen, wo die Möglichkeiten der Mutter nicht ausreichen. Das Gleichgewicht in der Mutter-Kind-Beziehung wird dadurch früh in Frage gestellt, daß die Omnipotenz der Mutter deutlich erlebbare Grenzen hat. Dieses «sowohl als auch» ermöglicht, Konflikte immer wieder nach demselben Grundmuster anzugehen und scheinbar zu lösen. Es beinhaltet aber auch **Beziehungsgefahren**. Denn es ist für beide Bezugspartner nicht einfach, die damit verbundene Ambitendenz auszuhalten und konstruktiv auszudifferenzieren. Oft entsteht, von dem einen oder anderen Beziehungspartner ausgehend, der Wunsch, die Spannung, durch Verlagerung der Akzente in der einen oder anderen Richtung, zu verringern, z. B. überfürsorglich, anhänglich oder latent ablehnend zu sein, verstärkte Autonomie zu fordern oder dann, wenn das nicht möglich ist, Unterwerfung zu verlangen. Diese Beziehungsgefahren sind um so mehr zu gewichten, als sie kaum offen ausgetragen werden können, da die gemeinsame, in der Symptomatik erlebte Bedrohung real ist und sich jederzeit wiederholen kann.

Bezüglich der Verantwortung für die Symptomatik gibt es oft viel Unsicherheit. Eine Übernahme von Verantwortung und Kontrolle für Vorbeugungs- und Behandlungsmaßnahmen ist von Seiten des Kindes wie auch der Erwachsenen erforderlich. Kontrollversagen führt rasch zu Problemen. Diese können nicht nur das Asthma bronchiale, sondern auch die Bezugspersonen, ja das ganze familiale System betreffen. Angst vor dem bedrohlichen Ereignis kann wechselseitig auftreten und Erwartungsangst, Unruhe und emotionale Desorientierung fördern, so daß es in diesen Fällen zu einer zeitweiligen Entlastung und Reduzierung der Symptomatik kommen kann, wenn eine äußere Trennung von den vertrauten Bezugspersonen vollzogen wird.

In der **Adoleszenz,** mit ihrer inneren und äußeren «Ablösung» von den primären Bezugspersonen, entsteht bei der Hälfte der Patienten, bei denen ein kindliches Asthma bronchiale bestand, eine Rückbildung der Symptomatik. Neben somatischen Veränderungen dürfte hierfür vor allem von Bedeutung sein, wie im Verlaufe der Kindheit die Krankheit erlebt wurde, wieviel eigene Angst, z. B. zu dem Zweck, die Umgebung zu mobilisieren, zugelassen werden mußte oder wie sehr sich das Kind durch die Ängstlichkeit der Umgebung «Angst machen» ließ. Beide Erlebnismodalitäten dürften durch die psychische Entwicklung im Rahmen der Pubertät eine Änderung erfahren. Keine Änderung dürfte hingegen eintreten, wenn das Gefühl existentiellen Bedrohtseins durch die Entwicklung hindurch dominant blieb, sei dies aus somatischen oder psychischen Gründen. Dann besteht eher die Gefahr, daß die pubertätsveränderte Wahrnehmung der Einzigartigkeit, aber auch der Begrenztheit des eigenen Lebens, unabhängig von den Aktivitäten und Meinungen der anderen, eher zu einer negativen Reaktion, zu Depression oder Zuflucht in die Regression führt. In solchen Fällen kann der Asthma-Anfall beim Jugendlichen auch zum dringenden Appell werden, der anzeigt, daß der Jugendliche es nicht erträgt, mit der Verantwortung und Fürsorge für die eigene Person alleingelassen zu werden. Entscheidend ist in der Adoleszenzentwicklung aber auch, welche Auswirkung die asthmatische Symptomatik auf die **Entwicklung der Selbstrepräsentanz** hatte, zum Beispiel, ob die Erfahrung einer immer wiederkehrenden, vitalen Bedrohung oder diese einer mehrfach erfolgten Überwindung solcher Gefahr gemacht worden ist.

Wer an Asthma leidet, erfährt möglicherweise immer wieder eine Art Rückinszenierung des Phantasmas, daß die Beendigung der psychophysiologischen Einheit mit der Mutter einem Scheitern gleichgekommen sei und nur durch vermehrten Fremdeinsatz habe wieder aufgefangen werden können. Dies kann beim Betroffenen zu einer verminderten Risikobereitschaft, infolge immer wieder neu erlebter Situationen existentieller Bedrohung, führen, aber auch zum Wunsch, sich gegen Angst auslösende Situationen übermäßig abzugrenzen, so daß Schwere der Krankheit und Behandlungsbedürftigkeit immer wieder negiert werden und ein zu hohes Risiko eingegangen wird.

Therapeutische Aspekte

Therapeutisch ist es sinnvoll, zweigleisig vorzugehen: einerseits die Behandlung somatischer Art durchzuführen, andererseits eine genaue Psychodiagnostik vorzunehmen. Psychotherapeutische Maßnahmen, wie sie im Bereich der Kinder- und Jugendpsychiatrie allgemein angewandt werden, sollten rechtzeitig beginnen und nicht erst bei Vorliegen sekundärer somatischer Störungen mit Chronifizierung. Durch vorschnelle Anwendung und unkontrollierten Gebrauch von Tascheninhalatoren kann, vor allem in der Adoleszenz, eine Sucht und Abhängigkeit von Sympathikomimetika entstehen (bis zum Tod bei schwerem Abusus).

1. Fallbeispiel

Nadja war das zweite Kind ihrer Eltern, ein Wunschkind. Die Schwangerschaft verlief unauffällig, die Geburt erfolgte ohne Komplikationen. Auch die psychomotorische Entwicklung verlief, abgesehen von Eßschwierigkeiten (konnte nicht gut kauen), normgerecht und unproblematisch.

Nadja litt unter Milchschorf (Neurodermitis atopica). 2½jährig wurde ein Asthma bronchiale diagnostiziert. Eine funktionelle und allergologische Untersuchung wurde nicht vorgenommen. Es wurde hingegen ein 5monatiger Höhenkuraufenthalt beschlossen und durchgeführt, den Nadja, nach Schilderung der Mutter, sehr ungut in Erinnerung hatte. Nadja hatte Mühe, ihr Leiden zu akzeptieren. Sie wollte nicht, daß Fremde davon wüßten, wollte «normal» sein. Sie war ein sehr scheues Kind. Die Mutter mußte sie lange auf dem Weg zum Kindergarten und zur Schule begleiten. Nach Beginn der Pubertät schien sich bei Nadja eine positive Änderung abzuzeichnen. Obwohl Nadja früher geäußert hatte «ich gehe nie fort, ich bleibe immer bei Mami», nahm sie jetzt zu anderen mehr Kontakt auf, erwarb sich, zusammen mit ihrer 2 Jahre älteren Schwester, mit der sie sich zunehmend besser verstand, einen Freundeskreis. Bezüglich des Asthmas trat eine wesentliche Besserung ein, was auf einen Wechsel des Arztes und der Behandlungsmethode zurückgeführt wurde. Auch konnte endlich, nach langjährigen weiteren Belastungen, die Ursache eines weiteren Übels gefunden und beseitigt werden, nämlich eines zeitweise penetranten Geruchs aus der Nase. Ursache war ein Fremdkörper, den sich Nadja als Kleinkind unbemerkt in die Nase gestoßen hatte, was zu chronisch schwerst vereiterten Kieferhöhlen geführt hatte.

Nadja schloß die Schule ab und begann eine Lehre, ohne daß sie dabei auf krankheitsbedingte Einschränkungen achtete oder hätte achten müssen.

Am Ausbildungsort kam es dann zu einem unerwarteten, tragischen Vorkommnis. Nach Einnahme eines Analgeticums wegen Menstruationsbeschwerden geriet Nadja plötzlich in einen schweren Status Asthmaticus und wurde erst Minuten später, bewußtlos, zyanotisch und mit Schnappatmung auf der Toilette am Arbeitsplatz gefunden. Durch die herbeigerufene Sanität wurde 6 Minuten später eine Beutelbeatmung vorgenommen. Nach vorübergehender Besserung verschlechterte sich der Zustand der Patientin durch ein postanoxisches Hirnoedem. Die bleibenden Folgen waren schwere Tetraspastizität und Aphasie.

Die nachfolgend nötige Pflege von Nadja war erschwert durch Angst- und Verstimmungszustände, die kaum angehbar waren und das Pflegeteam sehr belasteten. Nadja schien ihre aussichtslose Lage wahrzunehmen und darunter zu leiden. Die Ernährung konnte auf normalem Wege nicht mehr gewährleistet werden, die Patientin verlor rasch an Gewicht und mußte sondiert werden.

Nach 6 Monaten Aufenthalt auf einer Pflegestation kam es zu einem unerwarteten, plötzlichen Tod.

2. Fallbeispiel

Arnos Eltern konnten sich ihren Kinderwunsch nach 5jähriger kinderloser Ehe wegen unklarer Zeugungsunfähigkeit des Vaters nur durch heterologe Insemination erfüllen. Die Mutter stand diesem Vorhaben ambivalent gegenüber. Die Schwangerschaft verlief dennoch gut. Bei der Geburt gab es mäßige Komplikationen. Das Kind mußte 3 Tage in den Inkubator. Die nachfolgende Entwicklung war normentsprechend und gut.

Pflege und Betreuung war beiden Eltern ein großes Anliegen und für beide auch mit Belastung verbunden. Arno machte Schwierigkeiten beim Essen. Die Mutter, die bereits ein Jahr vor der Geburt einmal wegen eines depressiven Syndroms hatte hospitalisiert werden müssen, fühlte sich zunehmend mehr überfordert. Die Familie unternahm einen Wohnortswechsel, zog in der Nähe der Angehörigen des Ehemannes in ein eigenes Haus, was mit vielfältigen Belastungen und Änderungen verbunden war.

Im Zusammenhang damit wurden bei Arno erstmals Atemprobleme in Form eines hartnäckigen Hustens registriert. Etwa zu derselben Zeit nahmen die körperlichen Beschwerden der Mutter sehr stark zu, so daß sie mehrere Wochen im Spital verbringen mußte, ohne daß eine somatische Ursache gefunden werden konnte. Einige Monate darauf wurde, da der Husten von Arno ständig zunahm, nach umfangreicher Untersuchung, ein allergisches Asthma bei ihm diagnostiziert und eine somatische Therapie eingeleitet, die allerdings nur vorübergehend eine leichte Besserung erbrachte. Knapp 1/2 Jahr später unternahm die Mutter einen Suizidversuch und war danach mehrere Monate lang psychiatrisch hospitalisiert. Arno verbrachte diese Zeit bei der Großmutter väterlicherseits. Er war in dieser Zeit fast symptomfrei.

Wenige Wochen nach dem Austritt der Mutter aus der Klinik kam es bei Arno zu einem erneuten Asthmaanfall im Rahmen einer Infektion und ein halbes Jahr später, als sich die Trennung von der Mutter jährte und diese wieder erneut verstärkt Probleme hatte, zu einer deutlichen Exazerbation des Asthmas.

Schon bald nach der Diagnosestellung war von pädiatrischer Seite der Kinderpsychiater zugezogen worden, da sich neben der gesicherten allergischen Ätiologie auch klar eine psychische Komponente gezeigt hatte. Es hatte den Anschein, als ob Arno bei Konflikten mit seiner Mutter den Husten absichtlich einsetzte. Bei der kinderpsychiatrischen Betreuung von Mutter und Kind zeigten sich auf beiden Seiten sehr deutlich Schwierigkeiten. Die Mutter hatte eine liebevolle, materiell überfürsorgliche Art, bei gleichzeitig vielfältig verbalisierter Hilflosigkeit, Überlastung, Bereitschaft zum Aufgeben und immer wieder geäußerter Suiziddrohung. Arno war im Verbalisieren kontrolliert, der Mutter überlegen, im Handeln aber gehemmt. Er konnte es schlecht ertragen, mit Grenzen seiner eigenen Fähigkeiten konfrontiert zu werden, was ängstliche Vermeidung zur Folge hatte. Ebenso ging er jeder möglichen Beeinträchtigung seiner Kontrolle aus dem Wege. Unterlief ihm etwas spontan Aggressives, so folgte unmittelbar darauf ein hysterisches Lachen mit Husten, Atemnot und Zeichen von Scham.

Arno war ein sehr lebhaftes und intellektuell begabtes Kind. Er wirkte jedoch sehr aggressionsgehemmt, bot im Umfeld der Familie, neben den meist nächtlich auftretenden Asthma-Attacken, auch zeitweise Probleme, mit denen er aktiv die Überlastung und Verzweiflung der Mutter schürte (z. B. eine Enkoprese mit deutlich appellativ-demonstrativem Charakter). Obwohl sich die Symptomatik nach einigen Monaten Betreuung gebessert hatte, wurde eine psychotherapeutische Behandlung von Mutter, Kind und immer wieder auch der Gesamtfamilie über längere Zeit hin erforderlich.

Hauterkrankungen

Der Haut als Sinnes- und Grenzorgan zur Umwelt kommt für die seelische Entwicklung des Kindes und für die Beziehungsentwicklung über den gesamten Lebenszyklus hinweg große Bedeutung zu. Seelische Befindlichkeit und Affektzustände werden nicht selten unmittelbar sicht- und spürbar. Die taktile und visuelle Kommunikation des Einzelnen wird durch Affektionen der Haut nachdrücklich beeinflußt (Bosse, K., 1987, 1990). Hauterkrankungen wie z. B. die **Dermatitis atopica**, die **Urticaria**, Störungen des Haarwachstums wie die **Alopecia areata/totalis,** deren Ätiologie und Pathogenese nicht bis ins letzte geklärt sind, deren Verlauf aber, wie klinische Erfahrungen und wissenschaftliche Studien zeigen, von psychologischen und psychosozialen Faktoren beeinflußt wird, haben immer wieder zu Überlegungen Anlaß gegeben, inwieweit intrapsychische und/oder interpersonale Konstellationen ursächlich an der Entstehung beteiligt sind. In verschiedenen Studien ist versucht worden, spezifische Persönlichkeitsmerkmale z. B. des Neurodermitis-kranken Kindes und Jugendlichen herauszuarbeiten und spezifische Mutter-Kind-Interaktionen zu beschreiben (z. B. ambivalente Einstellung der Mutter dem Kind gegenüber, abgewehrte Feindseligkeit u. ä.). Daraus wurden Hypothesen abgeleitet, die nicht selten für ätiologisch relevant gehalten wurden. Der therapeutische Zugang zum hautkranken Kind und seiner Familie wurde dadurch eher erschwert. Schleiffer (1988) weist darauf hin, wie es geradezu tragisch anmute, «daß sich in der dermatologischen Literatur immer noch Begriffe wie – Typ einer Neurodermitis-Mutter oder – atopisches Persönlichkeitsprofil – finden, die Konzepten entstammen, die in der Praxis bestenfalls wirkungslos sind». Genauen Forschungen im Bereich der Psychoimmunologie wird es vorbehalten sein, bei den Fragen nach einer allfälligen ätiologischen Relevanz psychologischer Faktor in der Entstehung von verschiedenen Hautaffektionen erhellend zu wirken. Die Spezifitätshypothese, d. h. die Annahme, daß es spezifische Persönlichkeitstypen, spezifische Konflikte und spezifische Familienstrukturen gäbe, die ursächlich an der Entstehung z. B. der Dermatitis atopica beteiligt seien, ließ sich nicht beweisen, verblieb weitgehend im Spekulativen und wurde wohl deshalb um so dogmatischer vorgetragen (Schleiffer, R., 1988).

Die häufigste Hauterkrankung, bei der psychische Faktoren eine ursächliche Rolle für den Verlauf und die Auslösung von Rezidiven spielen, ist die Dermatitis atopica, die zusammen mit der allergischen Rhinitis und dem allergischen Asthma bronchiale die Trias der klassischen **atopischen Erkrankungen** bildet. Ihre Prävalenz in einem pädiatrisch-dermatologischen Krankengut wird auf 30% geschätzt.

Dermatitis atopica = Neurodermitis = atopisches Ekzem

Klinik

3/4 der Fälle manifestieren sich bereits im ersten Lebensjahr, z. T. schon im ersten Trimenon, vereinzelt bereits im ersten Lebensmonat. Die charakteristische Erscheinungsform im Säuglingsalter ist der **Milchschorf** sowie die entzündlichen Veränderungen mit nässenden Arealen und Krustenbildung an beiden Wangen, der oberen Brustpartie sowie den Streckseiten der unteren Extremitäten. Bereits ab dem 2. Lebensjahr wird diese Phase abgelöst von chronisch **entzündlichen Hautveränderungen** mit den typischen Prädilektionsstellen im Bereich der großen Gelenkbeugen sowie des Halses. Dieser Reaktionstyp ist auch beim Erwachsenen vorherrschend, wobei es aber auch andere, besondere Verlaufsformen gibt. Allen Erscheinungsformen des atopischen Ekzems in allen Lebensaltern ist das Kardinal-Symptom des **quälenden Juckreizes** gemeinsam.

Ätiologie und Pathogenese

Ohne daß diese bis heute eindeutig geklärt sind, muß von einem multifaktoriellen Geschehen mit sicher immunologischen, allergischen und infektiösen Einflüssen auf einer hereditären Basis ausgegangen werden.

Psychodynamik

Es liegt nahe, daß die Symptomatik mit chronisch quälendem Juckreiz und entzündlichen Veränderungen der Haut die Entwicklung innerseelischer Eigenständigkeit erschwert, da sie den Betroffenen das Erleben einer Abhängigkeit vom Symptom dauernd aufzwingt. Phasentypische Konfliktkonfigurationen im Rahmen der frühkindlichen und adoleszenten Autonomieentwicklung können dadurch verschärft werden und für das betroffene Kind und seine Familie zu schweren Belastungen führen. Machtkämpfe zwischen Mutter und Klein- resp. Latenzkind um und an der Haut, meistens im Zusammenhang mit der notwendigen Pflege, sind häufig. Vernachlässigung oder Schädigung der Haut durch den Jugendlichen, der in altersentsprechenden Selbstwertkrisen die Haut stellvertretend für das Selbst attackiert, sind Beispiele dafür, wie die Hauterkrankung eine Funktion im Dienste zwischenmenschlicher Auseinandersetzung gewinnen und manchmal auch eine optimale dermatologische Therapie wirkungslos werden lassen kann.

Therapie

Die Therapie des atopischen Ekzems muß stets die multifaktoriellen pathogenetischen Zusammenhänge der Erkrankung sowie ihre verschiedenen klinischen Stadien berücksichtigen und erfordert eine aktive Mitarbeit des Patienten über Monate und Jahre. Grundlage jeglicher Behandlung ist eine sorgfältige Hautpflege, die gerade im erscheinungsfreien Intervall den Stellenwert einer echten Nachbehandlung einnimmt und wesentlich zur Vermeidung von Rückfällen beiträgt (Braun-Falco, O., u. Ring, J., 1984).

Eine enge und gute Zusammenarbeit zwischen Dermatologe und Psychotherapeut, am besten in der Praxis oder Klinik des Hautarztes, kann in manchen Fällen die Behandlungserfolge verbessern. In den Situationen, in denen individuelle und/oder familiale Probleme mit der Neurodermitis klar verkoppelt sind – häufig geht es um Probleme der Autonomie, der Nähe- und Distanzregulation – kann eine individuelle oder familienorientierte Psychotherapie indiziert sein. Eher ungewöhnlich ist ein vom hautkranken Jugendlichen selbst geäußerter Wunsch nach spezifisch psychotherapeutischer Hilfe (s. Fallbeispiel).

Fallbeispiel

Die 16½jährige Angela meldete sich selbst an mit dem Wunsch nach Psychotherapie bei einer seit mehreren Jahren bestehenden Neurodermitis. Angela stammt aus einer Familie, in der eine hereditäre Belastung für atopische Affektionen vorliegt. Sie leidet seit ihrem 4. Lebensjahr unter Asthma. Im Alter von 10 Jahren trat zusätzlich eine Gräserpollenallergie auf und im 12. Lebensjahr entwickelte sich die Neurodermitis. Unmittelbarer Anlaß für den Wunsch nach Psychotherapie war eine Exazerbation des Hautleidens, die es Angela fast verunmöglichte, die Schule noch regelmäßig zu besuchen und sich unter Gleichaltrigen zu zeigen. Im Erstgespräch äußerte Angela ihre Vorstellung, daß ihre «Krankheit wohl von der Psyche» komme und sie «irgendetwas falsch machen» müsse. Durch die Therapie, so hoffte sie, könnten die Fehler erkannt und das Hautleiden geheilt werden. Im Verlauf des ersten Behandlungsjahres nahm Angela zunehmend deutlich wahr, welch bedeutungsvolle Vermittlerposition sie bei den stetigen, innerfamilialen Spannungen einnahm, und sie begann allmählich, sich von dieser Position zu distanzieren: Hatte sie sich bisher nach Streitigkeiten mit einem Gefühl innerer Leere in ihr Zimmer zurückgezogen und war dann am Morgen mit blutig gekratzter Haut aufgewacht, konnte sie allmählich Affekte von Wut und Ärger in sich selbst wahrnehmen und Traurigkeit darüber empfinden, daß ihre Haut nicht «glatt und weich» sei, nicht «schön wie eine Verpackung für ein Geschenk». In dieser Therapiephase stellte Angela ihr Problem zeichnerisch dar (s. Bild). Ihr Kommentar: «meine Haut, darauf meine Krallen. Darunter das Blut, das durch die Haut kommt».

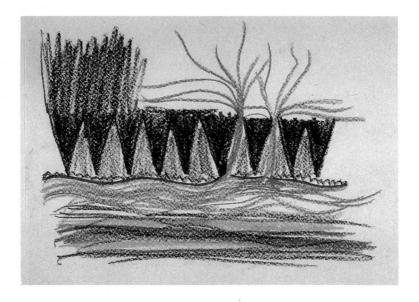

Fallbeispiel mitgeteilt von Frau M. Klaber, zusammen mit ihrer Patientin Angela.

Enuresis

Nächtliches Einnässen wurde bereits vor 3500 Jahren als Krankheit angesehen (Glicklich, L. B., 1951). Einnässen ist somit keine spezifische Erscheinung moderner Zivilisation, sondern gilt seit langer Zeit in verschiedensten Kulturen als Abweichung von der normalen Entwicklung. So verwundert es nicht, daß bei kaum einer anderen Verhaltensstörung so viele kuriose, mehr oder weniger erfolgreiche und zum Teil auch gefährliche Behandlungsformen zum tragen gekommen sind wie bei der Enuresis (Mattejat, F. u. Quaschner, K., 1985). Sie reichen vom Bestreichen des Kopfes mit Asche und ritualisiertem Singen eines Spottliedes bei dem afrikanischen Stamm der Dahomey's, dem Einreiben des Unterleibes mit einer aus der Luftröhre eines Hahnes zubereiteten Paste (England 16. Jh.), dem Hochstellen des Bettes am Fußende, dem Elektrisieren der Blasengegend, dem Knoten im Nachthemd, dem Kleben einer Briefmarke auf den Nabel, dem Bestreichen des Unterbauchs mit Jod, dem warmen Sitzbad vor dem Schlafengehen bis zum Urinieren durch das Schlüsselloch einer Kirche. Noch in jüngerer Zeit berichtete D. Miok (1983) über eine «Behandlung» mit fünf Quaddeln Implectol. Diese suggestiven, magischen und oft vom Volksglauben tradierten Therapiemaßnahmen zeugen von der Not im Umgang mit der Enuresis und dem Umwissen über dieses so häufige Symptom im Kindes- und Jugendalter (Harbauer, H. u. Schmidt, M., 1984).

Definition

Unter Enuresis versteht man das wiederholte, unwillkürliche oder willkürliche Harnlassen am «falschen Ort» nach Vollendung des 4. Lebensjahres, d. h. in einem Alter, in dem der psychische und physiologische Reifungsgrad bei über 9 von 10 Kindern eine willkürliche Blasenkontrolle möglich macht. Organische Beeinträchtigungen (z. B. Diabetes, Anfallsleiden und Entzündung der Harnwege) müssen dabei ursächlich ausgeschlossen sein.

Die **diagnostischen Kriterien** des DSM-III-R lauten für die funktionelle Enuresis (307.60) wie folgt:
1. Wiederholtes unwillkürliches oder willkürliches Entleeren von Urin während des Tages oder in der Nacht ins Bett oder in die Kleidung.
2. Mindestens zweimaliges Einnässen pro Monat bei Kindern zwischen 5 und 6 Jahren und mindestens einmal pro Monat bei älteren Kindern.
3. Das tatsächliche bzw. Entwicklungsalter des Kindes muß mindestens 4 Jahre betragen.
4. Die Störung ist nicht durch körperliche Störungen wie Diabetes, durch eine Entzündung der Harnwege oder durch Anfallsleiden bedingt.

Primärer Typus: Die vorangegangene Harnkontinenz dauerte weniger als ein Jahr an.

Sekundärer Typus: Die vorangegangene Harnkontinenz hat mindestens ein Jahr gedauert.

Bestimme: Nur nachts, nur während des Tages oder bei Tage und nachts.

In der ICD-10 (F.98.0) wird die Enuresis erst ab dem 5. Lebensjahr und bei mehrfachem Urinabgang pro Woche als solche codiert. Es wird eine monosymptomatische Form von einer solchen unterschieden, die von emotionalen oder Verhaltensstörungen begleitet wird.

G. Haug-Schnabel (1990 b) differenziert das Einnässen am Tage in ein **Spieleifereinnässen** (Enuresis diurna Typ A), das bei voller Blase während einer intensiven Spielaktivität auftritt, und ein **Konfliktnässen** (Enuresis diurna Typ B). Letztes findet sich nach belastenden Erlebnissen mit Spielgefährten oder Erziehungspersonen. Dem Spieleifernässen wie auch dem seltenden Einnässen bei sonst kontinenten Kindern, das z. B. bei Klimawechsel oder erregenden Ereignissen auftreten kann, sollte kaum pathologische Bedeutung zugemessen werden (Strunk, P., 1989). Etwa 1/4 aller Kinder nässen kurzfristig wieder ein, nachdem sie bereits über einige Zeit trocken waren (Crawford, J., 1989).

Differentialdiagnose

Die Enuresis ist abzugrenzen von den (insgesamt seltenen) Situationen, bei denen das Einnässen organisch verursacht oder mitbedingt ist. Lediglich bei circa 1–10% aller einnässenden Kinder sind organische Befunde an Nieren, Blase oder ableitenden Harnwegen nachweisbar (Haug-Schnabel, G., 1991). Untersuchungen, die von einem höheren Anteil organpathologischer Befunde ausgehen, zeichnen sich meist durch eine besondere Auslese der Stichprobe aus.

Liegt eine **organische Genese** vor, so spricht man, in Unterscheidung zur Enuresis, von einer **Inkontinenz**. Hierzu gehören Miktionsstörungen, die durch Abflußhindernisse an den unteren Harnwegen, durch Harnwegsinfektionen sowie durch Fehlentwicklungen an den Harnwegen bedingt sind. Zudem muß differentialdiagnostisch eine «neurogene Blase» und nächtliches Einnässen bei einer Schlafepilepsie ausgeschlossen werden (Shaffer, D., 1985). Etwa 3–4% aller Kinder leiden an einer sog. «complicated enuresis» (Rushton, H., 1989). Hierbei handelt es sich um jüngere Kinder mit einer eindeutigen neurologischen Pathologie.

Die Ergebnisse einiger neuerer Studien (z. B. Nørgaard, J. et al., 1989) weisen darauf hin, daß bei einer geringen Zahl von Kindern mit einer primären Inkontinenz eine Verminderung der nächtlichen Ausschüttung von Diurese hemmenden Hormonen vorliegen könnte. Dieser Mangel führe zu einer erhöhten Urinproduktion in den Nachtstunden. Die Urinmenge übersteige hierbei die Blasenkapazität um 100%, was zwangsläufig zu einer Ausscheidung von Urin führe. Da viele dieser Kinder trotz voller Blase nicht aufwachten, komme es jede Nacht zum Teil zu mehrmaligem Einnässen. Erwachten diese Kinder durch den Blasendruck, so zeigten sie einen häufigen nächtlichen Gang zur Toilette. Mit Hilfe einer entsprechenden Hormonsubstitution soll die vermehrte Produktion von Urin verhindert werden (Nørgaard, J. et al., 1989). Bei einer längerfristigen Gabe von Desmopressin (mindestens 3 Monate) wird bei etwa der Hälfte der Kinder mit einer völligen Heilung der Inkontinenz gerechnet (Miller, K. et al., 1989).

Wird anamnestisch von rezidivierenden Harnwegsinfekten, vorübergehenden Phasen vermehrten Harndrangs, Pressen bei der Miktion, Auffälligkeiten des Harnstrahls bei Knaben, Blasensensationen oder -schmerzen, auffallend häufiger Miktion oder auch von Harnträufeln berichtet, so darf mit Recht ein Verdacht auf eine organisch bedingte Miktionsstörung aufkommen (Kammerer, E., 1985; Strunk, P., 1989). Gegebenenfalls sind dann weitere differential-diagnostische Untersuchungen, z. B. mit bildgebenden Verfahren, angezeigt. Zu beachten ist auch, daß die Ursache einer Miktionsauffälligkeit, neben primär organischen Beeinträchtigungen, auch in einem Blasentrainingsprogramm liegen kann (Haug-Schnabel, G., 1990a). Darum sollte bei der Anamneseerhebung nach derartigen Therapieversuchen gefragt werden.

Um einem Kind unnötige und belastende Untersuchungen zu ersparen, sollte das diagnostische Vorgehen gestuft erfolgen und mit Patient und Eltern besprochen werden. Dies erscheint um so wichtiger, als viele Eltern bei langwierigem Einnässen aus Angst, eine organische Ursache könnte übersehen werden, auf wiederholte und umfangreiche urologische Untersuchungen ihres Kindes drängen.

So empfiehlt es sich, bei der körperlichen Untersuchung das äußere Genitale, den abdominalen Tastbefund und die Lumbalwirbelsäule zu beachten und einen Mittelstrahlurin zu untersuchen (Strunk, P., 1989). Liegen dann keine Hinweise auf eine organische Beeinträchtigung vor, so kann, ausgehend von den anamnestischen Angaben und den aktuellen Befunden, ein erster Therapieversuch unternommen werden. Schlägt dieser fehl, sollte den möglichen Gründen nachgegangen und eine erneute Situationsanalyse vorgenommen werden.

Häufigkeit und Altersverteilung

Mit 3 Jahren hat die Hälfte der Kinder Kontinenz erreicht, mit der Vollendung des 4. Lebensjahres schon 80%, doch nässen noch 15% der Fünfjährigen (Haug-Schnabel, G., 1990b) und 5–10% der 7jährigen ein. Die Enuresis gehört somit zu den häufigsten Symptomen bei Erstkläßlern (Polak, H., 1987). In Anbetracht dieser hohen Zahlen erstaunt es nicht, daß ca. jedes fünfte in der kinderärztlichen Praxis vorgestellte Kind einnäßt (Haug-Schnabel, G., 1985).

Trotz einer spontanen Heilungsrate von circa 15% pro Jahrgangsstufe (Rushton, H., 1989) nässen noch 2–3% der 14jährigen (Chess, St. u. Hassibi, M., 1986) und nach Vollendung der Adoleszenz noch 1–2% der Bevölkerung ein. Während das Symptom bis zum 7. Lebensjahr, bei einem leichten Überwiegen der Knaben, weitgehend geschlechtsunabhängig aufzutreten scheint (Braun, H., 1985), sind Jungen danach mit einem Verhältnis von 2:1 deutlich häufiger von dieser Erkrankung betroffen als Mädchen. Möglicherweise ist diese Verschiebung darauf zurückzuführen, daß bei Jungen die Zahl der Spontanremissionen niedriger ausfällt als bei Mädchen (Shaffer, D., 1985).

In 80%–90% der Fälle handelt es sich um eine **primäre** Form der Erkrankung (Polak, H., 1987). Im Alter von 12 Jahren sind allerdings rund die Hälfte aller Einnäßzwischenfälle **sekundärer** Natur (Crawford, J., 1989). Grundlage solcher Schätzungen sind Angaben der Eltern. Oftmals ist ihre Erinnerung in bezug auf die Symptomentwicklung aber ungenau. Vermutlich werden vor allem die Intervalle, in denen das Kind nicht einnäßt in ihrer zeitlichen Dauer überschätzt. Eine Gruppe von Kindern mit sekundärer Enuresis zeigt allerdings ein nachweisbares Intervall ohne Einnässen von mehreren Jahren. Hier setzt die Symptomatik in der überwiegenden Zahl der Fälle im Grundschulalter ein (Strunk, P., 1989).

Knapp 4/5 der Patienten leiden an einer reinen Enuresis **nocturna**, 15% an einer **gemischten** Symptomatik und 5% an einer Enuresis **diurna**. Von der letzten sind mehr Mädchen betroffen (Chess, St. u. Hassibi, M., 1986). Näßt ein Kind sowohl in der Nacht als auch am Tage ein, so sind beide entweder primärer oder sekundärer Natur.

Die Frequenz des Einnässens variiert sowohl inter- wie intraindividuell. So kann mehrmaliges Einnässen von Perioden völliger Trockenheit abgelöst werden (Haug-Schnabel, G., 1990 b). Ca. 15% der 7jährigen nässen weniger als einmal und ungefähr 7% mehr als einmal pro Woche ein (Kammerer, E., 1985). Die Häufigkeit des Einnässens bei Kindern mit einem Konfliktnässen liegt etwa 3mal so hoch wie bei Kindern, die ein Spieleifernässen zeigen (Haug-Schnabel, G., 1991). Ist ein Kind mehr als 3mal pro Woche naß, so muß von einer schweren, ausgeprägten Enuresis gesprochen werden (Bürgin, D. u. Rost, B., 1990). Es besteht allerdings kein nachgewiesener Zusammenhang zwischen der Häufigkeit des Einnässens und der Ausprägung weiterer psychiatrischer Auffälligkeiten (Rutter, M. et al., 1973).

Assoziierte Persönlichkeits- und Verhaltensauffälligkeiten

Betrachtet man die Gesamtgruppe der enuretischen Kinder, so finden sich keine charakteristischen Verhaltensauffälligkeiten im Sinne einer spezifischen Kombination mit psychiatrisch relevanten Symptomen (Reinhard, H., 1989). Wie verschiedene Untersuchungen zeigen, zeichnet sich die Mehrzahl der einnässenden Kinder, im Vergleich zu Kindern mit anderen psychischen Erkrankungen, durch eine Unterrepräsentation an neurotischen Störungsbildern aus (Wille, A., 1984; Steinhausen, H. u. Gobel, D., 1989). Bei knapp einem Fünftel der einnässenden Kinder finden sich, abgesehen vom Einnässen, keinerlei weitere Persönlichkeits- oder Verhaltensauffälligkeiten. Hierbei handelt es sich größtenteils um jüngere Kinder. Aber immerhin zeigen 1/4 der einnässenden Kinder Probleme in der Schule und bei knapp 30% wird von Persönlichkeitsauffälligkeiten berichtet (Polak, H., 1987).

Das Risiko einer psychischen Beeinträchtigung scheint jedoch bei einigen Untergruppen der Enuretiker erhöht zu sein (Kammerer, E., 1985). Vor allem

Mädchen mit einer Enuresis diurna weisen häufiger psychische Auffälligkeiten auf, als Kinder mit einer «reinen» Enuresis nocturna. Bei den letzten ist nicht selten eine unauffällige Persönlichkeitsentwicklung zu finden, bei der das Einnässen als isoliertes Symptom auftritt.

Bei den tagnässenden Kindern muß noch einmal näher spezifiziert werden. So zeichnen sich Enuretiker mit einem sogenannten Spieleifernässen, das ja nur bei Tage in Erscheinung tritt, durch eine weitgehend unauffällige Gesamtentwicklung aus. Diese Kinder werden auch von ihren Spielkameraden trotz ihres Symptoms gut akzeptiert und gelten in der sozialen Gruppe als integriert (Haug-Schnabel, G., 1990 b). Hingegen weisen Kinder, die an einem Konfliktnässen leiden, meist weitere Beeinträchtigungen vor allem sozialer Art auf, die sich auch in einer Randstellung in der Gruppe widerspiegeln können. Hier bringen die Kameraden dem Enuretiker wenig Verständnis für sein Einnässen entgegen. Neben dieser Untergruppe scheint das gleichzeitige Einnässen am Tage und in der Nacht, ebenso wie das Einnässen bei älteren Kindern und Jugendlichen, mit vermehrten Verhaltensauffälligkeiten verbunden zu sein.

Die Vermutung, die sekundäre Enuresis sei per se häufiger mit anderen psychiatrischen Symptomen assoziiert, wird durch verschiedene Studien widerlegt (vgl. Shaffer, D., 1985).

Zusammenfassend kann somit gesagt werden, daß bei folgenden Gruppen eine erhöhte Rate an Verhaltensauffälligkeiten zu beobachten ist:
– Enuresis diurna et nocturna
– Konfliktnässen am Tag (vor allem bei Mädchen)
– Ältere Kinder und Jugendliche (diurna oder nocturna)

Es handelt sich hierbei um rund 1/4 der einnässenden Kinder.

Angesichts dieser **Uneinheitlichkeit der Gesamtgruppe** enuretischer Kinder erstaunt es nicht, daß viele Autoren das Zusammenstellen einer allgemeinen Symptomliste vermeiden, zumal es die «Enuretiker-Persönlichkeit» nicht zu geben scheint. **Hinter der gleichförmigen Symptomatik treten sehr unterschiedliche psychische Strukturen in Erscheinung.** Die tatsächlichen Reaktionen und Einstellungen eines Kindes zu seinem Symptom sind meist schwer zu erheben. Trotz dieser Inhomogenität der Gruppe der Enuretiker-Kinder lassen sich aber einige Hauptauffälligkeiten einnässender Kinder beschreiben, die als **Tendenzen** zu verstehen sind und die mehr oder weniger stark ausgeprägt sein können. Die folgenden Ausführungen beziehen sich **vor allem** auf Kinder mit einem sogenannten **Konfliktnässen.**

In einigen Fällen besteht neben der Enuresis auch eine Enkopresis (10% der stationär behandelten, einnässenden Kinder weisen **zusätzlich eine Enkopresis** auf [Strunk, P., 1989]). Oft ist den Eltern das gleichzeitige Einkoten ihres Kindes peinlich oder aber sie messen der bisweilen leicht verschmutzten Unterwäsche keine Bedeutung zu. Beides führt zum Verschweigen der Symptomatik. Enuretische Knaben zeigen eine Tendenz zu emotionaler Abhängigkeit und **depressiven Reaktionsweisen**. Meist sind diese verbunden mit einer übermäßigen Bindung an die Mutter, bei gleichzeitigem Bestreben, sich von ihr zu lösen. Einnässende Mädchen wirken eher ehrgeizig und nach Unabhängigkeit strebend. Beide befinden sich somit in einem ständigen Konflikt zwischen Abhängigkeit und Selbständigkeit (Binet, A., 1979). Diese **Ambivalenz der Beziehung zu den Eltern und vor allem zur Mutter** wird von einigen Autoren (z. B. Reinhard, H., 1989) als die Kernstörung enuretischer Kinder angesehen. Die ambivalente Beziehung zum sozialen Umfeld ist einerseits mit einem hohen Ausmaß an Kritik und Abwertung anderer Menschen, andererseits mit deutlichen Hilfsappellen verbunden. Eine positiv-aggressive Durchsetzungsfähigkeit ist kaum erkennbar. Auch die Bereitschaft zu sachlicher Leistung, im Sinne aufgabengerechter, produktiver Anpassung, ist nur gering ausgeprägt. Es scheint somit bei vielen enuretischen Kindern Zusammenhänge zu geben zwischen einer mangelnden Impulskontrolle, einer oftmals indirekten Aggressivität und einer starken, ambivalenten Anlehnung an die überforderten Eltern, die dann nicht selten mit autoritärer Strenge reagieren (Reinhard, H., 1989). Die Mütter haben eine Neigung, solche Kinder klein zu halten und eine sehr enge Körperpflegebeziehung zu installieren (Schmit, G. u. Soulé, M., 1985), was den **Konflikt zwischen Abhängigkeit und Selbständigkeit** verfestigen kann.

Enuretische Kinder neigen zu Angstsymptomen, Selbstunsicherheit und sozialem Rückzug (Shaffer, D., 1985). Die Schwierigkeit, aggressive Impulse altersadäquat zu äußern, wird durch verstärkte Opposition, offene Aggression oder auch vertuscht-aggressive Verhaltensweisen erkennbar. Enuretische Kinder scheinen emotionale Bedürfnisse und Triebspannungen nicht lange aushalten zu können und auf eine sofortige Befriedigung derselben zu drängen (Sperling, M., 1982). Mit Hilfe des Einnässens kann beiden Strebungen nachgekommen werden. So erlaubt das Symptom Enuresis sowohl den getarnten Ausdruck feindseliger Impulse und Befriedigung triebbedingter Wünsche als auch die Demonstration regressiver Abhängigkeit. Dührssen, A. (1978) charakterisiert die Enuretiker als Kinder, die sich in einem ständigen Dauerzustand gespannter und leicht beunruhigter Leistungsbereitschaft befinden. Sie würden in einem andauernden Widerstreit zwischen Leistungswilligkeit (symbolisiert durch das Trocken-Sein) und Leistungsabwehr (ausgedrückt im Einnässen) stehen. Nicht wenige enuretische Kinder neigen dazu, sich Erwachsenen oder kleineren Kindern zuzuwenden, zeigen eher infantile Haltungen und regressive

Spiele und weisen eine besondere Anhänglichkeit an Objekte aus ihrer frühesten Kindheit auf (Schmit, G. u. Soulé, M., 1985).

Die grundsätzliche Frage, inwieweit diese assoziierten Symptome, Persönlichkeitseigenschaften oder Verhaltensauffälligkeiten primärer und/oder sekundärer Natur sind, d. h. **Ursache, Begleiterscheinung oder Folge** der Enuresis darstellen, bleibt kontrovers und spiegelt sich auch in unterschiedlichen Behandlungsansätzen wieder. Während der primären Enuresis eine «neurotische Grundlage» oft abgesprochen wird und beobachtbare, assoziierte Symptome als Folge des Einnässens deklariert werden, erscheinen Situationen sekundärer Enuresis und ihre Begleitsymptome vielen Autoren als primär psychogen bedingt (z. B. Spiel, W., 1987 a).

Die Ergebnisse einiger Studien legen allerdings nahe, daß sowohl bei der primären als auch bei der sekundären Enuresis die Verhaltens- und Persönlichkeitsauffälligkeiten Ursache, Begleiterscheinung und/oder Folge des Einnässens sein können (vgl. Shaffer, D., 1985). So wurden z. B. **depressive Verstimmungen** vor und nach Einnäßzwischenfällen beobachtet. Sie können bei dem einen Kind auslösenden Charakter, bei einem anderen wiederum resignative Reaktion auf das Einnässen selbst sein. Einnässende Kinder leiden zumeist unter ihrem Symptom und erleben die Enuresis als Streßfaktor (Foxman, B. et al., 1986). Dies hat bei vielen Kindern eine deutliche **Minderung des Selbstwertgefühls** zur Folge. Eine erfolgreiche Behandlung des Symptoms beeinflußt ihr Selbstvertrauen positiv (Moffat, M. et al., 1987), hat aber bei Enuretikern, die insgesamt an einer schweren Verhaltensstörung leiden, keinen weitergehenden Einfluß auf die Gesamtsymptomatik (Moffat, M., 1989).

Die genannten Befunde sprechen somit gegen die einfache Gleichsetzung von primärer Enuresis = organisch und sekundäre Enuresis = psychodynamisch bedingt und unterstreichen die Notwendigkeit, bei jedem einzelnen Kind die möglichen Ursachen der Enuresis differenziert zu ermitteln.

Ätiologie

So wenig es eine «Enuretiker-Persönlichkeit» oder spezifische Verhaltensauffälligkeiten zu geben scheint, so wenig kann von einer einheitlichen Genese der Enuresis ausgegangen werden. Vielmehr muß bei jedem einzelnen einnässenden Kind die **spezifische Kombination der Wirkfaktoren** eruiert werden, die zur Entstehung und Aufrechterhaltung der Störung beigetragen hat, damit auch die individuelle Botschaft, die in der Symptomatik inhärent ist, möglichst differenziert entschlüsselt werden kann. Im folgenden werden zuerst verschiedene, zur Diskussion stehende Faktoren, im Sinne spezifischer Hypothesen, getrennt dargestellt, danach wird aus den einzelnen Teilaspekten ein breitgefaßtes Modell der Genese enuretischer Erkrankungen entworfen.

Genetische Disposition

Die Enuresis kommt familial gehäuft vor. Unter Angehörigen ersten Grades finden sich nicht selten einnässende Geschwister oder Erwachsene, die aktuell an diesem Symptom leiden oder in ihrer Kindheit einnäßten. Die Wahrscheinlichkeit, an einer Enuresis zu erkranken, steigt deutlich an, wenn beide Elternteile früher einnäßten (Crawford, J., 1989). Angaben über die Häufigkeit der familialen Vorbelastung schwanken allerdings beträchtlich und umfassen eine Spanne zwischen 20–77% (Shaffer, D., 1985; Rushton, J., 1989). Polak, H. (1987) fand in 52% der Fälle eine familiale «Enuretiker-Tradition», und bei 17% näßte ein Geschwister des angemeldeten Kindes ebenfalls ein. Untersuchungen an Zwillingen ergaben, daß bei monozygoten Zwillingen in 2/3 der Fälle eine Konkordanz bezüglich des Einnässens vorlag (Hallgren, B., 1957, 1969); entsprechende Zahlen für zweieiige Zwillinge waren signifikant niedriger. Während einige Autoren (z.B. Strunk, P., 1989) vor allem bei der primären Form der Erkrankung genetische Einflußfaktoren als bedeutsam ansehen, halten andere (z.B. Shaffer, D., 1985) die Entstehung sowohl der primären als auch der sekundären Enuresis zu gleichen Teilen für genetisch beeinflußt.

Ungeklärt bleibt, in welchem Prozentsatz diese Befunde auf eine Vererbung im Sinne einer funktionellen Organminderwertigkeit (Spiel, W., 1987a) hinweisen, oder wie weit sie auch auf eine mögliche Weitergabe ungeeigneter familialer Erziehungspraktiken zur Erlangung der Reinlichkeit zurückzuführen sind (Mille, Ch., 1990). So ist eine familiale «Enuretiker-Tradition» nicht selten verbunden mit latenten Spannungen zwischen den Eltern des enuretischen Kindes oder einer verstärkten psychischen Problematik der Mutter, falls diese als Kind selbst eingenäßt hat (Shaffer, D., 1984). Solche Faktoren können das Erziehungsverhalten negativ beeinflussen und zur Grundlage für die Weitergabe ungünstiger Erziehungshaltungen werden.

Tiefschlafhypothese

Die Vorstellung, Kinder näßten aufgrund einer übermäßigen Schlaftiefe ein, geht auf die Beobachtung vieler Eltern zurück, daß ihre einnässenden Kinder schwer weckbar erschienen. Ein tieferer Schlaf als bei den Geschwistern konnte bei sorgfältiger Prüfung aber nur in ²/₅ der Fälle nachgewiesen werden, oder es fand sich, im Hinblick auf die Schlaftiefe oder den Schlafverlauf, überhaupt kein Unterschied zwischen enuretischen und nicht enuretischen Kindern (Rapoport, J. et al., 1980). Weitere Untersuchungen zeigten, daß das Einnässen, abgesehen von einer leichten Häufung im Stadium 1 b, nicht an eine bestimmte Schlafphase gebunden scheint (Chess, St. u. Hassibi, M., 1986; Nørgaard, J. et al., 1989) und somit auch keine Häufung der REM-Phasen vorliegt.

Die scheinbar schlechtere Weckbarkeit enuretischer Kinder kann mit einer Umkehrvariante des sogenannten Ammenschlafes verglichen werden (Strunk, P., 1989). Die Pflegeperson (Mutter oder Amme), die bei dem leichtesten Weinen des Säuglings erwacht, verdeutlicht, daß ein Mensch auch durch schwache Geräusche geweckt werden kann, vorausgesetzt, es besteht hierzu eine Bereitschaft. Möglicherweise **fehlt vielen enuretischen Kindern aber die Motivation zum Erwachen,** und es handelt sich somit bei diesem Phänomen um einen **aktiven Vorgang regressiver Art,** der möglicherweise auch eine gemeinsame Wurzel mit der Enuresis selbst besitzt (Bürgin, D. u. Rost, B., 1990). Dührssen, A. (1978) spricht in diesem Zusammenhang von einem unwillkürlichen Aufmerksamkeitsentzug gegenüber dem Blasenweckreiz, der verhindere, daß der Harndrang als Weckreiz wahrgenommen und der Schlaf unterbrochen werde.

Neurologische Auffälligkeiten und Reifungsverzögerungen

Die früher oft vertretene Hypothese, es handle sich beim Einnässen um ein Äquivalent epileptischer Anfälle, gilt als weitgehend widerlegt. So ist die Enuretikerrate unter Kindern mit **Epilepsie** nicht höher als bei Kindern mit einer anderen psychiatrischen Diagnose (Wille, A., 1984) oder psychiatrisch unauffälligen Kindern (Kammerer, E., 1985). Werden bei einzelnen einnässenden Kindern Abweichungen im EEG gefunden, so sind es meist keine epileptischen, sondern unspezifische Potentiale (Strunk, P., 1989).

Maizels, M. et al. (1986) beschrieben, daß enuretische Kinder häufiger als andere Kinder **perinatale Komplikationen** erfahren und vermehrt an Koliken und Obstipation gelitten hätten. Hierbei handelte es sich allerdings um einen Vergleich mit gesunden Kindern. Zieht man als Referenzgruppe Kinder mit anderen psychiatrischen Diagnosen hinzu, so zeigen gerade einnässende Kinder **am wenigsten Geburtsbelastungen** (Reinhard, H., 1989). Einige Untersuchungen deuten darauf hin, daß bei einem Teil der enuretischen Kinder, und zwar vor allem bei Knaben und bei Enuretikern mit weiteren psychiatrischen Symptomen, eine **Entwicklungsverzögerung** vorliegt (Essen, J. u. Peckham, C., 1976; Shaffer, D., 1984; Steinhausen, H. u. Gobel, D., 1989), die sich in einem verzögerten Erreichen sog. «Meilensteine der Entwicklung» (Sitzen, Gehen usw.), einer verlangsamten Sprachentwicklung, einer verspätet einsetzenden Pubertät oder einem verzögerten Längenwachstum zeigen kann. Auch die Beobachtung, daß das Risiko, an einer sekundären Enuresis zu erkranken, deutlich ansteigt, je später ein Kind zum erstenmal «trocken» wird (Fergussen, D. et al., 1990), weist auf eine Beziehung zwischen verlangsamter Gesamtentwicklung und Enuresis hin.

Während also einige enuretische Kinder, im Vergleich zu gesunden Kindern, eine Entwicklungsverzögerung aufweisen, gilt dies beim Vergleich mit Kindern, die an anderen psychischen Erkrankungen leiden, nur bedingt. Entwicklungsverzögerungen finden sich bei vielen psychischen Erkrankungen im Kindes- und Jugendalter und sind daher nicht spezifisch für die Enuresis. Wenn überhaupt, so zeigen Enuretiker eine eher früh beobachtbare Entwicklungsverzögerung, die sich aber im Grundschulalter nicht mehr in einem spezifischen Entwicklungsrückstand niederschlägt. Während eine solche frühe Entwicklungsverzögerung das physiologisch und psychologisch determinierte Erlernen der Blasenkontrolle erschwert haben könnte, ist das Kind bei Schuleintritt physiologisch «nachgereift»; das Lerndefizit als solches kann aber isoliert weiterbestehen bleiben, so daß das Kind weiter einnäßt (primäre Enuresis). Häufig zeigen diese Kinder eine sonst weitgehend unauffällige Gesamtentwicklung. Die überwiegende Zahl von Kindern mit einer Reifungsverzögerung als «Ursache» für die primäre Enuresis zeigt eine «Spontanheilung» zwischen dem 5. und 6. Lebensjahr. Dies erklärt die deutliche Abnahme der Prävalenz des enuretischen Symptoms um circa 50% im Altersabschnitt zwischen 5 und 7 Jahren (Neal, B. W., 1989). Liegt eine minimale cerebrale Dysfunktion oder eine geistige Behinderung vor, so können ähnliche Mechanismen wie die beschriebenen zur Entstehung der Enuresis beitragen. Bei enuretischen Kindern mit einer schwer ausgeprägten Gesamtsymptomatologie können sowohl die Manifestation der Enuresis als auch die Entwicklung von Verhaltens- und Persönlichkeitsauffälligkeiten durch die Entwicklungsverzögerung mitbeeinflußt worden sein.

Das Vorliegen einer Entwicklungsverzögerung kann somit als disponierender, vermutlich weitgehend genetisch determinierter Faktor angesehen werden, der die Entwicklung der Stabilität vegetativer Funktionen erschwert und zur Manifestation einer primären Enuresis beitragen kann. Diese hat dann aber meist eine gute Prognose und ist in der Mehrzahl der Fälle bis zum 7. Lebensjahr verschwunden.

Harnwegsinfekte

Definitionsgemäß muß zur Diagnosestellung einer funktionellen Enuresis ein das Einnässen verursachender Harnwegsinfekt ausgeschlossen werden. Zusammenhänge von Enuresis und Harnwegsinfektionen sind in vielfältigem Wechselspiel zu beobachten.

Einnässende Mädchen zeigen Harnwegsinfekte und symptomfreie Bakteriurien häufiger als enuretische Knaben und vergleichbare Gruppen gesunder Mädchen. Je höher die Einnäßfrequenz ist, desto größer wird das Risiko, an einem Harnwegsinfekt zu erkranken (Kammerer, E., 1985). Knapp 6% der einnässenden Kinder leiden an einer Harnwegsinfektion (Polak, H., 1987), bei nicht enuretischen Kindern dagegen nur circa 1%. Etwa 15% der Kinder mit einem Harnwegsinfekt zeigen gleichzeitig eine Enuresis (Stansfeld, J., 1973). Diese Zahlen weisen auf einen möglichen Zusammenhang beider Erkrankungen hin, belegen aber auch, daß beide, in der überwiegenden Zahl der Fälle, unabhängig voneinander auftreten. Liegt sowohl eine Enuresis als auch eine Harnwegsinfektion vor, so spricht, vor allem bei Mädchen, meist einiges dafür, daß die Enuresis als «Wegbereiterin» der Harnwegsinfektion anzusehen ist. So werden bei einer bestehenden Enuresis mehr Rückfallinfektionen beobachtet als bei Kindern, die nicht einnässen. G. Haug-Schnabel (1990 a) weist in diesem Zusammenhang darauf hin, daß alle Blasentrainingsprogramme die Gefahr in sich bergen, durch Therapieartefakte, wie z. B. übermäßigen Restharn, zusätzliche Harnwegsinfektionen zu erleichtern.

Eine erfolgreiche Behandlung einer Infektion der Harnwege kann durchaus auch zu einer Beendigung der Enuresis führen, doch liegen die berichteten Erfolgsraten mit 25%–30% (Jones, B. et al., 1972; Stansfeld, J., 1973) nur unwesentlich über der Quote der Spontanheilungen.

Funktionelle Blasenkapazität

Während die Blase eines Erwachsenen etwa die gesamte Tagesharnmenge aufnehmen kann, umfaßt die Blasenkapazität eines Neugeborenen nur etwa 25–35% der Tagesmenge. Folglich muß ein Säugling auch wesentlich häufiger Wasser lassen als ein Erwachsener. So entleert ein Säugling circa 20mal in 24 Stunden seine Blase, ein einjähriges Kind etwa 10–15mal und der Erwachsene lediglich ungefähr 2–4mal (Strunk, P., 1989).

Einige Autoren vertreten nun die Ansicht, daß eine geringere funktionelle Blasenkapazität eine mögliche Ursache für die Entstehung der Enuresis darstelle.

Untersuchungen der Blasenkapazität zeigten jedoch, daß auch bei gesunden Kindern erhebliche interindividuelle Unterschiede bestehen (Jehle, P. u. Schröder, E., 1987) und viele enuretische Kinder sogar eine größere Blasenkapazität besitzen als gesunde Kinder. In mehreren Studien aber konnte kein Unterschied zwischen gesunden und einnässenden Kindern nachgewiesen werden (Nørgaard, J., 1989; Haug-Schnabel, G., 1990 a). Fraglich ist zudem, inwieweit eine geringere Aufnahmekapazität nicht eher als **Folge der Enuresis** selbst anzusehen wäre (Chess, St. u. Hassibi, N., 1986), da enuretische Kinder häufiger Wasser lassen als gesunde und sich so die Blasenkapazität, aufgrund einer mangelnden Auslastung, zurückbilden könnte.

G. Haug-Schnabel (1991) konnte anhand eingehender Beobachtungen nachweisen, daß (abgesehen vom Spieleifernässen) das Einnässen unabhängig vom Zeitpunkt der letzten Harnentleerung erfolgt. Berücksichtigt man zudem, daß enuretische und nicht-enuretische Kinder innerhalb von 24 Stunden annähernd die gleiche Urinmenge produzieren (Troup, C. u. Hodgson, W., 1971), so wird deutlich, daß ein **Einnässen, ausgenommen bei hormonellen Störungen, weitgehend unabhängig vom Füllungsgrad und der Kapazität der Blase** auftreten muß. Eine Ausnahme bildet lediglich das sogenannte Spieleifernässen. Hier geschieht die Harnabgabe in Abhängigkeit vom Füllungsgrad der Blase. Der von der Blasenwand ausgehende Entleerungsreflex setzt sich gegen die willentlichen Hemmsignale des Kindes, das seine Spielaktion nicht unterbrechen will, durch (Haug-Schnabel, G., 1991). Eine eingeschränkte funktionelle Blasenkapazität kann somit nur in seltenen Fällen die Ursache einer Enuresis darstellen, machmal aber als Folge von ihr auftreten (Ähnliches gilt für die Vorstellung eines zu schwachen Sphinktermuskels als Ursache einer Enuresis).

Streß induzierende Ereignisse als auslösende und aufrechterhaltende Faktoren

Das Risiko eines Kindes, an einer sekundären Enuresis zu erkranken, steigt mit der Anzahl der belastenden Lebensereignisse an (Fergusson, D. et al., 1990). Zu solchen gehören Trennungserlebnisse verschiedenster Art, z. B. Hospitalisierung, Scheidung der Eltern, Zwietracht in der Familie, die Geburt eines Geschwisters, «Umzüge», Unfälle, Operationen, der Eintritt in die Schule oder den Kindergarten, das Auftauchen einer neuen Erziehungsperson z. B. bei Wiederverheiratung eines Elternteiles oder der Verlust eines für das Kind bedeutungsvollen Angehörigen. Streßerzeugende Ereignisse gelten aber nicht nur als mögliche «Auslöser» oder konkomittierende Faktoren der sekundären Form der Erkrankung, sondern scheinen auch bei der Entstehung einer primären Enuresis von Bedeutung zu sein. So zeigen sich Kinder, die in den ersten 3–4 Lebensjahren mit solchen Begebenheiten konfrontiert waren, als besonders leicht disponiert für die Entwicklung einer Enuresis (Douglas, J., 1973).

Während die oben genannten Faktoren mehr als allgemein dispositionierende oder bahnende Ereignisse für die Entstehung der Enuresis anzusehen sind, ist das Einnässen beim sog. Konfliktnässen in großer Regelmäßigkeit direkt nach Auseinandersetzungen mit Spielgefährten oder Bezugspersonen zu beobachten (Haug-Schnabel, G., 1985). Schwierigkeiten bei der Bewältigung von Alltagssituationen oder bei Problemen in der Schule bzw. innerhalb der Altersgruppe können als allgemeine Einnäßauslöser angesehen werden. Diese Streß und Angst erzeugenden Ereignisse finden sich sowohl vor dem Tag- als auch dem Nacht-Einnässen und sind häufig relativ spezifisch an den Einnäßvorgang gekoppelt.

Bei Kindern, die bereits über längere Zeit einnäßten und – hierdurch bedingt – schon mehrere erfolglose Therapieversuche hinter sich haben, können ursprünglich therapeutisch gemeinte Maßnahmen wie Wecken, Flüssigkeitsentzug etc. zu zusätzlichen Belastungsmomenten werden und die Symptomatik weiter verfestigen (Haug-Schnabel, G., 1990 a). Wie abhängig das Auftreten der Enuresis von Außenreizen ist, zeigt sich auch darin, daß viele einnässende Kinder auf freudige Ereignisse nicht selten mit trockenen Tagen oder Nächten reagieren.

Sozial und familial bedingte Faktoren

Die Familien enuretischer Kinder gehören überzufällig häufig einer niedrigen Sozialschicht an (Rushton, H., 1989). Einnässende Kinder wachsen, im Vergleich zu Kindern mit anderen psychiatrischen Diagnosen, mehrheitlich in einer zumindest nominell vollständigen Familie auf (Reinhard, H., 1989). Die elterliche Ehe wird (bei solchem Vergleich) als harmonisch beschrieben (Wille, A., 1984; Polak, H., 1987), und lediglich bei knapp 8% der Enuretiker-Familien fand sich eine ausgeprägte, allgemeine Dysharmonie oder deutliche Geschwisterrivalität (Polak, H., 1987). In etwa ²/₅ der Fälle wurden die Eltern als gesund und erzieherisch unauffällig angesehen. Bei knapp 9% schien einer der beiden Elternteile allerdings neurotisch oder in seinen Erziehungspraktiken auffällig zu sein (Wille, A., 1984). Nicht selten findet man bei Müttern und

Vätern von enuretischen Patienten allerdings eine zu starre und überfordernde Erziehungshaltung, doch scheint es auch hier keine einheitlichen Persönlichkeitszüge oder Verhaltensauffälligkeiten zu geben. Die häufige Konfrontation mit Streßfaktoren, die oft im Vorfeld der Entwicklung einer Enuresis zu beobachten ist, vermag die Interaktion von Eltern und Kind negativ zu beeinflussen und neben der Enuresis zu weiteren Symptomen zu führen (Shaffer, D., 1985).

Wie bereits erwähnt, litt ein erheblicher Teil der Eltern in ihrer Kindheit selbst an einer Enuresis. Nicht wenige dieser Eltern stellen ihre Kinder gerade in dem Alter in der Sprechstunde vor, in welchem sie selbst ihre Enuresis überwunden haben (Schmit, G. u. Soulé, M., 1985). Diese Mütter und Väter haben nicht selten selbst große Schwierigkeiten, ihre Gefühle und Impulse zu kontrollieren und ihre eigenen Autonomiekonflikte anzugehen (Binet, A., 1979; Sperling, M., 1982), was sich durchaus auch in einer restriktiven Erziehungshaltung niederschlagen kann. Für Mütter, die selbst an einer Enuresis erkrankt waren, mag es schwieriger sein, sich in die mütterliche Rolle einzufinden (Strunk, P., 1989). Die genannten Faktoren spiegeln sich auch in Befunden wieder, die eine bereits in der ersten Säuglingsphase gestörte Mutter-Kind-Interaktion zum Inhalt haben (Dührssen, A., 1978).

Reinlichkeitserziehung und soziale Lernfaktoren

Meist lernt das Kind zuerst, den Stuhlgang zu kontrollieren. Danach wird die Harnkontrolle tagsüber und zuletzt diese bei Nacht erworben. Um diese Leistung vollbringen zu können, bedarf es mehrerer physiologischer Voraussetzungen: Erstens müssen die Systeme der Willkürinnervation so weit gereift sein, daß eine Steuerung der Mastdarm- und Blasenzentren möglich wird. Zweitens muß die Aufmerksamkeitsspanne beim Kind ausreichend entwickelt sein, damit eine Koppelung zwischen dem Drang nach Entleerung und der zu erlernenden Funktion vollzogen werden kann (Strunk, P., 1989).

Erst nach dem ersten Lebensjahr ist die Reifung der vegetativen Nerven im allgemeinen so weit fortgeschritten, daß das Kind Blasenempfindungen differenziert wahrnehmen kann (Jehle, P. u. Schröder, E., 1987). Bald darauf ist es normalerweise in der Lage, den Urin, auch bei fast voller Blase, für einige Zeit zurückzuhalten. Im nächsten Schritt wird es fähig, die Entleerung willentlich zu beginnen. Und erst zuletzt ist es imstande, die Miktion absichtlich zu unterbrechen. Diese Entwicklungsreihe ist meist zwischen dem 3. und 4. Lebensjahr abgeschlossen, wobei Mädchen diese Fertigkeiten im allgemeinen etwas früher erlernen als Knaben (Harbauer, H. u. Schmidt, M., 1984). Einzelne Einnäßzwischenfälle bis zum 5–6. Lebensjahr sind nichts Ungewöhnliches und sollten daher als im Rahmen einer normalen Entwicklung auftretend angesehen werden (Schmit, G. u. Soulé, M., 1985). In vielen Kindergärten aber stellt die vollständige Blasenbeherrschung eine Voraussetzung für die Aufnahme in die Kindergruppe dar (Haug-Schnabel, G., 1989). Dies erhöht den sozialen Druck, dem sich Eltern und Kinder mit zunehmendem Alter ausgesetzt sehen.

Eine entwicklungsorientierte Reinlichkeitserziehung geht somit davon aus, daß die Bezugsperson ihr Vorgehen den einzelnen Stufen der körperlichen Reifung des Kindes anpaßt. Nur so kann das Kind ein Gewohnheitspotential ausbilden, das zuerst der willentlichen Steuerung bedarf, später weitgehend automatisch in Aktion tritt, der willentlichen Beeinflußbarkeit aber zugänglich bleibt. Das erfolgt zumeist bei einer Orientierung an den Bedürfnissen der «Erziehenden» und nicht an denen des Kindes. Entsprechender **Drill kann wirksam sein, enteignet und nimmt dem Kind aber die Selbstverfügung über eine wichtige Körperfunktion.**

Wird zu früh, d. h. bei bestehender Unreife der neurophysiologischen Organisation, mit der Reinlichkeitserziehung begonnen, so kann das Kind auf ein scheinbares Unvermögen fixiert werden. Zu frühes Einsetzen eines Sauberkeitstrainings steht in deutlichem Zusammenhang mit der späteren Manifestierung einer Enuresis (Haug-Schnabel, G., 1990 b). Auch eine inkonsequente oder fehlende Reinlichkeitserziehung (Gleichgültigkeit) kann als problematisch angesehen werden (Shaffer, D., 1985). Eltern, die selbst Enuretiker waren, wollen ihrem Kind oft negative Erfahrungen, die sie selbst machen mußten, ersparen und erklären dann z. B. das Einnässen ihres Kindes zu einem «Familiengeheimnis». Solche Eltern können in ihrem Erziehungsverhalten nur bedingt auf ein erfolgreiches Modell der Reinlichkeitserziehung zurückgreifen. Nach lerntheoretischen Gesichtspunkten hat ein inadäquates Erziehungsverhalten **fehlende oder unangemessene Lernprozesse** zur Folge. Mangelhafte Lernprozesse führen nach dieser Annahme – vor allem wenn eine physiologische Unreife vorliegt – dazu, daß die Hemmfunktionen des Blasenentleerungsreflexes nicht funktionssicher ausgebildet und so Blasentonus und Aufwachen nicht ausreichend reguliert werden können. Eine «angemessene Reinlichkeitserziehung» sollte nach D. Shaffer (1985) beharrlich und zum richtigen Zeitpunkt erfolgen und sowohl das Belohnen von trockenen Nächten und Tagen als auch die Mißbilligung des Einnässens umfassen.

Einige Studien konnten jedoch zeigen, daß Kinder, die kein Sauberkeitstraining durchlaufen haben, zur gleichen Zeit trocken wurden, wie Kinder, denen man ein solches Training hatte angedeihen lassen (Haug-Schnabel, G., 1990 b). Diese Befunde sprechen dafür, daß es weniger einer bestimmten «Technik» und erzieherischen Überzeugung als vielmehr einer gelassenen Grundhaltung gegenüber den Ausscheidungsvorgängen im allgemeinen bedarf, um dem Kind zu helfen, eine erfolgreiche Kontrolle dieser Funktionen selbst zu finden. «Es gibt keine Reinlichkeitserziehung, sondern nur eine Entwicklung zur Reinlichkeit» (Blum, E., 1946).

Verhaltensbiologische Aspekte

Als zentrale Hypothese dieser Sichtweise gilt, daß es sich bei der Enuresis um eine Verhaltensstörung handle, die eine Modifikation biologisch sinnvoller Verhaltenselemente durch ungünstige Umweltbedingungen darstelle (Haug-Schnabel, G., 1991). Während das Spieleifernässen im Verlauf eines intensiven Spiels bei «übervoller» Blase auftritt und seine Ursache im «Durchsetzen» des Entleerungsreflexes gegenüber den willentlichen Hemmsignalen bei einem noch nicht ausgereiften Harnabgabesystem des Kindes hat, liegen dem Konfliktnässen und dem Nachtnässen andere Mechanismen zugrunde (Haug-Schnabel, G., 1990 b). Eingehende Verhaltensbeobachtungen konnten zeigen, daß in diesen Fällen nicht eine volle Blase als Ursache des Einnässens in Frage kommt, sondern vielmehr belastende Ereignisse dem Einnässen unmittelbar vorangegangen waren (Haug-Schnabel, G., 1989). Die Assoziation zwischen belastenden Erfahrungen und unkontrollierter Harnabgabe scheint durch den Lernprozeß der bedingten Aktion zu entstehen. Ausgangspunkt für diese Lernerfahrung ist, daß ein Säugling viel Zuwendung beim Trockenlegen erfährt. Zuwendungsbedürfnis und erhaltene Zuwendung werden so miteinander verknüpft. Sieht sich ein Kind in der weiteren Entwicklung mit belastenden oder frustrierenden Ereignissen konfrontiert, so wird sowohl eine natürliche **Aggressionsbereitschaft** als auch ein **Zuwendungsbedürfnis** aktiviert. Die Verhaltenstendenz für aggressives Verhalten hemmt (aufgrund eines Filtersystems [Höchstwertdurchlaß] bei einem hohen Wert für Aggressionsbereitschaft und belastender Reizintensität) kurzfristig das geringer aktivierte Zuwendungsbedürfnis. Klingen Wut und Verzweiflung aufgrund von Rückzug (Konfliktnässen) oder Entspannung im Schlaf ab (Nachtnässen), so gewinnt das Zuwendungsbedürfnis die Oberhand. Hierdurch wird automatisch die damit verknüpfte Funktion der Harnabgabe ausgelöst: Das Kind näßt ein. Das auf diese Weise aktivierte Zuwendungsbedürfnis ist zum zentralnervösen Harnabgabesignal geworden (Haug-Schnabel, G., 1991).

Psychodynamische Aspekte

Die psychodynamische Sichtweise zur Entstehung der Enuresis ist eng verknüpft mit dem Konzept der psychosexuellen Reifung des Kindes. So weisen A. Binet (1979) und A. Freud (1968) darauf hin, daß es dann zur Entstehung einer Enuresis kommen kann, wenn die Reinlichkeitserziehung zu früh oder zu streng verlaufen ist, und die Milderung der analen und urethralen Triebbesetzungen, die meist erst zu Beginn des 3. Lebensjahres einsetzt, nicht abgewartet wurde. Das Kind ist zu diesem Zeitpunkt noch nicht in der Lage, diese erste Triebeinschränkung, die es auf äußeren Anlaß ausführen muß, zu vollbringen. Ist der äußere Zwang zu übermächtig oder setzt er zu früh ein, so kann das Kind, aufgrund seiner noch unreifen Ich-Struktur, weder Widerstand gegen die überhöhten Forderungen leisten noch sich mit dem Wunsch der Eltern nach Reinlichkeit identifizieren. Dies kann zu einer Störung der integrativen Ich-Leistungen führen, d.h. der Konflikt zwischen äußerer Einschränkung und innerem Drang bleibt ungelöst. Das in dieser Weise beeinträchtigte Ich kann somit die notwendigen Selbstregulationsfunktionen und die Körperkontrolle, die zu einer störungsfreien Reinlichkeitsenwicklung vonnöten sind, nicht aufbauen (primäre Enuresis) (Binet, A., 1979), oder es fällt bei Belastung regressiv wieder auf solche frühen Entwicklungsstufen zurück (sekundäre Enuresis). Die Kinder verhalten sich im folgenden, als ob sie die Signale des Miktionsbedürfnisses nicht wahrnehmen könnten. Sie **verleugnen sowohl ihren natürlichen Wunsch, Wasser zu lassen, als auch die beim Urinieren empfundene Entleerungsbefriedigung** (Schmit, G. u. Soulé, M., 1985). Der Schlaf erleichtert den Vorgang der Verleugnung. Da die Funktion der glatten Muskulatur (Blase, glatter Sphinkter) durch unbewußte Phantasien, diese der quergestreiften Muskelfasern (Damm, quergestreifter Sphinkter) durch unbewußte oder vorbewußte Vorstellungen beeinflußt werden kann, können sich ungezählte Nuancen zwischen Absicht, Geschehenlassen, unabsichtlichem Tun und Einnässen, ohne davon wissen zu wollen, herausbilden.

Die Symptomwahl ist vermutlich Folge einer genetischen Disposition sowie des regressiv gelösten Konflikts zwischen dem Bestreben nach Triebbefriedigung und der zu früh oder übermäßig streng einsetzenden Reinlichkeitserziehung. Das Symptom selbst kann verschiedenen, dem Kind **unbewußten Zwekken** dienen. Diese bestehen zum einen in einem primären Krankheitsgewinn, der sich in einem passiv-regressiven Gefühl und einer erotischen Stimulation der Haut äußert, ähnlich dem Erleben und der Lust eines Neugeborenen beim Baden; zum anderen in einer masturbatorischen Freude, im Sinne einer autoerotischen Retention und einem symbolischen Äquivalent eines Orgasmus beim «Laufenlassen», und einer mehr diffusen Freude an primären Vorgängen des Anfüllens und Entleerens des Körpers (Schmit, G., u. Soulé, M., 1985). Sekundär kann die Symptomatik mehr oder weniger bewußt interpersonell genutzt werden, z. B. durch Vermeidung von Trennungen, durch engeren Kontakt zur Mutter, durch masochistische Befriedigung bei familialem Ärger oder durch die **Vermeidung adoleszenter Reifungs- und Entwicklungsprozesse mit Fixierung in ödipaler «Komplizenschaft»** (Bürgin, D., u. Rost, B., 1990).

Die Reinlichkeitserziehung setzt im allgemeinen zu einem Zeitpunkt ein, in welchem das Kind sich an die Mutter anklammern und sich gleichzeitig von ihr lösen will. Aufgrund des beschriebenen Konflikts bleibt **es aber in einem Spannungsfeld von Wünschen nach Autonomie/Individuation und Abhängigkeit stehen.** Die hieraus resultierende Haltung kann sich während der weiteren Entwicklung des Kindes in einer Ambivalenz gegenüber dem sozialen Umfeld widerspiegeln, z. B. wenn das enuretische Kind einerseits ein hohes Ausmaß an Kritik an seiner Umwelt zeigt, andererseits aber immer wieder deutliche Hilfsappelle aussendet (Reinhard, H., 1989). Diese ambivalente Haltung ist oft verbunden mit einer indirekten Aggressivität und einer mangelnden Impulskontrolle.

Die Eltern sehen sich in der frühen Phase der Entwicklung ihres Kindes durch dessen häufiges Ausscheiden von Stuhl und Urin mit ihren eigenen prägenitalen Einstellungen, Gefühlen und Tendenzen konfrontiert. Die Art der Verarbeitung dieser Eindrücke spiegelt sich schon bald in der Haltung wider, die die Eltern ihrem Kind gegenüber zeigen. Das Kind spürt bereits früh, ob die Eltern die Ausscheidungsvorgänge mit Freude oder Ekel besetzen und welche Erwartungen sie diesbezüglich an es herantragen. Bei einigen Eltern führt die **Wiederbelebung und Auseinandersetzung mit ihren eigenen prägenitalen Phantasien** zu einer größeren körperlichen Distanz und Zurückhaltung in der Beziehung zum Kind. Bei anderen kann es aufgrund von Identifikationsprozessen zu einer Haltung kommen, die das Einnässen unbewußt unterstützt. Dies scheint vor allem bei den Eltern der Fall zu sein, die selbst in ihrer Kindheit an einer Enuresis gelitten haben.

Im Verlauf der Sauberkeitserziehung verzichtet das Kind unter bestimmten Bedingungen (um der Liebe der Pflegepersonen willen) auf die mit der Miktion verbundene Lust und Eigenständigkeit in der Verfügung über seinen Körper. So findet sich die Enuresis unter Heimkindern überzufällig häufig (Shaffer, D., 1985). Die Eltern können der Trockenheit ihres Kindes gegenüber eine kohärente oder eine in sich widersprüchliche Haltung einnehmen. Eine emotional gelassene Grundhaltung, mit einer nicht zu stark affektiv getönten Einmischung in die Vorgänge dieser sensiblen Phase, scheint eine wichtige Voraussetzung für eine weitgehend unbelastete Erziehung und Reifung zur Sauberkeit darzustellen. Kommt es aufgrund einer unangepaßten Sauberkeitserziehung zum Persistieren des kindlichen Einnässens (primäre Enuresis) oder wird im Rahmen einer Belastungsregression eine sekundäre Enuresis ausgelöst, so können dem Einnässen verschiedenste Bedeutungen zukommen: Es mag z. B. einen Wunsch nach Regression (Winnicott, D., 1953) ausdrücken. als Hilfeschrei und Suche nach Aufmerksamkeit verstanden werden (Kemper, W., 1969), Ausdruck einer Ambivalenzhaltung gegenüber den Leistungsanforderungen der Umwelt sein (Dührssen, A., 1978), ein Festhalten an erotischer Selbststimulation bedeuten (Schmit, G. u. Soulé, M., 1985) oder die urethrale Ausdrucksform einer durch Frustration ausgelösten Aggression darstellen.

Zusammenfassende Arbeitshypothese zur Entstehung der verschiedenen Formen der funktionellen Enuresis

Aus den bisherigen Ausführungen ist deutlich geworden, daß es «die Enuresis» oder auch «das enuretische Kind» nicht gibt, sondern sich der behandelnde Arzt oder Psychologe vielmehr mit verschiedenen Formen und Entstehungsbedingungen der Enuresis konfrontiert sieht. Es erscheint zu einfach, von einer allseits gültigen Genese des Einnässens auszugehen oder die primäre Enuresis als unikausal organisch bedingt und die sekundäre Form als rein psychodynamisch verursacht anzusehen. Die Heterogenität der verschiedenen Hypothesen zur Entstehung der Enuresis macht deutlich, wie schwer eine Integration der verschiedenen Faktoren zu erreichen ist. Die Feststellung, daß es sich bei der Enuresis meist um eine multifaktoriell bedingte Erkrankung handelt, ist sicherlich richtig, entbindet aber nicht davon, in jedem einzelnen Fall zu versuchen, diejenigen Faktoren zu eruieren, die dort in einem spezifischen Zusammenwirken das Einnässen vermutlich verursachten und aufrechterhielten. Nur so kann eine gezielte und damit erfolgversprechende Behandlung eingeleitet werden.

Die Unterscheidung in eine primäre und eine sekundäre Form der Enuresis erscheint bei der Erstellung eines ätiologischen Modelles nicht grundsätzlich von Nutzen zu sein, da in bestimmten Fällen sowohl der primären als auch der sekundären Enuresis ähnliche Ursachen zugrunde liegen können. Die Bedeutung der einzelnen Wirkfaktoren und deren Zusammenspiel variiert von Kind zu Kind deutlich. Einige Faktoren allerdings scheinen in der Mehrzahl der Fälle bei der Entstehung der Enuresis eine gewichtigere Rolle zu spielen als andere.

Es kann davon ausgegangen werden, daß in vielen Fällen zu bestimmten Zeiten der Entwicklung eine **genetisch bedingte Vulnerabilität der Ausscheidungsorgane** den Urethral-Trakt anfälliger für verschiedenste physiologische und psychosoziale Störungen macht als andere Organsysteme. **Belastende und Streß induzierende Ereignisse in den ersten Lebensjahren** scheinen eine weitere Erhöhung der Anfälligkeit für die Ausbildung sowohl der primären als auch der sekundären Form der Erkrankung darzustellen.

Die Auseinandersetzung mit den Bedürfnissen des Kleinkindes und die hierdurch ausgelösten Phantasien, Einstellungen und Ängste beeinflussen nachhaltig die **Haltung der Eltern bei der Reinlichkeitserziehung** ihres Kindes. Kohärente oder widersprüchliche Vorgehensweisen und emotionale Verstricktheit oder eine gelassene Grundhaltung spiegeln verschiedene Arten der Verarbeitung solcher innerseelischen Abläufe wieder. Die Erfahrung mit der eigenen Reinlichkeitserziehung und hiermit verbundene positive und negative Kindheitserinnerungen können als Vorbilder einer gelungenen Erziehung zur Sauberkeit dienen oder als Hemmschuh bei der Suche einer angemessenen Lösung dieser Erziehungsaufgabe wirken. **Sozialer Druck**, ausgelöst z. B. durch Vorgaben von Kindergärten oder gutgemeinte Ratschläge von Verwandten oder Nachbarn, kann Eltern verunsichern.

Besondere oder bevorzugte Zuwendung beim Wickeln kann im frühen Entwicklungsstadium des Kindes zu einer Kopplung von Zuwendungsbedürfnis und Einnässen führen. Oftmals sieht sich das später enuretische Kind, das sehr sensibel für die Erwartungen und Hoffnungen seiner Eltern ist, im weiteren Verlauf seiner Entwicklung aufgrund der elterlichen Haltung mit einer **übertriebenen, inkohärenten oder zu früh eingeleiteten Reinlichkeitserziehung** konfrontiert. Das durch diese Anforderungen oft physiologisch und psychologisch überforderte Kind kann dann meist nur eine mangelhafte Verarbeitung und Lösung dieser Entwicklungsaufgabe leisten. Führen in der weiteren Entwicklung Ereignisse wie z. B. Trennungserlebnisse, Familienzwietracht, Einschulung, Geburt eines Geschwisters oder vergleichbare Vorkommnisse zu einer **emotionalen Überforderung** des Kindes, so kann es zum Persistieren des im Kleinkindalter natürlichen Einnässens kommen (primäre Enuresis) oder aber das Einnässen tritt nach einer längeren Zeitspanne der Trockenheit erneut auf (sekundäre Enuresis). Das Kind sucht bei belastenden Ereignissen aufgrund seiner Lernerfahrungen unbewußt Zuflucht in den trost- und lustspendenden Gefühlen des Urinierens. Die Erfahrung, daß das Einnässen nach oder während emotional bedrückenden Geschehnissen zumindest **kurzfristig Erleichterung und Trost** vermittelt, verfestigt die auftretende Symptomatik. Das Einnässen kann dann tagsüber oder bei Nacht auftreten. Der Umstand, daß das Einnässen in der Nacht wesentlich häufiger zu beobachten ist, mag damit zusammenhängen, daß der **Schlaf** die **Verleugnung der Befriedigung durch das Symptom** und den partiellen Aufmerksamkeitsentzug gegenüber dem Blasenweckreiz begünstigt. Interpersonell kann die Symptomatik, je nach Reaktion der Umwelt, zum **Vehikel verschiedenster Botschaften** mit aggressivem oder hilfesuchendem Inhalt werden und eine besondere Stellung des Kindes in der Familie oder der Gruppe der Gleichaltrigen mit sich bringen. Vermeidung von Trennungen, erhöhte Aufmerksamkeit und Zuwendung durch die Eltern und ein gewisser «Machteinfluß» auf die Familie können das Kind zusätzlich verleiten, an der Symptomatik festzuhalten. Fehlgeschlagene Therapieversuche sind im Stande, die Symptomatik weiter zu verfestigen oder gar zusätzliche körperliche (z. B. nach Blasentraining) oder psychische (z. B. ständig sinkendes Selbstwertgefühl bei häufigen Therapiefehlschlägen) Symptome hervorzurufen. Enuretische Kinder befinden sich somit meist in psychischer Bedrängnis. Das Symptom «Einnässen» ist in der Mehrzahl der Fälle **Ausdruck und Folge einer Überforderung** der zu Beginn der kindlichen Entwicklung vorhandenen physiologischen und psychischen Möglichkeiten des Kindes. Vor allem bei den Kindern, die aufgrund einer insgesamt problematischen Erziehungssituation neben der Enuresis weitere Verhaltens- oder Persönlichkeitsauffälligkeiten zeigen, ist die Einbettung in psychische Zusammenhänge nicht zu übersehen. Sieht man sich einem enuretischen Kind gegenüber, vor allem, wenn es bereits das Schulalter erreicht hat, sollte immer geprüft werden, inwieweit das Einnässen nicht ein **Alarmsignal** des überforderten Kindes darstellt und Ausdruck eines **verkörperten Hilfeappells** an die Umwelt ist.

Kinder mit einem sogenannten Spieleifernässen, einem kurzzeitigen Einnässen bei Klimawechsel oder bei vereinzelten erregenden Ereignissen zeigen meist eine unauffällige Gesamtentwicklung. Hier scheinen andere, schwer greifbare Ursachenfaktoren vorzuliegen. Möglicherweise finden sich beim sporadischen Einnässen bei erregenden Ereignissen ähnliche Faktoren wie die oben beschriebenen, nur in stark abgemilderter Form. Beim Spieleifernässen scheint es sich dagegen um ein **Kontrollversagen aufgrund einer noch nicht ausgereiften Harnabgabeorganisation** zu handeln. Die Entscheidung über das Urinieren fällt auf der Ebene der primitiven Signalverarbeitung des Nervensystems. Der von der Blasenwand ausgehende Entleerungsreflex setzt sich gegen die noch nicht ausreichenden, willentlichen Hemmsignale des Kindes, das sein Spiel nicht unterbrechen möchte, durch. Das Einnässen aufgrund einer **Reifeverzögerung** findet sich bis zum Alter von 5–6 Jahren bei sonst gesunden Kindern und verschwindet danach meist ohne ersichtlichen Grund. Vermutlich spielen Nachreifungsfaktoren bei diesem an eine «Spontanheilung» erinnernden Symptomverlust eine entscheidende Rolle. Bei einigen dieser Kinder jedoch führen die durch das physiologisch bedingte Unvermögen entstandenen, negativen Lernerfahrungen zur Gewöhnung. Hierbei können dann, aufgrund einer durch das Symptom belasteten Interaktion zwischen Kind und Umgebung, nachträgliche, sekundär-neurotische Entwicklungen entstehen.

Therapie

Kommen Eltern mit ihrem einnässenden Kind zur Untersuchung, so ist anzunehmen, daß das Einnässen bei ihnen Scham, Ärger oder verhaltene Wut ausgelöst hat. Meist haben die Eltern bereits vielfältige fehlgeschlagene innerfamiliale Therapie-Versuche unternommen. So werden vor allem abendlicher Flüssigkeitsentzug und nächtliches Wecken häufig über Monate und Jahre erfolglos eingesetzt und führen nicht selten zu einer zusätzlichen Belastung des Kindes und der Eltern (Haug-Schnabel, G., 1985). Abnehmende Geduld, Ratlosigkeit, Resignation oder auch der Druck durch die bevorstehende Aufnahme in den Kindergarten oder die Schule führen schließlich zum Entschluß, extrafamiliale Hilfe zu suchen.

Die Vorgehensweisen zur Behandlung des Einnässens sind so verschieden wie die dargestellten Erklärungsmodelle der Genese funktioneller enuretischer Störungen (Haug-Schnabel, G., 1985). **Abendliche Flüssigkeitseinschränkung, nächtliches Wecken, operante Verstärkung, Einnäßkalender, Medikamente, Klingelhose oder -matratze, Blasentraining, Blasen-Stretching, Kuraufenthalte, «Abwarten», Spieltherapie** und **tiefenpsychologische Vorgehensweisen** seien nur als einige davon genannt. Häufig werden solche therapeutischen Maßnahmen mangels eines einheitlichen Behandlungskonzeptes oder verfügbarer diagnostischer Richtlinien einzeln nacheinander oder in Kombination, ohne Berücksichtigung der verschiedenen Entstehungsbedingungen der Enuresis, verordnet, oder gar im «Schrotschußverfahren» summiert eingesetzt (Arzin, N. et al., 1979). Derartige Vorgehensweisen bleiben unbefriedigend, da sie aufgrund ihres unspezifischen Einsatzes eine relativ hohe Rate an Abbrüchen, Therapiefehlschlägen oder -artefakten und hiermit verbundene Enttäuschungen zur Folge haben können oder aber in ihrer Durchführung zu aufwendig sind.

Bevor auf die **individuelle Therapieplanung und -ausführung** eingegangen wird, sollen kurz einige der häufig angewandten Therapiemaßnahmen genannt werden.

Flüssigkeitseinschränkung ab dem Nachmittag oder dem Abend soll eine

Überfüllung der Blase und somit das nächtliche «Überlaufen» verhindern. Sie gehört zu den am häufigsten eingesetzten Maßnahmen (Mattejat, F. u. Quaschner, K., 1985). Da sowohl das nächtliche Einnässen als auch das Tagnässen aber weitgehend unabhängig vom Füllungsgrad der Blase auftreten, ist diese Maßnahme unangebracht (Haug-Schnabel, G., 1990 b). Sie beruht, wie auch das Sphinktertraining und das Blasenstretching, auf der Vorstellung einer Organüberforderung und bleibt zumeist gegenüber der unbewußten, «verkörperten Botschaft» des Kindes unzugänglich. Manchmal stellt sie für das Kind eine unnötige Belastung dar und kann auch zu einem dauernden Reizthema in der Familie werden.

Sphinktertraining und Blasenstretching sind Übungsprogramme, in deren Verlauf die Kinder das Harnzurückhalten oder eine stotternde Harnabgabe trainieren. Dies soll zu einer Stärkung des vermeintlich schwachen Schließmuskels führen, bzw. die Blasenkapazität des Kindes erhöhen. Diese Vorgehensweisen haben sich als wenig effektiv erwiesen (Kammerer, E., 1985) und können unter Umständen zu Komplikationen wie Blasenerweiterung, Harnverweigerung, Restharn und Harnwegsinfektionen führen (Haug-Schnabel, G., 1990 b). Von beiden Vorgehensweisen ist abzuraten.

Nächtliches Wecken wird von vielen Eltern, meist über einen längeren Zeitraum praktiziert. Es wird hierbei davon ausgegangen, daß die fehlende Weckwirkung einer vollen Blase durch regelmäßiges, nächtliches Aufnehmen ersetzt werden könne. Dies ist aber nur dann sinnvoll, wenn wirklich eine volle Blase vorliegt. Abgesehen von einigen wenigen Enuretikern, trifft dies in der überwiegenden Zahl der Fälle nicht zu (Haug-Schnabel, G., 1991). Dies ganz besonders, wenn es eine nichtbewußte Motivation des Kindes gibt, stets ein bißchen Restharn in der Blase zurückzuhalten, um ihn während des Kontrollverlustes im Schlafe innerpsychisch konfliktfrei auslaufen zu lassen. Das nächtliche Wecken wird dann zur sinnlosen Belastung für alle Beteiligten, denn das Kind bleibt in den meisten Fällen «Sieger» in diesem Kampf. Nur eine genaue diagnostische (Verhaltens)-Analyse kann Auskunft darüber geben, ob im Einzelfall das Einnässen im wesentlichen von einer nicht anderweitig motivierten, mangelhaften oder fehlenden Harndrangwahrnehmung während der Nacht abhängt oder nicht. Nur wenn das bejaht werden kann, ist die Anwendung einer **Klingelhose oder -matratze** als sinnvoll zu bezeichnen (Mattejat, F. und Quaschner, K., 1985, Halliday, S., et al., 1987). Das Prinzip dieser Weckgeräte beruht darauf, daß durch die Feuchtigkeit ein elektrischer Kontakt geschlossen wird, der ein Klingelzeichen oder einen Weckton hörbar werden läßt, wodurch der Schlaf des Kindes unterbrochen und ein Lernprozeß im Sinne der klassischen Konditionierung in Gang gesetzt wird. Die meist in einer Stofflage befindliche Klingelmatratze wird auf die Matratze gelegt, die Klingelhose mit Druckknöpfen am Schlafanzug oder der Unterhose befestigt. Ist eine Indikation für eine apparative Verhaltenstherapie gestellt, so erfordert diese Maßnahme eine gute Motivation zur Mitarbeit von Eltern und Kind und eine eingehende Behandlungsbetreuung, denn zwischen 10% und 50% der Patienten brechen die Therapie vorzeitig ab (Stegat, H., 1990). Grund dafür ist meist eine nicht sachgemäße Handhabung oder eine ungenügende Einführung und Betreuung durch den Therapeuten. Eine Verschreibung im Sinne eines Rezeptes ohne genaue Erklärungen ist als kontraproduktiv anzusehen. Eingehende Hinweise für die Durchführung finden sich z. B. bei H. Stegat (1990). Eine Anwendung der apparativen Verhaltenstherapie erscheint erst ab dem Alter von 7–8 Jahren sinnvoll und sollte auch nur dann eingesetzt werden, wenn ein Kind motiviert dafür ist und durch diese Maßnahme wirklich in seiner Autonomie gefördert werden kann (Bürgin, D. u. Rost, B., 1990).

Medikamente zur Behandlung der Enuresis werden relativ häufig verschrieben (Rushton, H., 1989) und sind nicht selten der alleinige ärztliche Therapieversuch (Haug-Schnabel, G., 1990 b). Das während langer Zeit einzige Medikament, das eine über den Placeboeffekt hinausgehende Wirksamkeit unter Beweis stellte, ist Imipramin. Über die genaue Wirkungsweise besteht allerdings Unklarheit. Sein Effekt liegt in einer kurzfristigen Besserung der Symptomatik. Bei etwa 40% der Kinder führt die regelmäßige Einnahme in angemessener Dosierung zu einem auf die Dauer der Verabreichung beschränkten Aussetzen des Einnässens. Längerfristige Erfolge, außer solche bei der Durchbrechung eines Teufelskreises, können mit der Gabe von Imipramin meist nicht erzielt werden (Rushton, H., 1989). Kommt es zu einer Besserung der Symptomatik, so setzt diese innerhalb der ersten Woche ein (Kammerer E., 1985). Das Medikament sollte nicht bei Kindern unter 7 Jahren (Rushton, H., 1989) und nicht länger als maximal drei Monate zur Anwendung kommen. Vorschläge für die Medikationsdosierung finden sich z. B. bei P. Strunk (1989). Mögliche Nebenwirkungen bestehen in Mundtrockenheit, Kopfschmerzen, Appetit- und Schlafstörungen. Neuere Studien zeigen, daß auch Desmopressin, ein antidiuretisch wirkendes Hormon, kurzfristig mit Erfolg eingesetzt werden kann. Die Rückfallquote ist aber auch hier erheblich (Gadow, K. D., 1992). «Neben den bislang unkalkulierbaren Risiken einer Gewöhnung an Psychopharmaka im Kindesalter beseitigt das aktivierende und stimmungsaufhellende Imipramin, falls es wirkt, durch eine Scheinlösung das Symptom, dessen Ursache unangetastet bleibt. Ein wichtiges Signallämpchen wird gelöscht, ohne die Schadensursache zu beheben» (Haug-Schnabel, G., pag. 266, 1990 b). Die Anwendung beschränkt sich daher auf Ausnahmefälle, die eine sofortige und kurzfristige

Entlastung von Kind und Eltern erfordern, oder aber auf spezifische Situationen wie den Besuch einer Veranstaltung, der ohne diese Hilfe kaum möglich wäre. Auf den kurzzeitigen Einsatz und den zu erwartenden Rückfall sollte hingewiesen werden.

Der im folgenden dargestellte Therapieansatz geht davon aus, daß das Symptom Einnässen in der überwiegenden Zahl der Fälle Signalcharakter besitzt. Psychische Belastung im weitesten Sinne kann hierbei als Ursache angenommen werden. Ein rein symptomzentriertes Vorgehen ist daher meist abzulehnen, nicht zuletzt deswegen, weil es hierdurch auch zu einer Symptomverschiebung kommen kann (Sperling, M., 1982). Symptomorientierte Maßnahmen beinhalten nicht selten einen Strafcharakter und können mitunter zu sekundären Auffälligkeiten führen. Vorrangiges Ziel muß es daher sein, die Fokussierung der Eltern und des Kindes auf das Symptom Einnässen abzuschwächen, und den zugrunde liegenden «psychosozialen Kummer» des Kindes in den Mittelpunkt der Behandlung zu stellen. Zwar gibt es eine Reihe von Enuretikern, die nicht aus seelischer Belastung, sondern aus anderen Gründen, z.B. einer Reifungsverzögerung, einnässen. Obgleich dort eine andere Vorgehensweise sinnvoll ist, sollte aber auch in jenen Situationen einer Symptomfokussierung entgegengewirkt werden.

Grundsätzlich gilt, daß Gesundungstendenzen, sowohl des Kindes als auch der gesamten Familie, wo immer möglich, unterstützt werden sollten. Der Aufbau einer vertrauensvollen Beziehung und die Vermeidung einer sadistischen oder unnütz-strengen Haltung sind neben einem flexiblen und kreativen Vorgehen zentrale Bestandteile der Enuretiker-Therapie (Bürgin, D. u. Rost, B., 1990).

Das konkrete Vorgehen bei der Therapie der Enuresis kann in verschiedene **Phasen** untergliedert werden:

In einem ersten Schritt sollte, mit Hilfe eines anamnestischen Gesprächs, versucht werden, sich ein Bild von der Familiensituation und der Situation des Kindes zu machen. Fragen über Symptomentwicklung und -verlauf, die Abhängigkeit des Einnässens von Belastungssituationen, den konkreten Umgang mit dem Symptom (z.B. frühere Therapieversuche, einschließlich Bestrafung und Belohnung oder die abendliche zu Bett-Geh-Situation) und die psychische Verfassung des Kindes liefern zentrale Hinweise für die Therapieplanung. Wichtig ist auch, welche «Gründe» die Eltern für das Einnässen ihres Kindes anführen. Nicht selten berichten sie bereits zu diesem Zeitpunkt der Abklärungsuntersuchung, daß das Einnässen vor allem während oder nach Belastungssituationen auftritt oder aber das Kind eine verzögerte Gesamtentwicklung durchläuft. Neben der Klärung intrapsychischer oder interpersonaler Pathologie darf nicht vernachlässigt werden, sich ein Bild von der Motivationen und ganz besonders den Ressourcen der Familie zu machen. Möglicherweise muß auch bereits bei der ersten Intervention eine kurzfristige Entlastung der Familie im Vordergrund der therapeutischen Maßnahmen stehen. (Z.B. kurzzeitiger Einsatz eines Medikaments.)

Schon während des ersten Kontaktes kann auf ein Symptomverständnis hingearbeitet werden, welches das Kind entlastet, z. B. durch die Erklärung, daß das Einnässen nicht Ausdruck von Ungezogenheit ist, sondern sich vielmehr der willentlichen Steuerung des Kindes weitgehend entzieht (Strunk, P., 1989) und eine ganze Reihe von Kindern einnnäßt. Dies erscheint um so wichtiger, als einnässende Kinder nicht selten der Überzeugung sind, daß nur sie an diesem Symptom leiden. Das Erläutern der normalen Miktionsvorgänge hilft oft, unklare oder falsche Vorstellungen dieser Funktionsabläufe zu korrigieren. Häufig ist es auch notwendig, mit den Eltern die bisherigen Therapieversuche zu besprechen. Eltern und Kind haben nicht selten erhebliche Kraftanstrengungen unternommen, um nächtliches Wecken oder ähnliche Maßnahmen durchzustehen. Obgleich die Anstrengungen durchaus honoriert werden sollten, muß über die Wirksamkeit bzw. Unwirksamkeit dieser Aktivitäten und die daraus resultierte Belastung für alle Beteiligten offen gesprochen werden. Liegt keine gemeinsam erarbeitete Indikation für die bislang praktizierten Vorgehensweisen vor, sollte von deren weiterem Gebrauch abgesehen werden.

Die überwiegende Zahl der enuretischen Kinder weist mit dem Symptom Einnässen auf psychische Belastungen hin. Liegen unmittelbare Hinweise für solche vor, so sollte z.B. in Form offener Fragen darüber gesprochen werden. Die Fokussierung müßte hierbei weniger auf dem Einnässen, als vielmehr auf den zugrundeliegenden Ängsten oder Problemen (z.B. bezüglich einer optimalen, elterlichen Zuwendung) liegen. Viele Eltern erkennen solche Zusammenhänge selbst und weisen früher oder später darauf hin. Lösungsmöglichkeiten sollten individuell, in Zusammenarbeit mit den Eltern und dem Kind, den Wünschen und Möglichkeiten der Familie entsprechend, ausgearbeitet werden.

Ist ein Kind psychisch bereits zu stark belastet oder zeichnen sich erhebliche innerfamiliale Spannungen ab, so ist eine individuelle oder familiale psychotherapeutische Hilfe indiziert. Gerade dem psychisch stark belasteten Kind fällt es aber oft schwer, das Symptom Einnässen rasch aufzugeben, da es im Laufe seiner therapeutischen Gesundungsarbeit sowohl auf den primären als auch auf den sekundären Krankheitsgewinn verzichten muß. Nur wenn ein Kind im Vorschulalter in durchschnittlichen familialen Gegebenheiten eine insgesamt leicht verzögerte Gesamtentwicklung zeigt, an einer primären Enuresis nocturna mit regelmäßigem oder fast regelmäßigem Einnässen leidet und bei der psychodynamischen Exploration eine psychisch weitgehend gesunden Eindruck erweckt, so kann mit den Eltern vereinbart werden, erst einmal eine gewisse Zeit (z. B. ein Jahr) zuzuwarten. Gleiches gilt für das Spieleifernässen. Den Eltern und dem Kind sollte dabei möglichst einfach und verständlich erklärt werden, was eine Reifungsverzögerung ist, und daß das Einnässen höchstwahrscheinlich im Laufe der Zeit ohne weitere Maßnahmen verschwinden wird. Auf die Kontrolluntersuchung nach dem vereinbarten Termin sollte aber nicht verzichtet werden.

Ist das Kind älter und dürfte eine Reifungsverzögerung ursprünglich Auslöser der Enuresis gewesen sein, so kann die Enuresis durch verschiedenste Faktoren aufrechterhalten worden sein. Bei regelmäßigem Einnässen (praktisch jede Nacht), sollte in diesen Fällen auch die Indikation einer Klingelhose, bzw. Matratze geprüft werden. Ist die Beziehung unter den Familienmitgliedern durch das Einnässen bereits stark angespannt, so könnten Eltern und Kind in einem ersten Schritt gebeten werden, für eine gewisse Zeit, z. B. 14 Tage, alle bislang angewandten Heilungsversuche (z. B. nächtliches Wecken, usw.) auszusetzen. Während dieser zwei Wochen sollte lediglich die Häufigkeit des Einnässens vom Patienten selbst registriert werden. Hierzu kann das Kind z. B. einen Sonne-Wolken-Kalender verwenden, in dem es die trockenen Nächte mit einer Sonne und die nassen mit einer Wolke kennzeichnet. Diese Phase soll, neben der Bestimmung einer groben «Baseline» der Einnäßfrequenz, vor allem dazu dienen, die nicht selten über Jahre eingeschliffenen Verhaltensmuster aller Beteiligten zu unterbrechen und so eine «Entkrampfung» der Gesamtsituation herbeizuführen. Da ein solches Vorgehen alle Beteiligten zur Änderung der bislang gezeigten Verhaltensgewohnheiten veranlaßt, sollte zuvor über möglicherweise auftauchende Schwierigkeiten gesprochen werden. In seltenen Fällen kommt es bereits während dieser Zeitspanne zu einer deutlichen Reduktion der Einnäßfrequenz oder zum anhaltenden Trocken-Sein (Mattejat, F. u. Quaschner, K., 1985).

Zeigt das Kind neben der Enuresis weitere, auffällige Verhaltensweisen oder bestehen ausgeprägte familiale Probleme, so sollte à priori fachspezifische Hilfe zugezogen werden, da dort eine längerdauernde psychotherapeutische Betreuung, evtl. in Kombination mit andern Hilfemaßnahmen, zu erwarten ist. Dies gilt vor allem bei älteren Enuretikern und Kindern, die tagsüber und Nachts einnässen. Auch bei einer langen Dauer der Erkrankung sind die Probleme meist sehr vielschichtig und für alle Beteiligten stark belastend geworden und bedürfen fachspezifischer Hilfe.

Die **Prognose** der Enuresis ist in der Großzahl der Enuretiker als gut zu bezeichnen.

Einige **klinische Beispiele** sollen das Gesagte verdeutlichen:

Fallbeispiel 1

Bei der Vorstellung in der Sprechstunde ist Susanne 6½ Jahre alt. Sie leidet an einer **primären Enuresis nocturna** mit unregelmäßigem Einnässen. Auffallend ist das ausgeprägt-gehemmte Verhalten des Mädchens. Ihrer Mutter gegenüber verhält sie sich dagegen eher aggressiv.

Die Anamnese ergibt keine groben Entwicklungsverzögerungen. Die ersten beiden Lebensjahre von Susanne waren geprägt durch häufige elterliche Konflikte, in deren Verlauf es zu mehrmaligem Aus- und Einzug des Vaters und letztlich zu einer Trennung der Eltern kam, als Susanne fast zweijährig war. Der Vater suizidierte sich ein Jahr später.

Aufgrund der angespannten familialen Situation und der zeitweiligen Berufstätigkeit der Mutter wurde Susanne von verschiedenen Bezugspersonen betreut. Da die Mutter sich ohne Susanne einsam fühlte und sie daher immer wieder zu sich zurückholte, verbrachte Susanne nie länger als ein Jahr in einer konstanten Betreuungssituation. Wohnte Susanne bei ihrer Mutter, so waren beide sozial isoliert und meist auf sich allein gestellt. Kontakt zu anderen Müttern oder Kindern bestand kaum.

Seit einem Jahr lebt Susanne auf eigenen Wunsch in einem Kinderheim. Dort zeigt sie sich als ein eher überangepaßtes und ruhiges Mädchen, das Konflikten aus dem Weg geht und sich häufig Gedanken über den Tod des Vaters macht, über dessen nähere Umstände sie nichts weiß. Die Wochenenden zu Hause gestalten sich schwierig. Es kommt immer wieder zu Auseinandersetzungen zwischen Mutter und Tochter.

Hier bestehen Belastungen durch den Zerfall der Familie, durch mehrfach wechselnde Betreuungspersonen und -orte sowie durch den Suizid des Vaters, um den ein Familiengeheimnis gemacht wird. Die alleinerziehende Mutter ist überfordert. Bei Susanne zeigt sich der Anfang einer Fehlentwicklung und die Unmöglichkeit zu trauern. Die Enuresis kann als symbolisches Äquivalent der Gefühle von Traurigkeit, Verzweiflung und Wut angesehen werden. Eine längerdauernde Psychotherapie und eine Beratung der Mutter wurden deshalb eingeleitet.

Fallbeispiel 2

Petra ist zum Zeitpunkt der Untersuchung ein körperlich eher weit entwickeltes, 10jähriges Mädchen. Sie leidet an einer **primären Enuresis nocturna et diurna,** wobei periodische Schwankungen der Einnäßfrequenz zu beobachten sind. Zeitweise näßt sie jeden Tag bzw. Nacht ein. Ist sie naß, wechselt sie die Kleider meist selber. Manchmal verleugnet sie das Einnässen.

Nach Angaben der Eltern war die Schwangerschaft nicht erwünscht. Trotzdem erschien Petra zu Beginn als ein eher ausgeglichenes und fröhliches Kind. Zum Zeitpunkt der Geburt ihres zwei Jahre jüngeren Bruders zeigte sie eine erste Trotzphase. Da der Bruder an einem komplizierten Herzvitium erkrankt war, beanspruchte er beinahe die gesamte Aufmerksamkeit der Eltern. Hinzu kam, daß die Familie häufig den Wohnort wechselte. Petra entwickelte sich in der Folgezeit zu einem auffallend ruhigen und angepaßten Mädchen.

Im Laufe der Abklärungsuntersuchung äußerten die Eltern Schuldgefühle, ihre Tochter durch die Bevorzugung des kranken Bruders und die mehrmaligen Ortswechsel überfordert und vernachläßigt zu haben. Zudem hätten elterliche Auseinandersetzungen zu weiteren Spannungen in der Familie geführt.

Petra selbst konnte im Gespräch ihre schwierige Beziehung zu ihrem Bruder beschreiben. Die Ambivalenz zwischen der Wut auf den Bruder, der eine bevorzugte Behandlung erhielt, und der Sorge um seine Gesundheit, beschäftigen das Mädchen sehr. So war das Einnässen meist mit Alpträumen verbunden, in denen der Bruder eine zentrale Rolle spielte.

Im Verlauf der Untersuchungsgespräche verschwand die Enuresis nocturna et diurna weitgehend. Aufgrund des leichten Persistierens der Enuresis, der allgemeinen Ängstlichkeit, einer übermäßigen Anpassung und der Unsicherheit im Kontakt mit Gleichaltrigen erfolgte eine 10monatige, psychotherapeutische Einzelbehandlung. Hauptthema der therapeutischen Einzelsitzungen war die Schwierigkeit im Umgang mit aggressiven Gefühlen und das allgemein gehemmte Verhalten der Patientin im Kontakt mit Gleichaltrigen. Wut und Enttäuschung über die Bevorzugung des kranken Bruders lösten immer wieder starke Schuldgefühle aus. Mit Hilfe von Regelspielen, in deren Mittelpunkt Verlieren, Gewinnen und die hiermit verbundenen Emotionen standen, versuchte Petra, im Verlaufe des psychotherapeutischen Prozesses, einen neuen Zugang zu Gefühlen der Wut, Freude und Enttäuschung zu finden. Während der Therapie verschwand das Einnässen völlig. Der Kontakt zu Gleichaltrigen verbesserte und intensivierte sich deutlich. Petra mußte sich, auch bei familialen Auseinandersetzungen, nicht sofort in ihre innere Welt zurückziehen, sondern konnte sich wehren und zunehmend für ihre Interessen einstehen.

Die hier vorliegende Fehlentwicklung, mit Beginn bei Geburt des herzkranken Bruders, kam infolge erzieherischer und emotionaler Vernachlässigung durch die Eltern zustande. Es fand eine Verinnerlichung der Problematik statt. Die gehemmte Wut und Enttäuschung wurde mittels des körperlichen Symptoms der Enuresis zum Ausdruck gebracht. Im therapeutischen Kontakt wurde ein Aufarbeiten der entsprechenden Rivalitätsgefühle und dadurch eine Nachentwicklung in mehreren Bereichen (günstigere Abwehr, bessere Beziehungsfähigkeit) möglich.

Fallbeispiel 3

Peter ist ein knapp 10jähriger Junge. Nach Angaben der Eltern war er mit 2 Jahren trocken. Seit dem Eintritt in den Kindergarten **näßte** er **nachts wieder ein.** Während dies zu Beginn nur selten und in größeren zeitlichen Abständen erfolgte, trat das Einnässen seit dem Wechsel in die vierte Klasse ein- bis zweimal pro Woche auf. Eine Untersuchung wegen Verdacht auf einen akuten Harnwegsinfekt fiel negativ aus. In der

Schule sei Peter dem Lehrer zunehmend durch Konzentrationsstörungen und aggressives Verhalten gegenüber den Klassenkameraden aufgefallen.

Die weiteren Gespräche ergaben, daß Peter ein eher ruhiger, in sich gekehrter Junge war. Zu seiner Mutter bestand ein sehr enges und durch ständige Ängste der Mutter gekennzeichnetes Verhältnis. Sie konnte ihm, aus Besorgnis um sein Wohlergehen, wenig Eigenständigkeit zugestehen. Da Peter und seine um ein Jahr ältere Schwester eine kleine Dorfschule besuchten, waren beide seit diesem Schuljahr in einer Klasse zusammengefaßt. Der gemeinsame Schulbesuch mit seiner älteren Schwester führte dazu, daß Peter auf schulischem Gebiet plötzlich wieder um seine Selbständigkeit ringen mußte, zumal die Schwester die Beziehung dominierte. Es wurde bald deutlich, daß sich Peter auf der einen Seite seine Selbständigkeit bewahren wollte, auf der anderen Seite aber noch sehr kleinkindhafte Wünsche hegte, die durch die enge Bindung an seine Mutter zusätzlich genährt wurden. Bedingt durch die neue Schulsituation hatte der überangepaßt wirkende Junge nun noch weniger «nicht-familialen» Raum, in dem er sich autonom zeigen und bewähren konnte. Dies führte zu einer Verstärkung der Ambivalenz zwischen den Wünschen nach kleinkindhafter Versorgung und dem Drang nach Selbständigkeit, was sich in einem vermehrten Einnässen und Schulschwierigkeiten niederschlug.

Peter ist ein durch die Ängste der Mutter parentifiziertes Kind mit wenig autonomem Spielraum. Seine Trennungsängste bei Kindergarteneintritt drücken sich körperlich, in Form einer sekundären Enuresis, aus. Verstärkt sich diese, bei der Verschmälerung des äußeren, autonomen Raumes wegen der latenten Rivalität mit der Schwester, so treten zusätzlich Konzentrations- und aggressive Verhaltensstörungen auf. Auch hier ist psychotherapeutische Hilfe indiziert.

Fallbeispiel 4

Rainer ist ein sechsjähriger Junge, der gesamthaft jünger wirkt. Er leidet an einer **primären Enuresis nocturna** und näßt praktisch jede Nacht ein. Ausnahmen bilden lediglich die Nächte, in denen die Eltern ihn zu einer bestimmten Zeit aufnehmen und zur Toilette bringen. Vergessen sie es oder verschieben sie den Zeitpunkt auch nur geringfügig auf später, so ist das Bett bereits naß, wenn sie zu ihm kommen. Im Kontakt macht Rainer einen munteren und ausgeglichenen Eindruck. Die Eltern berichten, daß er ein fröhliches Kind sei, sich aber wegen des Einnässens, vor allem vor seinen Freunden, schäme.

Die Anamnese ergibt, daß Rainer insgesamt eine etwas verzögerte Gesamtentwicklung durchgemacht hat. Im Vergleich zu seinem älteren Bruder war er beim Gehen-, Laufen- und Sprechenlernen langsamer als dieser. Der Vater habe nachts ebenfalls bis zum Alter von acht Jahren eingenäßt.

Hier finden wir eine allgemein verzögerte Gesamtentwicklung unbekannter Genese mit Vorbild in der Familie (Vater). Es bestehen gute Ressourcen. Eine baldige spontane Nachreifung ist wahrscheinlich. Kontrolliertes Zuwarten erscheint angebracht.

Fallbeispiel 5

Spontan-Zeichnung eines 10jährigen Knaben mit schwerer, primärer Enuresis diurna et nocturna und Enkopresis. Sehr lebendiges, phantasievolles Kind. Bagatellisiert sein Symptom. Möchte Feuerwehrmann werden, findet Löschen so toll.

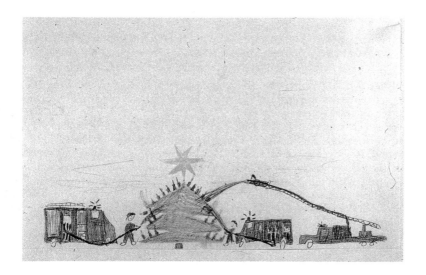

Kommentar: «24 Kerzen auf einem Weihnachtsbaum. Eine Kerze hat den oberen Ast erreicht. Ein Spaziergänger hat das bemerkt. Ein starkes Kind pfeift. 3 Löschfahrzeuge kommen».

Enkopresis

Der 6jährige Dirk kommt zusammen mit seinen Eltern in die Sprechstunde. Die Eltern berichten, daß der Junge immer wieder in die Hosen einkote, vor allem in Anwesenheit der Mutter. Er sei, abgesehen von etwa 6 Monaten im 3. Lebensjahr, nie sauber gewesen. Eine Abklärung beim Hausarzt habe keine organische Ursache ergeben. Dirk leide nicht an Verstopfung, sondern kote vielmehr regelmäßig, ohne für die Eltern ersichtlichen Grund, in die Hosen, entleere sich aber auch in seltenen Fällen auf der Toilette. Habe er seine Unterwäsche auf die beschriebene Art und Weise beschmutzt, so reinige die Mutter die Kleidungsstücke, während sich der Vater in diesen Momenten eher zurückhalte. Den ratlos erscheinenden Eltern sind die Ausführungen über dieses Thema peinlich. Auch der sonst umtriebig wirkende Junge sitzt still und beschämt auf seinem Platz.

Schon an diesen ersten Reaktionen wird deutlich, warum das Einkoten zu den sozial belastendsten und für alle Beteiligten unangenehmsten Störungen im Kindes- und Jugendalter gezählt wird. Die lange Zeit zu beobachtende «Publikationsvermeidung» bezüglich dieses Themas (Wille, A., 1984) scheint sowohl die allgemeine Haltung der Gesellschaft zur Enkopresis als auch die Tabuisierung der Entleerungsvorgänge im allgemeinen widerzuspiegeln (Wolters, W., 1971).

Definition und Einteilung

Unter Enkopresis versteht man ein funktionelles, psychogen und nicht organisch bedingtes Einkoten nach dem 4. Lebensjahr (Bellman, M., 1966). Es kann willkürlich oder unwillkürlich erfolgen. Da erst in diesem Alter bei ca. 90% aller Kinder die Darmkontrolle, aufgrund physiologischer und psychologischer Entwicklungsbedingungen, völlig erreicht ist, sollte bei einem Einkoten vor diesem Lebensabschnitt nicht von einer Enkopresis gesprochen werden.

Das Symptom umfaßt sowohl das Absetzen größerer Kotmengen in die Kleidung oder an andere hierfür nicht vorgesehene Stellen als auch das einfache Beschmutzen der Unterwäsche.

Als diagnostische Kriterien der funktionellen Enkopresis (307.70) finden sich im DSM-III-R:

1. Wiederholte, unwillkürliche oder willkürliche Entleerung von Fäzes an nicht dafür vorgesehenen Stellen (z. B. Kleidung oder Fußboden). (Die Störung kann eine sekundäre Überlaufinkontinenz durch funktionelle Stuhlretention sein.)
2. Die Störung muß mindestens einmal monatlich über einen Zeitraum von sechs Monaten auftreten.
3. Das tatsächliche bzw. das Entwicklungsalter des Kindes muß mindestens vier Jahre betragen.
4. Die Störung ist nicht durch eine körperliche Störung, beispielsweise durch ein aganglionäres Megakolon, bedingt. Die funktionelle Enkopresis bildet, zusammen mit der funktionellen Enuresis, eine eigene Gruppe der «Ausscheidungsstörungen». War ein Kind noch nicht länger als ein Jahr sauber, so spricht man von einer **primären** Enkopresis. Handelt es sich um einen Rückfall bei einem Kind, das bereits länger als ein Jahr den Stuhlabgang kontrollieren konnte, bezeichnet man dies als **sekundäre** Enkopresis. Eine zusätzliche Differenzierung kann, je nach Vorhandensein einer **nichtretentiven** oder **retentiven** Ausgestaltung der Symptomatik, erfolgen. Bei der letzten werden Kotmassen zurückgehalten.

In der ICD-10 wird die Enkopresis (F 98.1) vom «Einkoten infolge einer organischen Erkrankung wie Megacolon congenitum (Q 43.1) oder Spina bifida (Q 05)» sowie von der «Obstipation mit Stuhlblockade und nachfolgendem «Überlaufeinkoten» flüssigen oder halbflüssigen Stuhls (k 59.0)» abgetrennt, und es gelten für die Diagnose folgende Leitlinien:

1. «Sie kann infolge eines unzureichenden Toilettentrainings oder unzureichenden Ansprechens auf Toilettentraining mit der Vorgeschichte eines fortgesetzten Versagens beim Erlernen der Darmkontrolle auftreten.
2. Sie kann eine psychologisch begründete Störung widerspiegeln, bei der eine normale physiologische Kontrolle über die Defäkation vorhanden ist, bei der jedoch aus irgendeinem Grund Ablehnung, Widerstand oder Unvermögen besteht, den sozialen Normen bezüglich des Absetzens von Stuhl an annehmbaren Stellen Folge zu leisten.
3. Sie kann von einer physiologischen Retention herrühren, die mit Zurückhalten, sekundärem Überlaufen und Absetzen des Stuhls an unpassenden

Stellen einhergeht. Eine solche Stuhlverhaltung kann das Resultat von Auseinandersetzungen zwischen Eltern und Kind beim Darmtraining sein, aber auch durch Zurückhalten von Stuhl wegen schmerzhafter Defäkation (z. B. als Folge einer Analfissur) oder aus anderen Gründen entstehen.»

Die Enkopresis kann sich auf dem Boden zahlreicher psychischer Krankheitsbilder entwickeln und gilt im allgemeinen, vor allem bei älteren Kindern und Jugendlichen, als Indikator einer eher schweren psychischen Störung. Sie kann aber durchaus auch, gerade bei jüngeren Kindern, im Rahmen einer sonst unauffälligen Entwicklung (Frimann, P. C. et al., 1988), als Folge einer zeitlich begrenzten Regression, bei starken Belastungen auftreten und von benigner, kurzzeitiger Natur sein (Stern, H. P. et al., 1988).

Neben dem **organischen Megakolon** (Hirschsprung'sche Krankheit), das durch eine sehr frühe, hartnäckige und schwere Verstopfung schon kurz nach der Geburt gekennzeichnet ist und auf einer Aplasie der nervösen Ganglienzellen im Plexus submucosus beruht, läßt sich das **funktionelle Megakolon**, eine erworbene Dysfunktion auf der Ebene der Defäkation, abgrenzen. Bei diesem tritt die Verstopfung erst zwischen dem 6. und 12. Monat in allmählich progressiver Weise auf und bewirkt zuerst eine reflektorische Dilatation des Rektums und später des gesamten Kolons mit Ausbildung von sogenannten Kotsteinen. Durch aktive Kontraktion des Anus werden die Fäzes ins Sigmoid und ins Kolon zurückbefördert. Dieser gegenläufig zur üblichen Bewegung erfolgende Ablauf wird sekundär erotisiert. Nach unendlich wiederholten Bewegungen vor- und rückwärts, die einen gewissen masturbatorischen, d. h. lustbetont-autoerotischen Charakter haben (heimlicher, unsichtbarer, innerer Ablauf, der erst noch erlaubt, die gesamte Familie zu manipulieren) und als Vorform eines perversen Vorganges bezeichnet werden kann, kommt es schließlich zur zunehmenden Erschöpfung der Rektum- und Kolonmuskulatur. Parallel dazu erfolgt eine atonische Darmdilatation. Die Fäzes werden nun oft an den verhärteten Kotmassen vorbei vor- und zurückgedrückt. Die Defäkation oder das Schmieren in die Hose stellt dann gleichsam einen Betriebsunfall dar und erfolgt, so gesehen, bei diesen Fällen wirklich unwillkürlich (sog. Überlaufenkopresis).

Soulé, M. u. Lauzanne, K. (1985) unterscheiden bei der Enkopresis **4 Formen:**

— Enkopresis als aktiver, willentlich-aggressiver Akt.

— Enkopresis als Folge eines emotionalen dialogischen Mankos bei ungünstigen Familienverhältnissen. Der Körper des Kindes wird durch die Mutter schlecht besetzt. Retention bedeutet nichts Lustvolles, hingegen besteht ein

Bedürfnis nach sofortiger fäkaler Entlastung. Diese Form der Enkopresis ist oft kombiniert mit Mutismus oder Sprachverzögerung und großem Sammelbedürfnis. Die Kinder zeigen wenig Symbolisierungsfähigkeit und eine Schwierigkeit, Neues mit Interesse zu besetzen.

– Enkopresis als Spiel mit der Fäkalsäule, ein perverser Masturbationsersatz. Die Enkoprese ist hierbei ein Ausrutscher. Sie erfolgt aktiv und passiv zugleich, da die entsprechenden Patienten, im virtuosen Spiel mit ihren Omnipotenzgefühlen, nicht defäzieren wollen, um sich dem autoerotischen Vergnügen möglichst lange hingeben zu können.

– Enkopresis als Folge enteraler Krankheiten (z. B. einer längerdauernden Diarrhöe oder operativer Eingriffe [Kreisler, L. et al., 1974]), durch welche eine Erotisierung von retentiven und expulsiven Vorgängen stattfand. Diese Form ist meist sekundär und manifestiert sich in erster Linie als regressives Phänomen bei Belastungen (z. B. Geburt eines Geschwisters, Eintritt in den Kindergarten).

Weitergehende Unterteilungen in infantile und reaktive Formen (z. B. Kratky-Dunitz, M., 1988) erscheinen zur Zeit noch zu wenig abgesichert, als daß sie sinnvoll verwendet werden könnten.

Legt man solche Kriterien dem anfangs geschilderten Fall zugrunde, so handelt es sich beim Einschmutzen von Dirk um eine primäre, willentliche, aber unbewußt motivierte, momentan nicht retentive oder obstipierte Form der Enkopresis.

Häufigkeit und Altersverteilung

Man schätzt, daß in der westlichen Hemisphäre ca. 1,5% bis 3% aller Kinder in der Primarschule an einer Enkopresis leiden. Somit kommt sie etwa zehnmal seltener vor als die Enuresis (Spiel, W., 1987b). Während man das Einkoten am häufigsten im Grundschulalter vorfindet, geht sein Auftreten mit ansteigendem Alter kontinuierlich zurück und verschwindet in der Adoleszenz praktisch völlig. Fälle von Enkopresis nach der Adoleszenz sind äußerst selten. Die sekundäre Enkopresis kommt etwas häufiger vor als die primäre Form der Erkrankung. Mädchen sind deutlich seltener betroffen als Knaben (1:3,5) (Wille, A., 1984). Inwieweit eine schichtspezifische Häufung der Enkopresis vorliegt, ist ungeklärt (Krisch, K., 1985).

Physiologie und Psychodynamik der Ausscheidungsvorgänge

Der Defäkationsmechanismus kann wie folgt beschrieben werden: Ausgehend von einer unwillkürlich-reflexhaften Kolon- und Sigmoidkontraktion werden die Fäzes in die Ampulla recti gedrückt. Dieser Vorgang führt, unterstützt durch die Kontraktion der Beckenbodenmuskulatur und der Musculi glutaei, zu einer Öffnung des äußeren analen Sphinkters und schließlich, unter Einsatz der Bauchpresse, zur Ausscheidung von Kot (Krisch, K., 1985).

Diese **motorischen Vorgänge,** ebenso wie die Reizung der Mukosa, bewirken Gefühle der Entlastung und können lustvollen Charakter annehmen. So macht das Kind die Erfahrung, daß die Stuhlentleerung, aber auch das Zurückhalten und Bewegen des Stuhls in Kolon und Sigmoid, zu einem Wohlgefühl führen und, im Sinne einer autoerotischen Befriedigung (Ferenczi, S., 1924), immer wieder reproduziert werden kann. Zu diesen Spannungssensationen und der damit verbundenen **Lust an der Exkretion und/oder Retention** gesellt sich das **Interesse am Kot selbst.** So betrachtet das Kind «sein Produkt» aufmerksam oder sucht es durch Anfassen zu erkunden. Hier setzen die Erziehungsmaßnahmen an, die den Zweck haben, dem Kind das kulturell vorgeschriebene Ausscheidungsverhalten und den Umgang mit den Exkrementen anzugewöhnen. Diese sog. Reinlichkeitserziehung bedeutet für das Kind eine Triebeinschränkung auf äußere Veranlassung hin (Binet, A., 1979). Das Kind hat sich bis zu diesem Zeitpunkt durch seine wachsenden motorischen Fähigkeiten zunehmend von einer passiven Abhängigkeit zu mehr Unabhängigkeit entwickelt. Es kann durch Einstuhlen und Retention jetzt die Fähigkeit zum Ausdruck bringen, über seine körperlichen und geistigen Funktionen zunehmend selbst verfügen zu können. Noch ist es physisch und emotional aber weitgehend auf seine Mutter angewiesen. Sieht es sich nun mit den Anforderungen der Reinlichkeitserziehung konfrontiert, so steht es vor der Entscheidung, der Mutter Folge zu leisten und ihr sein «erstes Geschenk zu machen» oder aber seine «Unabhängigkeit» zu demonstrieren und an der autoerotischen Befriedigung festzuhalten (Freud, S., 1908 u. 1916). Letztes kann dann zu der primären Form der Erkrankung führen. Da den Ausscheidungsvorgängen eine «Besitztönung» zugesprochen wird (Dührssen, A., 1978), verwundert es nicht, daß die Enkopresis oft in Familien anzutreffen ist, die zu «Geben und Nehmen» (z. B. Geld, Besitz) und Leistungsanforderungen ein eher konfliktreiches Verhältnis aufgebaut haben.

Im Verlauf einer normalen Entwicklung vermindert sich zwischen dem 3. und 4. Lebensjahr das Interesse des Kindes an seinen Fäces. Dies geschieht nicht zuletzt, um sich der Wertschätzung der Eltern, die ja auf das «Sauber-werden» drängen, zu versichern und den von ihnen vertretenen Werten und Normen Genüge zu leisten. Es formen sich nun sog. **Reaktionsbildungen** aus, d. h. die Lust an der Ausscheidung und den Exkrementen wird durch Scham und Ekel ersetzt; das Interesse an Sauberkeit und Ordnungsliebe tritt an die Stelle der Faszination durch Schmutz und Unordnung.

Die zunehmende Differenzierung von Körper und Psyche erlaubt dem heranwachsenden Kind nun mehr und mehr, zwischen körperlichen und psychischen Erfahrungen zu trennen und seine Gefühle auch über andere als nur körperliche Ausdrucksformen (z. B. Einkoten) mitzuteilen (z. B. über die Sprache). Für diese Weiterentwicklung ist eine dauerhafte und verläßliche Beziehung zu den Eltern oder Pflegepersonen unumgänglich. Kann eine Mutter keine direkten Ausdrucksformen von Wut oder Trotz tolerieren, so kann das Kind gezwungen sein, aus Angst in eine frühere, d. h. körperbezogenere Ausdrucksform zurückzufallen und z. B. erneut einkoten. Ein Kind, das an Enkopresis leidet, hat diesen Kompromiß zwischen Triebregungen und Anforderungen der Umwelt nicht finden können oder ist aufgrund von Belastungen wieder auf diese frühere Entwicklungsstufe regrediert (Edgcumbe, R., 1978).

Erfährt ein Kind im Verlauf seiner weiteren Entwicklung einen Verlust oder die Trennung von der Mutter, so kann ihm also nicht nur das bereits internalisierte Bedürfnis nach Reinlichkeit wieder verloren gehen (sekundäre Enkopresis), sondern es werden auch die für diese Phase postulierten, **aggressiven** Anteile der Stuhlentleerung reaktiviert (Freud, A., 1968), die dann auch als willentlich-aggressive Akte in Erscheinung treten können (Soulé, M. u. Lauzanne, K., 1985). Die aggressiven Aspekte der Symptomatik sind leicht zu erkennen, wenn man berücksichtigt, wie schnell das Einkoten sprichwörtlich zum «Druckmittel» werden kann, mit dem man «jemanden anstinkt» oder die «Luft verpestet». Das Beschmutzen kann aber auch auf eine schwerwiegende **Angstproblematik** hinweisen («die Hosen voll haben») oder einen Wunsch nach kleinkindhafter Geborgenheit («in den Windeln liegen») widerspiegeln. So ist es nicht ungewöhnlich, daß Kinder, die sich ungeliebt, einsam oder auch überfordert fühlen, in die oben erwähnte autoerotische Beschäftigung mit den Ausscheidungsvorgängen flüchten, um das selbst geschaffene «Liebes-Ersatzobjekt» unmittelbar im Hautkontakt zu spüren (Keilbach, H., 1977). Das Kind versucht nicht selten, mit dem Einkoten seine Hilflosigkeit und seine Wünsche nach Bindung und Fürsorge zu artikulieren. Reagiert die durch die Symptomatik verunsicherte Mutter mit einer verstärkten Aufmerksamkeit speziell auf das Einkoten, so wird das Kind unbewußt darauf fixiert, diese Form der Zuwendung immer wieder zu suchen.

Qualität und Stabilität der Beziehung zwischen Eltern und Kind spielen für die beschriebenen Vorgänge eine zentrale Rolle und bestimmen wesentlich mit, ob das «Sauber-werden» zu einem regelrechten Machtkampf zwischen Eltern und Kind führt oder ob das Kind die als anale Entwicklungsphase bezeichnete Zeit ohne größere Komplikationen, d. h. Fixierungen, durchlebt.

Erscheinungsweise

Die Symptomatik gestaltet sich sehr **variabel und fluktuierend**. So beschmutzen manche Kinder ihre Unterwäsche nur leicht, während andere große Mengen geformten Stuhls in die Hosen entleeren. In seltenen Fällen wird der Kot auch direkt auf den Boden gesetzt (Strunk, P., 1989). Manche Kinder beschmieren mit ihren Fäkalien Gegenstände, wie z. B. Zimmerwände oder Schränke, was als **Kotschmieren** bezeichnet wird; dieses gilt, in Verbindung mit Einkoten, als Ausdruck einer grundsätzlichen, schweren emotionalen Störung (Steinhausen, H. C., 1985).

Diese Form der Erkrankung ist zu unterscheiden vom natürlichen Interesse und dem Spiel des Kleinkindes mit seinen Ausscheidungsprodukten. Kleinkinder können, im Rahmen einer normalen Entwicklung, aus «Entdeckerfreude» ihre Fäkalien in ihr Spiel einbeziehen und deren Beschaffenheit auf die unterschiedlichste Weise zu erkunden suchen. Diese Art der Beschäftigung ist aber, im Gegensatz zum krankhaften Umgang mit Kot, nur von kurzer Dauer und klingt ab, sobald das Kind seine Neugier befriedigt hat.

Das Einkoten erfolgt häufig am späten Nachmittag oder frühen Abend, oftmals auf dem Heimweg oder in Anwesenheit der Mutter. Nur wenige Kinder beschmutzen sich während des Vormittags, d. h. in der Schule oder dem Kindergarten (Bellman, M., 1966). Nächtliches Einkoten ist selten. Die Häufigkeit des Einkotens variiert beträchtlich. Sie reicht von mehrmals täglich bis nur einmal monatlich. Auch bei ein und dem selben Kind kann häufiges Einschmutzen mit Phasen hartnäckiger Obstipation oder auch Wochen völliger Symptomfreiheit abwechseln (Wille, A., 1984).

Viele Kinder zeigen während des Einkotens ein recht **typisches Verhalten** (Keilbach, H., 1977): Sie ziehen sich kurz vor dem Einschmutzen physisch und psychisch aus der Beziehung zur Außenwelt zurück, scheinen wie abwesend zu sein und halten sich im «kritischen Augenblick» aus Anstrengung irgendwo fest, manchmal auch, um den Stuhlabgang herauszuzögern. Hat ein Kind in die Hosen gemacht, meldet es sich oft nicht. Einige Kinder berichten, sie hätten den Vorgang der Stuhlentleerung nicht bemerkt. Sie sind einige Zeit mit vollen Hosen umhergelaufen und haben diese dann irgendwo versteckt. Der von manchen Kindern als «angenehm hautwarm» empfundene Stuhl und die Angst vor Entdeckung spielen hierbei vermutlich eine wichtige Rolle und begünstigen diesen partiellen «Aufmerksamkeitsentzug» (Dührssen, A., 1978).

Begleitsymptome

Lediglich knapp 10% der einkotenden Kinder weisen keine weiteren Beschwerden auf (Krisch, K., 1985). Hierbei handelt es sich vor allem um diejenigen Kinder, welche im Rahmen einer Belastungsregression kurzzeitig einkoten, sonst aber eine unauffällige Gesamtentwicklung aufweisen. Die Mehrzahl der enkopretischen Kinder zeichnet sich hingegen durch eine Reihe **zusätzlicher Symptome** aus. Hierbei nimmt die Enuresis als häufigstes Begleitsymptom eine zentrale Rolle ein. Vermutlich leidet beinahe jedes zweite einkotende Kind an dieser Exkretionsstörung, meist an einer primären Enuresis (Wille, A., 1984). Schlaf- und Eßprobleme, die zuweilen als Prodromalsymptome in Erscheinung treten, finden sich bei einkotenden Kindern ebenso gehäuft wie Zündeln und Diebstähle. Auch sind nicht selten Nägelbeißen, Daumenlutschen, Wutanfälle und Ängste verschiedenster Art zu beobachten. Nicht zu vergessen sind Lern- und Leistungsstörungen, bisweilen auch Verzögerungen bei der Sprachentwicklung (Reinhard, H. G., 1985). Etwa jedes 7.–8. enkopretische Kind leidet an einer Obstipation (Bellman, M., 1966; Wille, A., 1984). Diese tritt somit bei Enkopretikern nicht häufiger auf als in Kontrollgruppen kontinenter Kinder. Bei klinisch-selektierten Stichproben allerdings sind enkopretische Kinder mit einer begleitenden Obstipation überproportional häufig vertreten (Kammerer, E., 1985).

Nicht jedes einkotende Kind weist eines oder mehrere dieser Symptome auf. Vielmehr besticht gerade die Vielfalt der Symptombilder. Lediglich das gehäufte Vorkommen von psychopathologisch relevanten, klinischen Zeichen scheint ein Charakteristikum der Mehrzahl einkotender Kinder zu sein.

Diagnose und Differentialdiagnose

Für die Diagnose einer Enkopresis genügen meist die Anamnese und der rektale Tastbefund. Abzugrenzen ist die funktionelle Enkopresis von Erkrankungen mit organischer Genese wie z. B. Morbus Hirschsprung, Sphinkterdysplasie, Megacolon congenitum und idiopathisches Megakolon.

Kinder mit einer Enkopresis sind körperlich meist altersentsprechend entwikkelt. Sie zeigen als Gesamtgruppe kein gehäuftes Auftreten von Reifungsverzögerungen, zerebralen Dysfunktionen, auffälligen neurologischen Befunden oder Beeinträchtigungen der intellektuellen Leistungsfähigkeit. Diese Faktoren sind somit, in der überwiegenden Zahl der Fälle, nicht ursächlich an der Entstehung einer Enkopresis beteiligt. Ähnliches gilt vermutlich auch für mögliche genetische Faktoren. Die von einigen Autoren berichtete familiale Häufung (z. B. Bellman, M., 1966; hier lag bei 15% der Väter in der Kinderzeit ebenfalls eine Enkopresis vor) könnte zwar auf genetische Wirkfaktoren hinweisen, ebenso gut aber auch Ausdruck einer tradierten Erziehungshaltung sein. Ob und in welchem Ausmaß genetische Dispositionen einen direkten Einfluß auf die Entstehung der Symptomatik haben, muß daher noch offenbleiben.

Bei einer Intelligenzminderung in Kombination mit neurologischen Defiziten (z. B. Sprachauffälligkeiten oder Koordinationsstörungen), sprechen manche Autoren (z. B. Steinhausen, H., 1985) von einer bahnenden Wirkung dieser Faktoren, da davon ausgegangen wird, daß in diesen Fällen die willentliche Kontrolle über die Ausscheidungsvorgänge schwerer und meist erst später erlernt wird als bei altersentsprechend entwickelten Kindern. Zudem kann der Lernprozeß des «Sauber-werdens» bei diesen Kindern auch gegenüber äußeren Störreizen anfälliger sein. Solche bei einer kleineren Gruppe einkotender Kindern zu beobachtenden Auffälligkeiten (häufig primäre Enkopresis und Enuresis (Wille, A., 1984) sollten diagnostisch mitberücksichtigt werden (Krisch, K., 1985).

So etwa bei Karl, einem 10jährigen, affektiv und intellektuell stark retardierten Jungen. Er durchlebte eine emotional deprivierende Kleinkindzeit, in deren Verlauf er eine deutlich verspätete psychomotorische Entwicklung zeigte. Erst mit 5 Jahren begann er, erste Wörter zu sprechen. Er konnte sich auch anschließend nicht altersentsprechend verständigen.

Nachdem Karl einmal die 3. Klasse hatte repetieren müssen, entsprach sein schulischer Leistungsstand dem eines Zweitkläßlers. Mitbedingt durch seine allgemein verzögerte Entwicklung, zeigten sich Auffälligkeiten im Verhalten, wie z. B. impulsive und aggressive Ausbrüche. Der wenig selbstbewußte Junge litt an einer primären Enkopresis und

Enuresis, die im Zusammenhang mit der verzögerten Gesamtentwicklung gesehen werden mußte.

Enkopretiker sind manchmal auch unerwünschte, unehelich geborene Kinder, die nicht selten eine Scheidungs-, Pflege- oder Heimsituation erlebt haben. Insgesamt betrachtet gibt es aber weder für die primär noch die sekundär einkotenden Kinder einen typischen «enkopretischen Charakter». Zwar zeigen diese Kinder vermehrt Abweichungen in Verhalten und Persönlichkeit, doch streuen diese Auffälligkeiten nicht nur über die verschiedensten psychischen Dimensionen, sondern sie sind auch, je nach Kind, unterschiedlich vorhanden und ausgeprägt. Viele der beschriebenen Phänomene können sowohl Ursache als auch Folge des Einkotens sein (Gabel, S. et al., 1986).

Einer nicht geringen Zahl von Enkopretikern scheint eine ausgeprägte Kontaktproblematik eigen zu sein. Einige werden als weich, verträumt und eher passiv beschrieben. Manche beschäftigen sich in Gedanken intensiv mit familialen Problemen, ohne diese aber verbal thematisieren zu können (Kratky-Dunitz, M. u. Scheer, P. J., 1988). Häufig erscheinen sie dysphorisch verstimmt. Wieder andere verschließen aber gerade ihre Augen vor diesen Problemen (Reinhard, H., 1985). Sie erscheinen trotz Anpassungsbemühungen nur schwer zugänglich und ziehen sich häufig aus dem Kontakt mit anderen Kindern zurück. Manchmal steht eine starke Abhängigkeit von der Mutter und eine damit verbundene Hilflosigkeit im Vordergrund, die sie unreif und kleinkindhaft abhängig erscheinen läßt (Strunk, P., 1989). Einige imponieren durch Schwierigkeiten im Umgang mit aggressiven Impulsen, die meist übermäßig kontrolliert werden und sich dann bei nichtigen Anlässen in heftigen Wutausbrüchen manifestieren.

Familiendynamische Aspekte

Nicht wenige Autoren sehen in der Persönlichkeit der **Mutter** den Schlüssel zum Verständnis der Enkopresis (vgl. Wille, A., 1984), doch weisen die Mütter einkotender Kinder kein einheitliches Bild charakteristischer Persönlichkeits- oder Verhaltensauffälligkeiten auf; zu weit gefächert sind die unterschiedlichen Beschreibungen von ängstlichen, kontaktscheuen, überbehütenden und unsicheren Müttern auf der einen und aktiven, dominierenden und überbeschäftigten Müttern auf der anderen Seite. Während in einigen Vergleichsstudien bei Müttern enkopretischer Kinder ein gehäuftes Vorkommen neurotischer Störungen beschrieben wird (z. B. Wille, A., 1984), konnten andere Untersuchungen einen solchen Zusammenhang nicht bestätigen (z. B. Bellman, M., 1966).

Obgleich es somit die «typische Enkopretiker-Mutter» nicht gibt, kann aufgrund zahlreicher Beschreibungen davon ausgegangen werden, daß in der überwiegenden Zahl von Fällen eine Störung oder Verunsicherung der Mutter-Kind-Interaktion vorzuliegen scheint, wobei meist schwer auseinander zu halten ist, welcher Partner vor allem agiert und welcher hauptsächlich reagiert. Hoag et al. (1971) und Wolters (1978) konnten in ihren Studien zeigen, daß das durchschnittliche Heiratsalter von Müttern mit enkopretischen Kindern deutlich niedriger lag als der Landesdurchschnitt. Viele dieser Frauen gehen somit relativ **jung eine Ehe ein,** sehen sich bald übermäßig in eigene Probleme und Schwierigkeiten verstrickt und wirken nicht selten in ihrem Selbstverständnis als Frau und Mutter erheblich verunsichert (Bemporad et al., 1971; Keilbach, H., 1977). Möglicherweise haben solche Faktoren einen Einfluß auf das Fehlen einer gewissen Großzügigkeit und Gelassenheit gegenüber den kindlichen Bedürfnissen (Strunk, P., 1989), was sich dann in einem starren oder inkonsequenten Erziehungsstil niederschlagen kann.

Auch die **Väter** zeichnen sich nicht durch eine spezifische Persönlichkeits- oder Verhaltensstruktur aus. Es gibt aber Hinweise darauf, daß sie, im Vergleich zu Vätern von Kindern mit anderen klinischen Diagnosen, vermehrt durch psychische Störungen belastet sind (Wille, A., 1984). Viele dieser Männer sind, durch ihren Beruf oder die Freizeitgestaltung bedingt, häufig von ihrer Familie abwesend. Diese **physische oder auch psychische Abwesenheit** scheint das durchgängigste Kennzeichen der Enkopretiker-Väter zu sein und ein gewisses Desinteresse an der Familie auszudrücken (Wille, A., 1984). Väter enkopretischer Kinder wirken nicht selten emotional zurückgezogen und zeigen ein gleichgültiges oder dominant-rigides Erziehungsverhalten.

Die häufige Abwesenheit und scheinbare Gleichgültigkeit gegenüber Belangen der Familie findet sich aber bei den verschiedensten Gruppen klinisch auffälliger Kinder (Krisch, K., 1985) und stellt somit ein wichtiges, aber recht unspezifisches Charakteristikum dar. Um so überraschender erscheint es daher, daß einige Therapeuten in Einzelfällen, allein durch die «Verschreibung» einer verstärkten Präsenz des Vaters, die Kinder zur Aufgabe des Symptoms bewegen konnten (Bemporad et al., 1971). Möglicherweise hatte das Symptom in diesen besonderen Fällen einen vorwiegend appellativen Charakter, hatte zum Ziel, dem Wunsch nach mehr väterlicher Zuwendung und gemeinsamem Erleben Ausdruck zu verleihen. Die vermehrte Anwesenheit des Vaters beeinflußt aber nicht nur die Vater-Kind-Interaktion, sondern verändert auch das Verhältnis von Mutter und Kind. Bemporad et al. (1971) vermuteten, daß die verstärkte Einbeziehung des Vaters in das Geschehen der Familie die Mütter entlaste und diese hierdurch weniger fordernd und mit größerer Flexibilität auf ihre Kinder zugehen könnten.

Baird (1974) beschrieb in Familien mit enkopretischen Kindern infantile Reaktionsmuster, eine allgemeine Tendenz «zurückzuhalten», ein Unvermögen mit Ärger umzugehen und Zeichen einer gestörten Kommunikation. Ein Kind kann als «Symptomträger» durchaus zum Blitzableiter familialer Konflikte werden, aber auch sekundär, aufgrund seiner Symptomatik, über ein beachtliches Machtpotential in der Familie verfügen.

Die Reaktionen der Eltern und Geschwister auf das Einkoten sind meist negativ, vor allem wenn das Kind bereits sauber gewesen ist. Nach einem vielleicht nur vereinzelten Einstuhlen, auf welches eine Bestrafung folgt, reagiert ein Kind möglicherweise nun seinerseits aggressiv, mit einer «analen Rebellion» (Krisch, K., 1985), d. h. erneutem Einkoten. Dies wiederum mobilisiert noch stärkere Gegenreaktionen der Eltern und so beginnt sich die Spirale von sich gegenseitig aufschaukelnden Aktivitäten zu drehen. Oftmals entwickelt sich eine Eigendynamik, die sich, durch die negative Zuwendung und die Sündenbockrolle, schließlich zur psychischen Struktur verfestigt. Hierbei wird häufig übersehen, daß die Kinder mit diesem schwerwiegenden Symptom ursprünglich die Aufmerksamkeit und Hilfe der Eltern auf sich ziehen wollten, da sie diese mit anderen Signalen nicht zu erreichen vermochten.

Auslösende und aufrechterhaltende Bedingungen

Für die Auslösung oder Beibehaltung einer Enkopresis können somit verschiedene Ursachen in Frage kommen. Neben den bereits erwähnten, ungünstigen Eltern-Kind-Beziehungen und verschiedensten Trennungserlebnissen können unter anderem enterale Erkrankungen (z. B. eine längerandauernde Diarrhöe), die Geburt eines Geschwisters oder auch der Eintritt in den Kindergarten oder die Schule, zu auslösenden Faktoren einer sekundären Form der Enkopresis werden. Zu berücksichtigen ist in diesem Zusammenhang auch eine möglicherweise vorliegende, konstitutionelle Komponente im Sinne einer leichten Irritabilität des Ausscheidungstraktes oder eine angeborene Darmträgheit. Zuletzt sei noch auf die pathogenen und symptombahnenden Effekte einer unangemessenen, d. h. zu frühen, repressiven oder zu inkonsequent durchgeführten Sauberkeitserziehung hingewiesen. Vor allem die Kinder, die eine leichte Verzögerung ihrer Gesamtentwicklung aufgrund einer neurologischen Unreife zeigen, sind schnell von einer zu früh einsetzenden Reinlichkeitserziehung überfordert, die dann den Charakter eines das Selbst verletzenden, chronischen Übergriffs bekommt.

Therapie

Da es das «typische enkopretische Kind» nicht gibt, kann es somit auch **die** «Enkopretiker-Therapie» nicht geben. Zu vielfältig sind die möglichen Ursache-Wirkungszusammenhänge, die schließlich zum Einkoten des Kindes führen. (Hürter, A. u. Piske-Keyser, K., 1989)

Eine diagnostisch differenzierte Erfassung der wichtigsten Faktoren, die zur Entstehung und Aufrechterhaltung der Symptomatik beitragen mögen, stellt einen unverzichtbaren Teil der Therapieplanung und -realisierung dar. Steht das Kind im Mittelpunkt heftiger Spannungen seiner Eltern, so empfiehlt es sich, zuerst mit diesen alleine zu sprechen, um dem Kind weitere Loyalitätskonflikte und Beschämungen zu ersparen. Das enkopretische Kind sieht oft keine andere Möglichkeit, als seinen Problemen und Sorgen mit Hilfe seines Körpers Ausdruck zu verleihen. Daher sollte nicht allein das Symptom, sondern vor allem das psychische Leiden des Kindes und seiner Familie im Mittelpunkt des diagnostischen und therapeutischen Vorgehens stehen.

Zur Behandlung der Enkopresis werden sehr unterschiedliche Verfahren der Psycho- und Somatotherapie angewandt, doch scheint sich ein kombiniertes Vorgehen mehr und mehr durchzusetzen. Während zu Beginn des Jahrhunderts vor allem Suggestivmethoden zum Einsatz kamen, bilden nunmehr organmedizinische, verhaltenstherapeutische, tiefenpsychologische und familiendynamische Vorgehensweisen die Schwerpunkte der Enkopretiker-Therapie. Während ein rein symptomzentriertes Vorgehen eher selten zur Anwendung kommt (Stern, H. P. et al., 1988), bevorzugen viele Therapeuten eine kombinierte Behandlungsstrategie.

Trotz der unterschiedlichen Vorgehensweisen besteht Einigkeit, daß aufgrund der erheblichen somatischen Sekundärschäden als erste Maßnahme eine möglichst rasche Symptomheilung anzustreben ist. Leidet das Kind zusätzlich an einer Obstipation, so können physiotherapeutische Hilfen (wie z. B. Bauchmassagen), vermehrte Flüssigkeitszufuhr oder auch schlackenreiche Kost durchaus unterstützende Maßnahmen darstellen, um eine regelmäßige Entleerung zu ermöglichen. Allerdings sollten Vorgehensweisen, die für das Kind einen «Übergriffcharakter» haben könnten (z. B. Einläufe, digitales Ausräumen des Enddarms, etc.), höchst behutsam und nur bei eindeutiger Indikationsstellung zum Einsatz kommen. Eine leicht verständliche Erklärung der Verdauungs- und Ausscheidungsvorgänge und der hierzu notwendigen Reifungsvoraussetzungen des Kindes hilft oft, das Symptom zu relativieren, und schafft eine erste gemeinsame Arbeitsbasis. Zudem sollte mit den Eltern über ihre bislang angewandten Methoden der Reinlichkeitserziehung gesprochen und diese gemeinsam reflektiert werden.

Bei **verhaltenstherapeutischem Vorgehen** stehen vor allem sog. operante Methoden im Vordergrund. Mit Hilfe positiver und negativer Verstärkung und Extinktion (Fliegel, St. et al., 1989) wird eine Veränderung derjenigen Faktoren angestrebt, die für das Weiterbestehen der Störung verantwortlich erscheinen (Krisch, K., 1985). Diese Vorgehensweisen sind meist in ausgearbeiteten Programmen eingebettet (z. B. Wright, L., 1975). Sie umfassen z. B. das Belohnen des Kindes bei Aufsuchen der Toilette und der normalen Stuhlentleerung, wie auch bei andauernder Symptomfreiheit. Das bei Beginn engmaschig angelegte Programm wird oft ambulant von den Eltern selbst durchgeführt, findet aber auch in der stationären Behandlung Anwendung (Strunk, P., 1989). Sobald sich die Stuhlentleerung normalisiert, werden die verhaltensmodifizierenden Maßnahmen langsam ausgeblendet. Dem Kind soll somit im Laufe der Behandlung ermöglicht werden, die Verantwortung über seine Ausscheidungsvorgänge immer weitgehender selbst zu übernehmen. **Biofeedbackprogramme** (Signal-Rückmeldung) wurden bislang vor allem bei Kindern mit analer Inkontinenz infolge von Mißbildungen des Rektums oder bei Vorliegen von anderen organischen Ursachen angewendet. Ihr Einsatz scheint bei der funktionellen Enkopresis weniger erfolgversprechend zu sein (Enck, P. et al., 1988).

Tiefenpsychologisches Vorgehen zielt in der Einzelbehandlung nicht nur darauf ab, daß das Kind seine autoerotische Befriedigung aufgeben kann, sondern daß es das Symptom als ein von ihm aktiv gestaltetes Geschehen mit individuell-spezifischen Bedeutungen wahrnimmt und so nach anderen Problemlösungen suchen kann (Bürgin, D. u. Rost, B., 1990).

Neben den klassischen Materialien der **Spieltherapie** (Keilbach, H., 1977) kommen in der Enkopretiker-Therapie den Werkstoffen Sand, Farbe, Ton und Knetmasse wichtige Funktionen als Mediatoren zu. Diese sollen, als Ersatzstoffe für die Fäkalien, dem Kind sowohl ein gewisses Ausleben als auch vor allem ein Sublimieren analerotischer Strebungen ermöglichen. Der direkte oder symbolische Umgang mit aggressiven Impulsen (z. B. in Wurf- und Wettkampfspielen) zielt darauf hin, deren Ausdruck und Kanalisierung in sozial tolerierbare Bahnen zu erlauben.

Elternarbeit ist stets ein unabdingbarer Bestandteil der Behandlung. **Familienorientiertes Vorgehen** geht davon aus, daß das Symptom auch Ausdruck innerfamilialer Beziehungsstörungen sein kann. Die Zusammenarbeit mit den Bezugspersonen gestaltet sich, aufgrund des nicht unerheblichen Leidensdrucks, zu Beginn oft einfach, kann aber im Verlauf der Beziehungsarbeit innerhalb der Familie auf zunehmende Schwierigkeiten stoßen, vor allem wenn die Eltern lediglich eine rasche Symptomheilung verlangen (Strunk, P., 1989). Arbeitet ein Elternteil nicht mehr mit und sieht man sich nach kurzer Dauer gemeinsamer Arbeit nur noch dem «betroffeneren» Elternteil (meist der Mutter) gegenüber, so ist es von großer Bedeutung, den wegbleibenden Partner zu stützen und ihn zu weiterer Mitarbeit zu gewinnen.

Das Symptom selbst wird vom Kind häufig nicht gerne aufgegeben, ermöglicht es ihm doch, neben dem selbstgeschaffenen Trost, auch mehr oder weniger bewußt einen erheblichen Machteinfluß auf die ganze Familie auszuüben. So scheinen die Eltern nicht selten unter einem größeren Leidensdruck als ihre Kinder zu stehen. Gelingt ein ambulanter Therapieversuch nicht oder erfordert eine anhaltend gestörte Beziehung unter den Eltern oder zwischen Eltern und Kind eine emotionale Entlastung aller Beteiligten, so ist eine **stationäre Behandlung** angezeigt. Diese birgt, neben einem kurzfristig eventuell therapeutisch wirksamen Milieuwechsel, die Möglichkeit einer intensiven multidisziplinären Betreuung des Kindes und seiner Familie (Artner, K. u. Castel, R., 1981).

Im folgenden **Beispiel** wurden Einzelpsychotherapie, Elterngespräche und weitere stützende Hilfen in einem Gesamtbehandlungsplan kombiniert:

Rolf ist ein durchschnittlich intelligenter, differenzierter und introspektionsfähiger Knabe von 8½ Jahren. Der zu Beginn der Behandlung noch eher kleinkindhaft anmutende Junge zeigte eine deutliche **Angst-** (**Alpträume/Dunkelangst**) **und Aggressionsproblematik**. Mit seinem etwas distanzlosen Verhalten und seiner motorischen Unruhe erinnerte er an ein hyperkinetisches Kind. Zur Vorstellung in der Sprechstunde kam es, da Rolf begonnen hatte, mit Freunden kleinere **Ladendiebstähle** zu begehen, und es zu vermehrten Spannungen mit dem leiblichen Vater gekommen war. Zu dieser Zeit **kotete** er bereits seit einem Jahr etwa 3mal pro Monat ein. Daneben bestand ein eher seltenes nächtliches Einnässen (**sekundäre Enuresis nocturna**). Eine Obstipation lag nicht vor. Rolf besuchte die zweite Klasse, wies aber, aufgrund einer leichten bis mittelschweren Legasthenie und verschiedener Teilleistungsschwächen z. Z. der Untersuchung bereits einen leichten Lernrückstand auf. Ein spannungsreiches Verhältnis zur Lehrerin erschwerte die Schulsituation zusätzlich.

Die Schwangerschaft mit Rolf war ungeplant gewesen; daher standen die Eltern dem Kind eher ambivalent gegenüber. Aufgrund relativ bald einsetzender Spannungen **trennten sich die Eltern**, als Rolf ein Jahr alt war. In der Folge lebte er allein mit seiner Mutter 3 Jahre lang zurückgezogen, wobei sie die Entwicklung ihres Sohnes ängstlich

beobachtete. Im Alter von vier Jahren verbrachte Rolf, aufgrund einer Hospitalisation der Mutter, vier Monate in **verschiedenen Pflegestellen**; zu dieser Zeit litt er unter starken **Trennungsängsten**. Seit drei Jahren wohnten nun beide bei dem neuen Partner der Mutter. Auch diese Beziehung der Mutter war von Spannungen geprägt.
Sowohl der Kindsvater als auch der Stiefvater kümmerten sich nur wenig um Rolf. Dieser litt sehr unter dem mangelnden Kontakt zu seinem leiblichen Vater. Die Diebstähle seien für ihn «wie ein Ventil» gewesen, wenn der innere Druck zu groß geworden sei. Er habe große Probleme gehabt, seine Gefühle zu zeigen. Nur sein Körper «wisse Bescheid», womit er deutlich ausdrückte, daß die Enkopresis als ein mögliches Äquivalent für unausgesprochene Gefühle (Wut; Frustration) zu verstehen war.

Die eingeleitete **Behandlung** bestand aus einer **psychoanalytisch orientierten Einzelpsychotherapie (1 h/Woche, 1 Jahr), parallel laufenden Elterngesprächen und einer Legasthenie-Therapie**. In den Elterngesprächen wurden, neben den deutlich gewordenen Paarkonflikten, allgemeine Erziehungsfragen und vor allem der verstärkte Einbezug des Stiefvaters in die Erziehung thematisiert. Ein gemeinsames Gespräch mit dem leiblichen Vater half, die Besuchsregelung neu zu gestalten. Die Einzeltherapie war geprägt durch von Rolf initiierte Wettkampfspiele, in denen er sich oft wortkarg gab. Diese von ihm in einem geschützten Rahmen geschaffene Konkurrenzsituation erlaubte es ihm, sich am Gegenüber zu messen und sein kleinkindhaftes Verhalten hinter sich zu lassen. Sie half ihm, Frustrationen besser zu verarbeiten und seine aggressiven Impulse einer neuen Ausdrucksweise und bewußtseinsnäheren Verarbeitungsformen zuzuführen. Nachdem in der Anfangsphase die Besuchsregelung mit dem leiblichen Vater hatte geklärt werden können, entstand recht bald eine Entlastung des Jungen. Rolf gab das Einkoten, Einnässen und auch die Diebstähle auf und blieb, abgesehen von einem kurzfristigen Rückfall, symptomfrei. Ein positiv verlaufener Schulwechsel verbesserte die Gesamtsituation und unterstützte damit die Bewältigung der Entwicklungskrise. Die für Rolf nun überschaubarer und eindeutiger gewordenen Erziehungshaltungen der Erwachsenen und die Klärung der Beziehungsstrukturen erlaubten es ihm, bei Belastung nicht mehr in dem gezeigten Ausmaß regressiv-kleinkindhaft reagieren zu müssen, sondern sich vielmehr altersentsprechenden Problemlösungsmöglichkeiten, Aufgaben und Interessen zuwenden zu können.

Prognose

Die Enkopresis ist häufig ein langwieriges, zuweilen Jahre dauerndes, ernsthaftes Leiden; aber auch ohne Behandlung geht die Häufigkeit des Symptoms Einkoten in der Adoleszenz rapide zurück, was direkt aber nichts über die zugrunde liegende Störung aussagt.

So berichten Steinmüller und Steinhausen (1990) bei einer Katamnesedauer von 3,6 Jahren in 76% der Fälle von einer vollständigen Remission und in 21% von Verbesserungen der Gesamtentwicklung. Aber ein Drittel der Patienten wies bei der Kontrolluntersuchung neue Probleme auf. Weibliches Geschlecht, niederfrequentes Einkoten, höhere Intelligenz, das Fehlen einer Obstipation und eine geringe Ausprägung der Verhaltensauffälligkeiten erwiesen sich als prognostisch günstige Faktoren.

Die Katamnesestudie von Wille (1984) zeigte, daß ein Viertel der Kinder mit einer eher schwer ausgeprägten Symptomatik nach 7 Jahren noch immer an einer Exkretionsstörung (Enkopresis und/oder Enuresis) litt, ein Drittel eine Schulklasse wiederholen mußte und 27% in eine Sonderklasse eingewiesen worden waren. Bei 60% waren aggressive und bei 61% depressive Symptome neu aufgetreten.

Zeichnung eines 10jährigen Knaben mit primärer Enuresis nocturna und Enkopresis seit einigen Jahren. Sehr intelligent, depressive Verstimmungen.

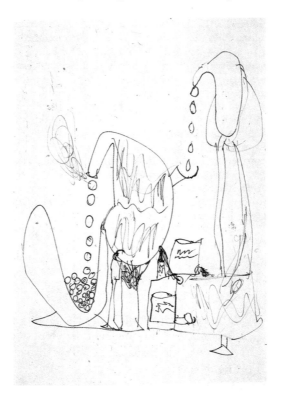

Kommentar: «Das ist eine komplizierte Maschine zum Experimentieren. Aus den Büchsen kommt das Material hinein. Dann kommt es rechts flüssig heraus, wird aufgekocht und kommt links in Form von kleinen Kugeln wieder heraus.»

Der Verlauf der Krankheit schließt somit zwar eine Normalisierung der Entwicklung ein, ist jedoch, vor allem bei einer frühzeitig ausgeformten Störung des Sozialverhaltens (Geißler, W., 1985) und einer stark ausgeprägten Gesamtsymptomatik, oftmals ungünstig. Die weitere Entwicklung kann z. B. zu einer Verstärkung der Tendenz zum «passage à l'acte» führen (Bürgin, D. u. Rost, B., 1990), mit Entwicklung entweder perverser Strukturen oder direktem, antisozialem Verhalten.

Tic-Störungen

Definition und Einteilung

Bei Tics handelt es sich um unwillkürliche, schnelle und plötzliche Bewegungen einzelner, funktionell zueinander gehörender Muskelgruppen (motorische Tics) oder ebenso unvermittelte Lautäußerungen (vokale Tics). Komplexe vokale Tics beinhalten manchmal den Gebrauch obszöner Wörter (Koprolalie) oder die Wiederholung eigener Laute (Polilalie). Die Bewegungen erscheinen sinnlos und können sich im Bereich des Gesichtes, des Nackens, des Rumpfes, der oberen oder der unteren Extremitäten zeigen. Meist wird versucht, sie über verschieden lange Zeiträume zu unterdrücken. In bestimmten Situationen, beispielsweise bei starker Aufmerksamkeit oder Ablenkung, können sie sich abschwächen. Im Schlaf verschwinden sie meist vollständig. Deskriptiv werden sowohl bei den **vokalen** als auch bei den **motorischen** Tics **einfache** und **komplexe** Ausprägungen unterschieden. Typische Beispiele für einfache Tics sind Augenblinzeln, Hals- und Schulterzuckungen, Grimassieren sowie Husten oder Räuspern, wogegen man Bewegungen des Gesichts, Spielen mit den Haaren, Springen oder das Ausstoßen von Wörtern oder gar Sätzen zu den komplexen Tics rechnet.

Tic-Störungen können eingeteilt werden einerseits nach der Ausprägung und dem Schweregrad der Symptome sowie ihrer sozialen Auswirkungen und andererseits nach der Dauer der Symptomatik, d. h. danach, ob die Störung nur vorübergehender Art ist oder ob sie chronisch oder gar lebenslang anhält.

Im **DSM-III-R** werden die vorübergehende Tic-Störung, die chronisch motorische oder vokale Tic-Störung und die Tourette-Störung entsprechend der folgenden diagnostischen Kriterien unterschieden:

Vorübergehende Tic-Störung (307.21)
1. Einzelner Tic oder multiple motorische vokale Tics.
2. Die Tics treten mehrmals täglich, mindestens zwei Wochen lang fast täglich, niemals jedoch länger als zwölf Monate auf.

3. In der Vorgeschichte keine Tourette-Störung oder eine chronische motorische oder vokale Tic-Störung bekannt.
4. Beginn vor Vollendung des 21. Lebensjahres.
5. Die Störung tritt nicht ausschließlich während einer Intoxikation durch psychotrope Substanzen oder einer bekannten Störung im Zentralnervensystem wie Chorea Huntington und postvirale Enzephalitis auf.

Chronische motorische oder vokale Tic-Störung (307.22)
1. Entweder motorische oder vokale Tics, jedoch nicht beide zusammen, treten im Verlauf der Krankheit auf.
2. Die Tics treten mehrmals täglich, fast jeden Tag oder intermittierend über einen Zeitraum von mehr als einem Jahr auf.
3. Beginn vor Vollendung des 21. Lebensjahres.
4. Die Störung tritt nicht ausschließlich während einer Intoxikation durch psychotrope Substanzen oder einer bekannten Störung im Zentralnervensystem wie Chorea Huntington und postvirale Enzephalitis auf.

Tourette-Störung (307.23)
1. Sowohl multiple motorische Tics als auch mindestens ein vokaler Tic treten im Verlauf der Krankheit, jedoch nicht unbedingt gleichzeitig, auf.
2. Die Tics treten mehrmals täglich (meistens anfallartig), fast jeden Tag oder intermittierend über einen Zeitraum von mehr als einem Jahr auf.
3. Der betroffene Körperteil, die Anzahl, die Häufigkeit, die Komplexität und der Schweregrad der Tics ändern sich mit der Zeit.
4. Beginn vor Vollendung des 21. Lebensjahres.
5. Die Störung tritt nicht ausschließlich während einer Intoxikation mit psychotropen Substanzen oder einer bekannten Störung im Zentralnervensystem wie Chorea Huntington und postvirale Enzephalitis auf.

Von den beiden ersten, sich vorwiegend durch die Dauer unterscheidenden Störungen wird die **Tourette-Störung** abgegrenzt. Diese Bezeichnung geht zurück auf Georges Gilles de la Tourette, der 1885 erstmalig Patienten beschrieb, bei denen motorische Erscheinungen zusammen mit Echolalien und Koprolalien vorkamen. Die Symptomatik wirkt sich sowohl für die Patienten als auch für ihre Umwelt besonders störend aus. Häufig treten komplexe motorische Tics auf, beispielsweise mit Fußstampfen oder Schlagbewegungen der oberen Extremitäten, die oft dann auch den Rumpf erfassen. Die vokalen Tics können aus den verschiedensten Lauten bestehen wie lauthalses Schreien, Grunzen, Bellen, Schnüffeln oder Husten. Häufig werden Wörter ausgestoßen, die nicht im Zusammenhang mit der Situation zu stehen scheinen. Eine besonders unangenehme Ausdrucksform ist die Koprolalie.

In der **ICD-10** werden Tics nach folgenden Kategorien zugeordnet:

Vorübergehende Tic-Störung (F 95.0)

— Dauert nicht länger als 12 Monate. Tritt vor allem im Alter von 4 oder 5 Jahren auf. Tics haben meist die Form von Blinzeln, Grimassieren oder Kopfschütteln. Entweder einmalige Episoden oder Verlauf von einigen Monaten mit Besserungen und Rückfällen.

Chronisch motorische oder vokale Tic-Störung (F 95.1)

— Einzeln oder multipel, dauert länger als 1 Jahr.

Kontinuierte vokale und multiple motorische Tics (Tourette-Syndrom) (F 95.2)

— Multiple motorische und einen oder mehrere vokale Tics, nicht notwendigerweise gleichzeitig. Beginn in der Kindheit oder Adoleszenz. Häufig Verschlechterung während der Adoleszenz. Meist bis ins Erwachsenenalter persistierend. Die vokalen Tics sind oft multipel mit explosiven repetitiven Vokalisationen (z. B. Räuspern, Grunzen, Gebrauch obszöner Worte oder Phrasen). Manchmal Echo- oder Koprolalie.

— Kurzfristige Unterdrückung der Tics möglich. Verstärkung durch Belastungen. Verschwinden im Schlaf.

Andere Tic-Störungen (F 95.8)

Nicht näher bezeichnete Tic-Störungen (F 95.9)

— Erfüllen die Kriterien für F 95.0, F 95.1 oder F 95.2 nicht.

Obwohl die deskriptive Klassifikation der Tic-Störungen Gegenstand vielfältiger Überlegungen ist, sind sich alle Autoren einig, daß es sich bei diesen Störungen, je nach Ausprägungs- und Schweregrad, um ein Kontinuum handelt, von den leichten, symptomatisch eng umschriebenen und vorübergehenden Tics bis hin zu dem Vollbild des Gilles de la Tourette-Syndroms mit seinen erheblichen Beeinträchtigungen und der aus der lärmenden Symptomatik resultierenden psychosozialen Problematik.

Die Tic-Störungen beginnen in der Regel in der Kindheit oder der frühen Adoleszenz. Die Tourette-Störung fängt meist vor der Vollendung des 14. Lebensjahres an, das Durchschnittsalter bei Beginn beträgt 7 Jahre. Je nach Syndrom-Definition werden unterschiedliche Prävalenzraten angegeben. Nach einer im DSM-III-R zitierten Erhebung an amerikanischen Schulkindern haben 5–24% der Kinder irgendwann einmal einen Tic gehabt. Für das Tourette-Syndrom liegen unterschiedliche Angaben vor. Shapiro u. Huebner (1985) berichten von 400 untersuchten Patienten bei einer geschätzten Gesamtzahl von 800 Fällen, die bislang beobachtet wurden. In der DSM-III-R wird von einer geschätzten Prävalenz über die gesamte Lebensdauer von mindestens 1:2000 gesprochen. Rothenberger (1984) fand bei einer epidemiologischen Untersuchung an 8jährigen Mannheimer Schulkindern für alle Tics eine Inzidenzrate von 8%. Einig sind sich die meisten Autoren darin, daß ein Verhältnis von Jungen zu Mädchen von 3:1 vorliegt (z. B. DSM-III-R, Shapiro, Th. u. Huebner, H., 1985, Corbett, J. u. Turpin, G., 1985).

Während die **Prognose** der passageren Tics definitionsgemäß gut ist (dauert nicht länger als 1 Jahr), wird sie bei den chronischen Tics unterschiedlich beurteilt. Shapiro u. Huebner (1985) betrachteten ein lebenslanges Anhalten beim Tourette-Syndrom als gegeben, damit die Diagnose überhaupt gestellt werden könne. Im DSM-III-R wird ebenfalls von einem üblicherweise lebenslangen Andauern gesprochen, wobei jedoch auch Besserungen oder gar Heilungen in Adoleszenz- oder frühem Erwachsenenalter vorkommen können. Verschiedene katamnestische Untersuchungen kommen zu unterschiedlichen Ergebnissen. Asam, U. et al. (1979) sprechen davon, daß Tics, wenn sie überhaupt remittieren, bis zum 15. Lebensjahr abklingen. Geissler, W. (1984) untersuchte 24 Patienten nach, die als Kinder wegen multipler Tics stationär behandelt worden waren, und fand eine deutliche Besserungstendenz mit zunehmendem Alter (in keinem Fall eine Zunahme der Symptomatik). Jedoch war nur ein Drittel aller Probanden als junge Erwachsene frei von Tics. Corbett, J. u. Turpin, G. (1985) sprechen von einer Studie an 23 Patienten, die 1–18 Jahre nach einer Tic-Erkrankung nachuntersucht worden waren, bei denen sie keine Verschlechterung und nur bei 6% eine gleichbleibende Symptomatik fanden, wogegen sich die Hälfte verbesserte, von diesen waren wiederum 2/3 völlig symptomfrei.

Ätiologie

Genetische, neurologische, biochemische und psychologische Forschungsansätze haben vielfältige Befunde erbracht, die jedoch meist unspezifisch und teilweise widersprüchlich sind. Wahrscheinlich handelt es sich bei den Tic-Syndromen um multicausal bedingte Störungen, d. h. es liegt ein vielfältig ineinandergreifendes Ursachen-Wirkungs-Gefüge vor, welches bei der betroffenen Person in jeweils sehr unterschiedlicher Weise zur Entstehung der Tic-Erkrankung beiträgt.

Genetische Aspekte sind vor allen Dingen bezüglich des Tourette-Syndroms untersucht worden. Hierbei sind familiale Häufungen des Vorkommens des

Tourette-Syndroms und chronisch multipler Tics im Vergleich zur Normalbevölkerung gefunden worden (Pauls, D. et al., 1981, 1984 und Shapiro, Th. u. Huebner, H., 1985). Pauls et al. (1981) verweisen dabei auf den Geschlechtsunterschied als einen für die Vererbung bedeutsamen Faktor. Comings, D. u. Comings, B. (1987, a–d) führten eine Untersuchung an 246 Patienten mit einem Tourette-Syndrom durch und fanden im Vergleich zu den Kontrollgruppen ein vermehrtes Vorkommen von Aufmerksamkeitsdefizitstörungen, Lernstörungen, Schulproblemen, Verhaltensstörungen, Phobien, Panikattacken, Wahnideen, Zwängen, schizoidem Verhalten, Depressionen und manischen Störungen. Dies werteten sie als Hinweis dafür, daß das «Tourette-Syndrom-Gen» jeweils Lokalitäten für diese Störungen aufweise. In einer neueren Studie kommt Comings, D. (1990) zu dem Schluß, daß das Tourette-Syndrom Ausdruck eines einzelnen Gens ist und als eine semidominante/semirezessive Störung vererbt wird. Als Genort vermutet er das 4. Chromosom. Er geht soweit, daß er das Syndrom als eine der häufigsten genetischen Krankheiten des männlichen Geschlechts ansieht und die oben bezeichneten psychischen Störungen als Ausdrucksform dieses Syndroms definiert, genauso wie er Alkoholismus und sexuelle Anomalien als dem Syndrom zugehörig vermutet. Robinson, A. (1990) verweist auf den spekulativen Charakter dieser Theorie und auf die Tatsache, daß der Autor das Zusammenspiel von Erbanlage und Umweltfaktoren zu wenig berücksichtigt. Heutink, P. et al. (1990) haben 9 Familien, bei denen ein Tourette-Syndrom gehäuft vorkommt, erbgenetisch ausführlich untersucht, ohne den Beweis für eine Verbindung dieser Störung mit einem bestimmten Chromosom zu finden.

Die Ergebnisse der genetischen Forschung stehen stark in Verbindung mit der Diskussion über **neurochemische** Befunde, die auch als ätiologische Faktoren angesehen werden. Shapiro u. Huebner (1985) nehmen an, daß ein spezifisches antagonistisches Zusammenwirken einer Reihe von Neurotransmittern (insbesondere von Dopamin und Serotonin) für das Tourette-Syndrom verantwortlich sein könnte. Diesbezügliche Befunde haben aber noch keinen Hinweis auf eine spezifische Ätiologie erbracht. Eine Arbeitsgruppe um D. Cohen (1978) verwies auf das geringere Vorkommen von Homovanillinsäure (Stoffwechselprodukt des Dopamins) bei Tourette-Syndrom-Kindern im Vergleich zur Kontrollgruppe, wobei Riddle, M. et al. (1988) herausfanden, daß Patienten mit schwereren Symptomen niedrigere Plasmahomovanillinsäure-Konzentrationen aufwiesen als solche mit leichteren Symptomen. Sverd, M. et al. (1988) vermuteten, aufgrund des häufigen Zusammentreffens eines Tourette-Syndroms und einer Aufmerksamkeitsdefizitstörung, einen ähnlichen neurobiologischen Mechanismus bei beiden Syndromen.

Eine Reihe Überlegungen gibt es auch zu **hirnorganischen** und sonstigen organischen Einflußfaktoren, die zusammen mit einer genetischen Disposition für die Entstehung des Tourette-Syndroms verantwortlich sein könnten. Shapiro u. Huebner (1985) fanden bei Tourette-Kindern ein vermehrtes Vorkommen minimaler Hirnfunktionsstörungen (die aber nicht näher definiert sind) und leichter, nicht fokaler, neurologischer Befunde. Auch waren bei einem großen Teil der von ihnen untersuchten Kinder unspezifische EEG-Veränderungen vorhanden. Leckman, J. et al. (1990) untersuchten die perinatalen Bedingungen von 31 Patienten mit einem Tourette-Syndrom, um Risikofaktoren zu identifizieren. Es wurden Interviews mit den Müttern durchgeführt und teilweise objektive medizinische Daten bezüglich der Geburt und der Schwangerschaft erfaßt. Dabei fand sich kein vermehrtes Vorkommen von Geburtskomplikationen oder Ähnlichem, jedoch waren tiefgehender mütterlicher Lebensstreß während der Schwangerschaft und Tageserbrechen oder Übelkeit während des ersten Trimesters der Schwangerschaft signifikant verbunden mit der späteren Schwere des Tic-Syndroms.

Zu den **psychologischen Entstehungsbedingungen** der Tic-Syndrome gibt es vielfältige Befunde. Grossmann, H. et al. (1986) fanden bei der Untersuchung von 29 Tourette-Patienten mit dem MMPI signifikant erhöhte Ergebnisse auf den Skalen Schizophrenie, Depression, Psychopathie, Psychasthenie und Hypochondrie. Edell, B. und Motta, R. (1989) verglichen 30 Kinder mit und ohne Tourette-Syndrom bezüglich des elterlichen Verhaltens, der familiären Anpassung und des mütterlichen Selbstkonzepts. Die Ergebnisse sprachen für die Wichtigkeit der Eltern-Kind-Interaktion bei der emotionalen Entwicklung von Kindern mit einem Tourette-Syndrom. Singer, H. u. Rosenberg, L. (1989) beschrieben schwere psychopathologische Symptome in Verbindung mit dem Tourette-Syndrom wie z. B. zwanghaftes Verhalten, Aggressivität, Hyperaktivität, Unreife, Rückzugtendenzen und somatische Beschwerden. Sie betonten die enge Verbindung zwischen dem Ausmaß der Tics und den Verhaltensstörungen, wobei schwer zu differenzieren war, ob die Tic-Erkrankung als Folge oder Ursache der Psychopathologie anzusehen war oder ob es sich um gemeinsame Symptome einer einheitlichen Grunderkrankung handelte.

Schon früh haben sich **psychoanalytische** Autoren mit dem Tic als Ausdruck neurotischer Erkrankungen befaßt. Abraham (1921) charakterisierte den Tic als «ein Konversionssymptom auf der sadistisch-analen Stufe». Er widersprach der Ansicht Ferenczis, S. (1921), daß eine Unterdrückung Angst auslöse. Der Letzte hatte den Tic «als lokalisierte motorische Abwehr» in die Nähe der «generalisierten Katatonie» gerückt. Mahler, M. (1949) beschrieb die psychoanalytische Behandlung einer Reihe von Kindern mit Tic-Störungen und sah den Tic als symbolischen Ausdruck eines Konfliktes in der Körpersprache an. Sie definierte ein Kontinuum der Tic-Erkrankungen, vom Tic als Ausdruck eines umschriebenen Konfliktes über den Tic als Ausdruck einer Neurose oder einer Psychose bis hin zum Tic-Syndrom als «echter psychosomatischer Organneurose». Gerard, M. (1946) sah den Tic als die Folge einer traumatischen Erfahrung. Sie wies aber darauf hin, daß die Kinder meist schon vor dem Trauma aggressionsgehemmt waren. In den letzten Jahren wurde, in ausführlichen Fallbeschreibungen, der psychoanalytische Zugang vor allen Dingen zu schweren Tic-Störungen dargestellt (Schattner-Meinke, U., 1985; Urban, H., 1985).

Schließlich gibt es eine Reihe von Überlegungen zu **familien-dynamischen Aspekten** von Tic-Störungen. Allgemein wird angenommen, daß Kinder, die einer strafenden und restriktiven familialen Umgebung ausgesetzt sind und die in einem zwanghaften Familienmilieu leben, in welchem ein Wechsel von starrer zu fehlender Impulskontrolle und umgekehrt vorherrscht, bei vorhandener Disposition einem vermehrten Risiko von Tic-Erkrankungen unterliegen (Lucas, A., 1987).

Psychodynamik

Individuell

Tic-Symptome können verstanden werden als ein Versuch des geschwächten Ichs, unliebsame oder ängstigende Impulse in eine motorische Schablone einzubinden. Die Ursachen der **Ich-Schwäche** können vielfältiger Art sein und von einer entwicklungsbedingten Unreife bis zu einem verfestigten **Ich-Defekt** reichen. Für ein psychodynamisches Verständnis einer bei einem Kind oder Jugendlichen auftretenden Tic-Symptomatik ist es also erforderlich, die Entwicklungssituation und die zugrunde liegenden, meist unbewußten Konflikte zu erfassen, die zu den ängstigenden und nicht bewußtseinsfähigen Impulsen führen.

Zum Zeitpunkt der ersten auftretenden klinischen Tic-Symptome, also im Zeitraum zwischen ca. 4 und 6 Jahren, ist das noch unreife, kindliche Ich mit einer Fülle von sexuellen und aggressiven Impulsen konfrontiert, die meistens im Rahmen ödipaler Konflikte aufkommen. Mahler (1949) charakterisiert die Muskulatur als das legitime Entladungsorgan einer Überschußspannung zu einem Zeitpunkt, in welchem die Sphinkter-Kontrolle etabliert, aber noch keine vollständige Ich-Kontrolle der Bewegung erreicht ist. Es ist also durchaus typisch, daß in diesem Alter Impulse ins Motorische abgeführt werden. Eine **Automatisierung solcher motorischen Entladungen** in Form von Tics hat für das Ich den Vorteil, daß es die Impulse zulassen kann, ohne mit einem strengen Über-Ich oder einer eingrenzenden und strafenden Umwelt in Konflikt zu kommen. Tic-Symptome im Kleinkindalter sind meist relativ unspezifisch, d. h. der ursprüngliche Impuls ist im Tic kaum mehr deutlich erkennbar. In diesem Alter sind Tic-Erscheinungen bei Kindern ein durchaus häufiges Phänomen. Meist sind sie passagerer Art und verschwinden in dem Moment, in welchem die infantile Neurose eine reifere Lösung gefunden hat.

Zu einem **Symptom von Krankheitswert** kommt es dann, wenn sich der infantile Tic entweder verfestigt und im Latenzalter fortbesteht oder wenn er in dieser Zeit wieder auftaucht. In einem solchen Fall ist davon auszugehen, daß der Tic entweder Ausdruck einer schwereren, wahrscheinlich präödipalen Störung ist oder ein Signal eines unverarbeiteten, ödipalen Konfliktes darstellt. Letzteres würde bedeuten, daß die infantile Neurose am Beginn der Latenz noch keine ausreichende Lösung gefunden hat, so daß der Konflikt weiter schwelt und das Ich in jetzt doch deutlich neurotischer Form, durch automatisierte motorische Entladungen, eine Lösung sucht.

Bei solchen, im eigentlichen Sinn pathologischen Tics ist häufig eine auslösende Begebenheit oder Situation zu finden, die dem Betrachter meist ohne große Bedeutung erscheint, bei dem Kind jedoch zu einer Reaktualisierung kindlicher Konflikte führt. Die alten, nicht integrierten Impulse drängen wieder an die Oberfläche, was Angst auslöst. Das Ich sucht nun einen Ausweg und findet im Tic eine Möglichkeit, den Impuls zur Geltung zu bringen, aber in einer Form, die weniger Angst macht und auch das Über-Ich und die Außenwelt fürs erste nicht alarmiert. Dieser Mechanismus ist mit demjenigen vergleichbar, der bei den Zwangssymptomen, die dem Tic ähnlich sind, zu beobachten ist. Der Tic unterscheidet sich von diesen neurotischen Symptomen aber dadurch, daß zwar einerseits der Impuls sichtbarer wird, andererseits aber das Symptom nicht mehr als psychische Ausdrucksform, sondern als rein somatische Äußerung, zutage tritt. Hier liegt die Tic-Symptomatik in der Nähe des Konversionssymptoms, zumal bei vielen derartigen Störungen der Tic zu Beginn in seiner Ausdrucksform durchaus einen symbolischen Inhalt zu haben scheint. Der Tic als Einzelsymptom im Rahmen einer neurotischen Störung ist also charakterisiert durch eine oftmals auslösende, den Konflikt reaktualisierende Situation, einen symbolischen Ausdruckscharakter und eine Abkehr von der psychischen hin zur somatischen Ebene.

Fallbeispiel 1

Der 8jährige Andreas kam zur Abklärung einer seit dem 7. Lebensjahr bestehenden Tic-Symptomatik. Zuerst verdrehte er die Augen, dann kam es zeitweise zu fahrigen Vorwärtsbewegungen der Arme und manchmal öffnete er den Mund in einer Art Schnappbewegung. Das Ganze sah aus, als ob er sich abschätzig äußere und Luft zum Schreien hole. Gleichzeitig zeigte er sich **unkonzentriert** in der Schule und konnte sich **nur schwer von seiner Mutter trennen,** um die er Angst hatte. Anamnestisch ist zu erfahren, daß er als Säugling recht unruhig, aber auch mit hoher mütterlicher Nervosität konfrontiert war, daß er zeitweilig **Eß-Schwierigkeiten hatte,** unter Pseudokrupp litt, im Kleinkindalter unruhig schlief und später **Schwierigkeiten im Kontakt mit Gleichaltrigen** zeigte. Als er 4 Jahre alt war, trennten sich die Eltern, er verblieb bei der Mutter und ging in unregelmäßigen Abständen zum Vater auf Besuch, der aber nur wenig Interesse an ihm kund tat. Er hatte eine 2 Jahre ältere Schwester, die in allen Lebensbereichen ausgeglichen und geradezu vorbildlich erschien. Als der Tic begonnen hatte, war die Mutter gerade eine neue Partnerschaft eingegangen. Zum Zeitpunkt der Konsultation plante sie, ihren Partner zu heiraten und mit der Familie zu ihm zu ziehen. Erstmalig trat der Tic in Form von Augenverdrehen auf, als die Mutter und ihre beiden Kinder mit dem Freund zum «Sich-Kennenlernen» einen Ferienaufenthalt in der Ferienwohnung des neuen Partners machten. Andreas sei sehr offen auf diesen Mann zugegangen, und es habe sich gleich ein positives Verhältnis zwischen den beiden ergeben. Verhaltensmäßig habe er sich dadurch eher sogar stabilisiert. Dem Umzug der Familie und der erneuten Heirat seiner Mutter stand er hoffnungsvoll gegenüber.

In diesem Ablauf finden sich einige wichtige Elemente: ausgehend von den Auffälligkeiten in den ersten Lebensjahren des Jungen und der (wahrscheinlich durch eheliche Konflikte bedingten) Nervosität zwischen Mutter und Kind kann von einer **beeinträchtigten Ich-Entwicklung** ausgegangen werden. Die aufkommende ödipale Situation wird erschwert durch **die Trennung der Eltern,** die dem Jungen zwar Möglichkeiten eines «ödipalen Triumphes» über den sich entfernenden Vater eröffnet, gleichzeitig aber zu massiven Schuldgefühlen führt, den Vater durch seine feindseligen Gefühle in die Flucht getrieben zu haben. Der **unterbrochene Vater-Sohn-Kontakt** erschwert die Identifizierung mit dem Vater als männliche Person, welche bei der Bewältigung der Krise hätte helfen können. Dafür gerät Andreas in eine Art **Ersatzpartnerrolle** gegenüber der nunmehr alleinstehenden Mutter, aus welcher er jäh durch die **neue Partnerschaft der Mutter** herausgerissen wird. Er bemüht sich zwar, der Mutter zuliebe, den neuen Mann im Hause freundlich aufzunehmen, jedoch drängen **massive aggressive Impulse** in ihm an, welche die für ihn schlecht ausgegangene ödipale Situation reaktualisieren. Das Ich ist nicht in der Lage, diese Impulse in eine altersentsprechende Aktivität umzuwandeln. Vielmehr ist es durch **multiple Ängste** beeinträchtigt. Der Tic stellt den komplexen und letztlich neurotischen Versuch dar, die vorhandenen Emotionen und Impulse entstellt zum Ausdruck zu bringen, indem einerseits eine motorische Entladungsmöglichkeit «gewählt» wird und andererseits der massive feindselige Affekt eine symbolische Ausgestaltung erfährt, so daß der Junge dem neuen Mann der Mutter gegenüber nicht wirklich feindselig sein muß.

Nicht immer sind Tic-Erkrankungen umschriebenen Konflikten zuzuordnen. Das kann daran liegen, daß der behandelnde Arzt nur zögernd Zugang zur inneren und äußeren Welt des Kindes, die als völlig problemlos beschrieben wird, erhält, so daß der Tic als einzig Störendes zum Repräsentant aller unliebsamen und abgespaltenen innerseelischen Gefühls- und Impulsanteile wird. Ist der Tic Ausdruck einer globaleren Fehlentwicklung mit diffusen Ängsten und depressiven Verstimmungen, so wird er zum Ausdruck eines umfassenderen psychosomatischen Geschehens. Oftmals breiten sich anfänglich vorhandene, einfache Tic-Symptome aus, und es kommt zu einem multiplen Tic-Syndrom mit wechselhafter Symptomatik.

Fallbeispiel 2

Die 9jährige Angela wurde wegen **multipler Tics,** die mittlerweile sehr beinträchtigender Natur waren, vorgestellt. Es hatte damit begonnen, daß sie den linken Arm beugte und sich dabei mit der rechten Hand in den Ellbogen schlug, was einer aggressiv-abwertenden Bewertung entsprach, die im sozialen Milieu der Familie völlig unüblich war. Bei der Konsultation zeigte sich eine Familie, in der **alles Konflikthafte weitgehend ausgeklammert** war und die versuchte, sowohl nach außen als auch nach innen, mittelstandsorientierten Normen zu genügen und nicht aufzufallen. Retrospektiv wurde berichtet, daß die **Kindsmutter** sich während der Schwangerschaft mit Angela **sehr depressiv** gefühlt und auch **starke somatische Symptome,** vor allen Dingen Erbrechen, gezeigt hatte. Sie hatte auch große Angst vor der Geburt gehabt. Postnatal entwickelte sich Angela dann aber völlig «pflegeleicht», alle normalen entwicklungsmäßigen Krisen, wie z. B. die Sauberkeitserziehung, wurden wie von alleine überwunden. Nur beim Eintritt in den Kindergarten kam es zu einer **kurzen Trennungsangst-Reaktion.** Der in der Latenz auftretende Tic bedeutete eigentlich die erste äußerlich sichtbare Problematik des Kindes, welche auf eine starke innere Aggressivität schließen ließ, während das Kind gleichzeitig, in seinem Verhalten den Eltern gegenüber, große Zärtlichkeit aufwies. Auffallend bei der Erstkonsultation war, daß sowohl Angela als auch ihre Eltern dem Arzt nur wenig Zugang zu ihrer inneren Welt gaben und das **familiale Leben idealisierten.** Angela kam nur wenig zu Wort, weil die Mutter alle an sie gerichteten Fragen an ihrer Stelle beantwortete. Mittlerweile hatte sich das Tic-Syndrom ausgebreitet, Angela schüttelte stark mit dem Kopf und mußte auch im Gehen immer Zwischenschritte einschalten, was sie massiv behinderte. Es stellte sich in der weiteren Abklärung heraus, daß Angela gegenüber der älteren Schwester in einer stark abgewerteten Position war, daß sie im Grunde von den Eltern wenig akzeptiert wurde und daß eine massive Geschwisterrivalität vorlag.

Dieses Beispiel ist typisch für eine Situation, in welcher der Tic Ausdruck einer umfassenderen, sowohl **interpersonalen als auch intrapsychischen Störung** ist, in diesem Fall verbunden mit einer starken **narzißtischen Problematik.** Typisch hierfür auch ist das Sich-Ausbreiten der Symptomatik, welche dann einen zunehmend einschränkenden Charakter für die weitere Entwicklung bekommt.

Kommt es zu einer Ausbreitung und schließlich auch Chronifizierung der Tic-Symptomatik, so wird der Mechanismus, der ursprünglich dem Ich bei der Bewältigung eines Konfliktes helfen sollte, zur **innerpsychischen Struktur verfestigt**. Dieser Übergang bedeutet meist auch einen Wechsel von einer umschriebenen Störung zu einem prognostisch ungünstigen Syndrom. Die leicht nachvollziehbare Verbindung zum Konflikt und zu dem dazugehörigen Impuls sowie auch der symbolische Ausdruckscharakter gehen durch diese Art der Verinnerlichung verloren. Die Tic-Symptomatik wird nun zu einem «**eingeschliffenen» Reaktionsmuster**, welches in automatisierter Form zur undifferenzierten Antwort auf jegliche, völlig unspezifische Anforderung an das Ich wird. Das Ich gibt quasi den Anspruch auf, vermittelnd und integrierend zu wirken, indem es die vorgebahnte Abfuhr jeglichen Impulses durch Tic's zuläßt. Das Tic-Geschehen tritt also an die Stelle psychischer Arbeit. Es ist leicht einzusehen, daß ein solcher Mechanismus ungünstig für die gesamte weitere kindliche und später auch adoleszente Entwicklung ist. Die Gefahr besteht darin, daß entwicklungsspezifische Aufgaben und die damit verbundenen Krisen und Konflikte ungelöst bleiben, also gar nicht mehr als zu bewältigende Aufgaben wahrgenommen werden. Das führt aber dazu, daß der Tic immer unentbehrlicher wird, weil sonst die Dekompensation der Persönlichkeit droht, was im Sinne eines Circulus vitiosus erneut seine Ausbreitung und Verfestigung fördert.

Fallbeispiel 3

Der 7jährige Tobias entwickelte, ausgelöst durch zweimalige Pseudokrupp-Anfälle, einen «Stöhn-Tic», indem er oft 20–30mal hintereinander den Laut «ÄH» ausstieß. Von Tobias war bekannt, daß er ein **sehr lebendiges Kind** war. Die Eltern empfanden ihn etwas vorlaut und zu impulsgesteuert. Bekannt war seine **blühende Phantasie**, die sich auch im Latenzalter in den Vordergrund drängte. Die Eltern mußten sein Verhalten und seine Äußerungen sehr eindämmen. Zudem bestand eine **erhebliche Geschwisterrivalität** zur 2 Jahre jüngeren Schwester, die in allem vorbildlich erschien und der es leicht gelang, den älteren Bruder zu beherrschen. In der Zeit vor Beginn des Tics litt Tobias unter wiederholten Luftwegsinfekten, auf die er mit starker Angst, bezogen auf seine körperliche Intaktheit, reagierte. Es war eine überaus **enge Bindung an die Mutter** bekannt, der Kontakt zum Vater wurde wenig gesucht. Zum Zeitpunkt des Kindergarteneintritts hatte sich ein **Pavor nocturnus** entwickelt. Man konnte also davon ausgehen, daß die zunehmende Angstentwicklung des Jungen zu diesem Zeitpunkt Ausdruck eines ungünstig **verarbeiteten ödipalen Konfliktes** war, daß er in seinen überaus starken Phantasien das mütterliche Objekt als Triebziel immer wieder aufkommen ließ und infolgedessen um seine körperliche Integrität, im Zusammenhang mit nicht bewältigten und wahrscheinlich in seiner Phantasie übergroßen, aggressiven Konflikten mit dem Vater, fürchtete. Im Alter von 10 Jahren hatte sich das tic-artige Ausstoßen von Stöhnlauten zu einem Schrei-Tic verstärkt. Zusätzlich kam es zu einem **starken motorischen Tic** mit Nachvorneschleudern beider Arme. Es entwickelten sich außerdem **Zwangstendenzen** mit Festhalten an einem rigide strukturierten Tagesablauf, wobei Veränderungen den Tic massiver machten. Gleichzeitig gab es erhebliche **Verhaltensprobleme in der Schule** mit starker Aggressivität. Mitbedingt durch diese Krankheitserscheinungen wurde die Beziehung Mutter–Sohn immer symbiotischer und der Kontakt zum Vater äußerlich immer distanzierter. An seinem 11. Geburtstag hatten sich die Probleme derart zugespitzt, daß es zu einer **längerfristigen Hospitalisierung** und zu einer Sonderbeschulung kommen mußte. In den folgenden Jahren, schließlich auch verstärkt durch die einsetzende Pubertät, entwickelte sich das **Vollbild eines Tourette-Syndroms:** lautes, manchmal über Stunden andauerndes, serienhaftes Ausstoßen von Schreilauten, Nachvorneschleudern der Arme mit gleichzeitigem Kopfnicken in solch starkem Ausmaß, daß die Zuckungen praktisch durch den ganzen Körper gingen, Ausstoßen von Schimpfwörtern und Palilalie (zwanghaftes Wiederholen eigener Wortäußerung). Psychisch fiel bei dem an sich intelligenten und auch phantasiebegabten Jungen eine zunehmende, die Persönlichkeit stark einschränkende, **rigide Abwehrhaltung** auf, die den Kontakt erschwerte. Es war ein **starker Leidensdruck** vorhanden, der sich aber **ausschließlich auf den Tic bezog.** Andere Symptome wie zwanghafte Einschränkungen, zunehmend körperbezogene Ängste und soziale Probleme mit Gleichaltrigen, wurden zwar vom Patienten benannt, es gab aber keinen Zugang zur emotionalen Seite dieser Probleme. Tobias hatte den Zugang zu seiner Innenwelt verloren. Notwendige Auseinandersetzungen im familialen Rahmen, beispielsweise über Ablösungskonflikte, wurden durch den Tic weitgehend verhindert. Tobias selbst sagte: «Der Tic kommt mir immer zuvor.» Im Umgang mit Tobias hatte man oft das Gefühl, daß der **Tic die Persönlichkeit zunehmend ausfüllte.** Es hatte sich zwar eine Schule gefunden, die den Jungen aufnahm, doch kam es auch zu **leistungsmäßigen Problemen,** weil Tobias zunehmend jegliche Anforderung mit einer Verschlimmerung der Symptomatik beantwortete. Überhaupt wurden jegliche, dem Jungen unangenehme Anforderungen mit verstärktem Tic beantwortet, so daß sich seine Umwelt bald darauf einstellte, solche Anforderungen zu reduzieren oder gar völlig einzustellen, um der starken Belastung durch die Tic-Äußerungen aus dem Weg zu gehen. Dies führte zu einer **Abnahme von Realitätsbezug und Frustrationstoleranz** bei Tobias.

In diesem Fallbeispiel wird deutlich, wie es über die **primäre,** unbewußte Etablierung und Verfestigung der Tic-Symptomatik hinaus zu einer **sekundären Verfestigung** kommt. Der Patient ist durch die Symptomatik in der Bewältigung seiner Entwicklungsaufgaben gehemmt, was sich dann vor allen Dingen in der Adoleszenz zeigt, beispielsweise in Form von mangelnder Auseinandersetzung mit Autoritäten, nicht vollzogener Ablösung von den Elternfiguren und nicht aufgenommener Auseinandersetzung mit der eigenen Sexualität.

Dadurch, daß die Umwelt dazu neigt, in eine Schonhaltung zu gehen, kommt es manchmal zu Situationen, daß die Tic-Symptomatik recht **bewußtseinsnah als Vermeidungsstrategie eingesetzt** wird. Neben dem tiefen Leiden, welches eine solche schwerwiegende Symptomatik für den Patienten und seine Umgebung mit sich bringt, entsteht ein **sekundärer Krankheitsgewinn** aus dieser Symptomatik, welcher für den Verlauf ungünstig ist.

In der Familie

In der Literatur finden sich häufig Hinweise auf das zwanghaft eingeschränkte Familienmilieu, in welchem viele Kinder mit Tic-Störungen leben. Oft liegt eine rigide und auch autoritäre Grundhaltung der Eltern vor, die dem Kind wenig Möglichkeiten zubilligen, mit expansiven Impulsen altersadäquat in der Beziehung zu experimentieren. Häufig sind die Kinder mit der Tic-Symptomatik, im Vergleich zu ihren Geschwistern, diejenigen, die einen größeren Bewegungsdrang und eine ausgeprägtere Impulsivität aufweisen. Die Einschränkung durch die Eltern ist jedoch nicht immer nur ein realer, durch die Erziehungshaltung der Eltern vermittelter Vorgang. Oftmals (wie beispielsweise im Fall von Andreas) entwickelt sich das Problem in den Vorstellungen der Familienmitglieder, insbesondere in den Vorstellungen des Kindes, daß nämlich der eigene Drang zur Bewegung und motorischen Entladung die Liebe der Eltern einschränken könnte. Hierbei können vielleicht schon ganz früh gemachte Erfahrungen aus dem Eltern-Säugling-Kontakt die Grundlage für solche Vorstellungen darstellen. Aber auch ein partnerschaftlicher Konflikt bei den Eltern, der die meist sehr sensiblen Kinder z. B. das Leiden der Mutter spüren läßt, kann zu der inneren Vorstellung führen, um jeden Preis und innerhalb des eigenen Körpers die stets sich von neuem manifestierende Impulsivität bezähmen zu müssen.

Wenn man in Familien nicht bei der Beschreibung oberflächlicher Verhaltensmuster stehen bleiben möchte, sondern sich mit der Geschichte der Familienmitglieder und ihren eigenen Kindheitserfahrungen auseinandersetzt, so wird häufig klar, daß die beschriebenen, jetzt auf der Verhaltensebene sichtbaren Konflikte meist schon eine lange Familientradition haben.

Im Fall von Tobias (Beispiel 3) ist das besonders deutlich:

Sowohl in der väterlichen als auch in der mütterlichen Herkunftsfamilie gab es ein **ausgeprägt konflikthaftes Verhältnis zu aggressiven Impulsen.** Der Vater litt, wie Tobias später auch, unter einer dominierenden Schwester und, in Verbindung damit, unter massiven Entwertungstendenzen durch seine Eltern. Die Schwester war immer die Erfolgreiche, und er als Sohn konnte die hochgesteckten Ziele seiner Eltern nie erfüllen. Gleichzeitig herrschte ein starkes, autoritäres Regime in der Familie, welches vor allen Dingen durch einen despotischen Vatersvater geprägt wurde. Besonders in der damaligen Vater-Sohn-Beziehung kam es zu massiver Wut, welche sich manchmal in **überschießenden Handgreiflichkeiten** entlud, was bei allen Beteiligten zu Ängstigungen führte. Tobias' Vater entwickelte in diesem Rahmen eine **zwanghafte Struktur,** in welcher möglichst alles Konflikthafte vermieden wurde. Gleichzeitig war aber auch immer wieder klar, daß es, wenn diese Abwehrmauern brechen sollten, zu massiver, ungebremster Aggressivität kommen würde. Diese Problematik fand sich dann in seiner Beziehung zu seinem Sohn wieder und führte zu einigen sehr heftig geführten, aggressiven

Auseinandersetzungen, in welchen nach Tobias Vaters eigenen Aussagen «Worte als Mittel des Streites nicht mehr genügten, sondern Gegenstände flogen». Tobias' Mutter stand dieser Aggressivität unter den männlichen Familienmitgliedern fassungslos gegenüber, wurde dadurch massiv verängstigt. Sie selber stammte aus einer Familie, in welcher Rivalität, Neid und Eifersucht als Themen zwar sehr präsant waren. Das Zulassen oder gar Äußern von aggressiven Gefühlsregungen wurde aber regelmäßig mit depressiven **Beziehungsabbrüchen und Rückzugsverhalten** beantwortet. Von daher konnte Tobias' Mutter klar sagen, daß ihr die Aggressivität als sichtbar werdendes Gefühl in ihrer Familie große **Angst** machte. Sie äußerte Erleichterung darüber, daß die von Tobias produzierten Schimpfwörter nicht «wirkliche» Aggressionsäußerungen, sondern nur «Tics» waren.

In der beschriebenen Konstellation zeigt sich, wie ein massives Tic-Geschehen nicht nur Ausdruck einer unerträglichen intrapsychischen Spannung sein kann, sondern auch eines heftigen intergenerationalen, familialen Beziehungskonflikts, der sich unter Umständen über Generationen verfestigt und nie angemessen gelöst hat. Die im Fallbeispiel 3 beschriebene Familie ist beispielsweise geprägt von aggressiven Konflikten mit Gefühlen von Neid, Rivalität und gegenseitiger Abwertung bis hin zum Haß. Die Eltern versuchen, diesem explosiven Potential ein familiales Zusammenleben voller Korrektheit und Friedfertigkeit entgegen zu setzen, um den Preis allerdings der Abspaltung und Verleugnung ihrer eigenen Impulshaftigkeit im aggressiven und wahrscheinlich auch im sexuellen Bereich. Die Tic-Erkrankung von Tobias kann auf diese Weise als ein Symptom verstanden werden, in welchem die gesamte Familienaggressivität gebündelt zu sein scheint und ist hier also nicht nur Ausdruck einer problematischen persönlichen Struktur, sondern auch einer konfliktreichen familialen Konfiguration.

Therapie

Tic-Erkrankungen erfordern, entsprechend dem Schweregrad der Symptomatik, ein differenziertes therapeutisches Vorgehen. Außerdem muß immer auch den unterschiedlichen ätiologischen Faktoren und dem Ausmaß der sozialen Beeinträchtigung Rechnung getragen werden.

Bei vorübergehenden Tic-Störungen (vor allem im **Vorschulalter**) und wenn sich bei der Abklärung herausstellt, daß keine tiefgreifendere Störung vorliegt, ist eine **Elternberatung** indiziert, die darauf abzielt, eine Verfestigung der Symptomatik zu verhindern. Dazu ist es nötig, Ängste bei den Eltern abzubauen, die zu Fixierungen führen könnten und damit die Symptomatik verstärken würden. Außerdem ist es sinnvoll, den Eltern dabei zu helfen, **kindgerechte**

Ausdrucksformen von Impulsivität und motorischer Aktivität zu akzeptieren und zu fördern.

Bei in der **Latenzperiode** auftretenden Tics ist meistens eine **gründlichere Abklärung**, sowohl der individuellen als auch der familialen Situation, nötig. Es ist die Entwicklungssituation des Kindes gesamthaft zu beurteilen mit der Frage, in welchen Bereichen **infantile Konflikte** unverarbeitet sind und in regressiven Bewegungen an die Oberfläche drängen. Auch sind **aktuelle familiale Konflikte** zu beachten, und es ist wichtig, nach **Ressourcen** zu suchen, die förderlich sowohl für die individuelle als auch für die familiale Entwicklung sein können.

Bei **Andreas** wurde eine **Krisenintervention** durchgeführt, bestehend aus einer Serie von fokal auf den Konflikt zentrierten Gesprächen (im Sinne einer Kurztherapie) und mehreren Beratungsgesprächen mit der Mutter. Es ging darum, die anläßlich der neuen Partnerschaft der Mutter aktualisierten Konflikte zu bearbeiten und gleichzeitig die Mutter zu stützen und von Schuldgefühlen zu entlasten. Dies führte zu einer spürbaren Reduzierung der Tic-Symptomatik. Der Familienumzug zum Wohnort des neuen Partners der Mutter konnte in Angriff genommen werden, Andreas' Kontakte zum leiblichen Vater wurde wieder etabliert. Es wurde vereinbart, daß der Junge bei wiederauftretender Tic- Symptomatik erneut vorgestellt werden solle, dann ev. zur Einleitung einer Psychotherapie.

Eine Pharmakotherapie ist bei akuten, solitären Tic-Symptomen im Kindesalter nicht indiziert.

Beginnt sich eine Tic-Symptomatik zu verfestigen und zu einem lang anhaltenden Symptom zu werden, d. h. hat sich eine **chronische, motorische oder vokale Tic-Störung** entwickelt, so stellt sich die Frage nach längerfristigen therapeutischen Maßnahmen. **Verhaltenstherapeutische** Tic-Behandlungen in solchen Situationen bewirken kaum längerfristige Erfolge (Shapiro, Th. u. Huebner, H., 1985). Solche Therapien scheinen erfolgreicher zu sein, wenn sie sich nicht vorwiegend auf die Symptombeseitigung konzentrieren, sondern mehr die Gesamtsituation des Kindes, also beispielsweise das fehlende Selbstvertrauen, im Auge haben (Mansdorf, I. J., 1986). **Suggestive Verfahren** wie beispielsweise Hypnose, autogenes Training oder ähnliche Verfahren sind als ergänzende Therapiemaßnahmen häufig nützlich, insbesondere wenn sie dem Kind helfen, selber besser mit dem störenden Tic umzugehen.

In vielfältigen Fallberichten ist über die **analytische Psychotherapie** von Patienten mit Tic-Störungen berichtet worden (Mahler, M., 1949, Gerard M., 1947, Schattner-Meinke, U., 1985, Urban, H., 1985). Wenn der Tic Ausdruck eines neurotischen Konfliktes ist, scheint es sinnvoll zu sein, im Rahmen psychoanalytischer Beziehungsarbeit die abgewehrten Impulse und die mit ihnen verbundenen Konflikte bewußtseinsfähig zu machen und es somit dem Ich zu ermöglichen, integrierende Verarbeitungsformen zu finden. Dies ist natürlich nicht einfach, weil man durch ein solches Vorgehen dem Ich eine Arbeit zumutet, welche es sich durch den Tic gerade hatte ersparen wollen. In solchen Fällen haben sich zuweilen auch gruppentherapeutische Vorgehensweisen bewährt.

Angela (Fallbeispiel 2) nahm über ein knappes Jahr an einer **Psychodramagruppe** für Kinder teil. In dieser Gruppe zeigte sie sich zunehmend offener und wagte, eigene Wünsche und Ideen ins Spiel und in das Gruppengeschehen einzubringen. Zunehmend getraute sie sich, auch aggressive Anteile im Kontakt mit den Gleichaltrigen wirksam werden zu lassen. Parallel zur Gruppenbehandlung verschwand die Tic-Symptomatik. Sie tauchte allerdings wieder auf, als die Gruppenbehandlung beendet und gleichzeitig deutlich wurde, daß eine Übertragung dieser positiven Erfahrung ins familiale Milieu noch nicht riskiert werden konnte.

Wenn sich im Rahmen der diagnostischen Abklärung zeigt, daß die interpersonalen gegenüber den intrapsychischen Problemen überwiegen, d. h. die Symptomatik vermehrt Ausdruck familialer Konflikte ist, so ist es sinnvoll, eine **familientherapeutische** Behandlung vorzuschlagen. Hierbei geht es dann darum, in der Beziehungsarbeit mit der Familie abgewehrte Tendenzen zu benennen und sie in der Beziehung zum Therapeuten (Übertragung) sichtbar werden zu lassen und zu bearbeiten. Dieses Vorgehen fördert die Individuation innerhalb der Familie, so daß sich das Kind allmählich vom emotionalen Beziehungsmuster der Familie abgrenzen kann. Es muß dann nicht mehr versuchen, dan familialen (meist elterlichen) Konflikt durch seine Symptomproduktion zu lösen.

Eine **Psychopharmakotherapie** ist bei solitären Tics meist nicht nötig. Einzig besonders einschränkende motorische Tics oder sozial problematische Vokal-Tics können eine Pharmakotherapie zur Symptombegrenzung erforderlich machen.

Das **Tourette-Syndrom** wird allgemein als Domäne der **Pharmakotherapie** angesehen (Rothenberger, A., 1984). In Verbindung mit dem hypothetischen Zusammenhang zwischen dem Tourette-Syndrom und dem zentralen dopaminergen System haben sich günstige Wirkungen von Dopamin-antagonistischen Neuroleptika wie z. B. Tiaprid (z. B. Tiapridal), Pimozid (z. B. Orap) und Butyrophenone (z. B. Haloperidol) gezeigt (Campbell, M. u. Spencer, E., 1988). In Verbindung mit dem noradrenergen System wurde über die therapeutische Wirksamkeit von Clonidin (z. B. Catapresan) berichtet, die aber deutlich unter der von Neuroleptika zu liegen scheint. Auf Einzelfallbeobachtungen beruhende, klinische Berichte sprechen von der Wirksamkeit von Kalzium-Antagonisten (Micheli, F. et al., 1990), Serotonin-Wiederaufnahmehemmer (z. B. Fluoxetin) (Riddle, M. et al., 1990) und andere Antidepressiva (z. B. Clomipramin) (Ratzoni, G. et al., 1990).

Die wegen ihrer erwiesenen Wirksamkeit am häufigsten angewendete Neuroleptika-Therapie bringt allerdings oft eine Reihe von unerwünschten Wirkungen mit sich. Sind die Frühdyskinesien mit der IV-Gabe von Biperiden (z. B. Akineton) noch verhältnismäßig leicht zu behandeln, so bedeuten die chronischen, parkinsonoiden Bewegungsstörungen sowie Müdigkeit, affektive Verstimmungen und Beeinträchtigungen der Aufmerksamkeit meist eine langfristige Belastung und z. T. Störung des therapeutischen Vorgehens. Es ist deshalb sinnvoll, mit niedrigen Dosierungen (Haloperidol beispielsweise je nach Körpergewicht zwischen 0,3 und 2,5 mg pro Tag) zu beginnen und die Dosis langsam zu steigern, bis ein möglichst günstiges Verhältnis zwischen Symptomreduzierung und Nebenwirkungen gefunden ist. Es hat sich auch gezeigt, daß einmal wirksame Medikamente nach längerer Zeit häufig ihre Wirkung verlieren, was Absetzversuche erforderlich macht.

Der Komplexität der Tourette-Störung, mit dem eng verzahnten Zusammenspiel von neurobiologischen, sozialen und psychischen Entstehungsbedingungen, wird oft nur eine Kombination von psychopharmakologischen und langdauernden, evtl. stationären psychotherapeutischen Maßnahmen gerecht. Man bewegt sich dabei meist in einem höchst schwierigen Feld und muß sein Vorgehen der jeweiligen Gesamtsituation sorgfältig anpassen.

Tobias' schwere Symptomatik (Fallbeispiel 3) wurde beispielsweise zunächst mit Tiaprid und dann mit Haloperidol für eine gewisse Zeitlang gut begrenzt, bis die Substanzen jeweils ihre Wirkung verloren. Mit Beginn der Adoleszenz aber hätte man eine wirkliche Reduzierung der Symptome nur durch eine so hohe Dosierung erreichen können, daß diese selbst eine zusätzliche, massive Entwicklungshemmung bedeutet hätte. Eine langjährige psychoanalytisch orientierte Maltherapie und gezielte Schulhilfen wirkten einer weiteren Verfestigung der Symptomatik entgegen und ermöglichten adoleszente Entwicklungsschritte. Die anfängliche Familienberatung entwickelte sich zu einer familientherapeutischen Beziehungsarbeit vor allen Dingen mit den Eltern. Hierdurch verbesserte sich die Situation des Jungen in seinem Elternhaus. Vor allen Dingen aggressive Konflikte konnten vermehrt angesprochen werden. Weiterhin fiel es aber dem Jungen schwer, Zugang zu seiner inneren Welt zu finden. Als zu Beginn der Adoleszenz die zunächst erfolgreiche Behandlung mit Haloperidol nur noch in relativ hohen Dosen Wirkung zeigte, wurde der Patient im Rahmen dieser Medikation immer passiver, was seine Tendenz verstärkte, andere (Eltern, Lehrer, Therapeuten) für sich arbeiten zu lassen und sich selbst einer Entwicklung zu verschließen. Das Absetzen des Medikamentes zeigte sich ohne Einfluß auf die Symptomausprägung, verbesserte aber die psychotherapeutische Zugänglichkeit. Erst als sich im Rahmen der Therapie zunehmende Angst zeigte, die das Funktionsniveau ihrerseits wieder herabsetzte, wurde, nach einem Jahr Unterbrechung, eine sorgfältige, leichte, auf dieses Zielsymptom gerichtete Pharmakotherapie wieder aufgenommen.

Es ist zweifellos zu vermeiden, eine Pharmakotherapie ohne psychotherapeutische Begleitung durchzuführen, auch wenn diese fürs erste schwierig und wenig erfolgversprechend scheinen mag. Ein einseitig auf Medikamentgabe ausgerichtetes Behandlungskonzept birgt die Gefahr einer Fixierung in sich, die besonders dann unangenehm wird, wenn das Medikament nicht mehr wirkt. Letztlich geht es auch darum, dem Patienten und seiner inner- und außerfamilialen Umwelt bei einer starken Verfestigung der Symptomatik angesichts der ungünstigen Prognose dabei behilflich zu sein, mit der Symptomatik zu leben. Hierzu ist eine enge Zusammenarbeit mit dem sozialen Feld, im Fall von Tobias beispielsweise der Schule, nötig, in welchem die Störung oft sehr viel Ängstigendes und Beunruhigendes auslöst. Die Integration in ein einigermaßen normales Umfeld, ein Schulabschluß, der dem Intelligenz-Niveau des Patienten entspricht und eine einigermaßen adäquate Berufsfindung sind für die Langzeitprognose wichtig wie auch für die Fähigkeit, mit der unangenehmen Symptomatik umzugehen. Stets ist dem sekundären Krankheitsgewinn entgegen zu arbeiten, d. h. zu versuchen, den Teil der Persönlichkeit, der vom Tic unabhängig ist, in seiner Entwicklung und seinen Erfolgsaussichten zu verstärken.

Literatur

Abraham, K.: Beitrag zur «Tic-Diskussion» (1921). In: Gesammelte Schriften, Bd I. Fischer, Frankfurt, 1987.
Ader, R. (Ed.): Psychoneuroimmunology. Academic Press, New York, 1981.
Ader, R., Felten, D. L., Cohen, N. (Eds.): Psychoneuroimmunology II. Academic Press, New York, 1991.
Ajuriaguerra, J.: Manuel de la psychiatrie de l'enfant. Masson, Paris, 1970.
American Psychiatric Association: Diagnostic and statistical manual of mental disorders DSM-III-R (Third Edition-Revised) 1987.
Apley, J.: One Child. In: Apley, J., Onnsted, C. (Ed.): One Child. Spastics internat. med. Publications, London, 1982.
Aro, H., Paronen, O., Aro, S.: Psychosomatic symptoms among 14–16 year old finnish adolescents. Soc. Psychiatry 22, 171–176, 1987.
Artner, K., Castell, R.: Enkopresis – Diagnostik und stationäre Therapie. In: Steinhausen, H. C. (Hrsg.): Psychosomatische Störungen und Krankheiten bei Kindern und Jugendlichen, pp 93–119. Kohlhammer, Stuttgart, Berlin, Köln, Mainz, 1981.
Arzin, N. H., Besalel, V. A.: A parent's guide to bedwetting control. Pocket Books, New York, 1979.
Asam, U., Probst, P., Prietz, W., Karrass, W.: Katamnestische Untersuchung von Patienten mit multiplen Tics. Zschr. Kinder-Jugendpsychiat. 7, 19–32, 1979.
Baird, M.: Characteristic interaction patterns in families of encopretic children. Bull. Menn. Clin. 38, 144–153, 1974.
Bartlett, J. A. et al.: Immune change, associate with aggression and depression. Presented at the Amer. Acad. Child Adol. Psychiat. 36th annual meeting 1989.
Barski, A. J. et al.: Medical and psychiatric determinants of outpatients medical utilization. Med. Care 24, 548–563, 1986.
Bartrop, R. W. et al.: Depressed lymphocyte function after bereavement. Lancet i, 834, 1977.
Bauriedl, Th.: Beziehungsanalyse. Suhrkamp, Frankfurt, 1980.
Bell, R. M.: Holy Anorexia. The University of Chicago Press, 1985.
Bellman, M.: Studies on encopresis. Acta Pediat. Scand. Suppl. 170, 1–151, 1966.
Bemporad, J. R., Pfeifer, C. M., Gibbs, L., Cortner, R. H., Bloom, W.: Characteristics of encopretic patients and their families. J. Amer. Acad. Child. Psychiat. 10, 272–292, 1971.
Besedovsky, H., del Rey, A., Sorkin, E.: Immunological-neuroendocrine feedback circuits. In: Guillemin, R. et al. (Eds.): Neural modulation of immunity, pp 165–172. Raven Press, N. Y., 1985.

Biermann, G.: Das kindliche Bronchialasthma aus psychosomatischem Blickwinkel. Diagnostik 10, 16–20, 1977.
Binet, A.: Zur Genese von Störungen der Sphinkterkontrolle. Psyche 33, 1114–1126, 1979.
Blum, E.: Vom Sinn und Unsinn der Reinlichkeitserziehung. 1946. Zit. in: Müller, Ch.: Zur Katamnese der Enuresis nocturna. Psychiatrische Universitätsklinik Lausanne, 1954.
Boltanski, L.: Die soziale Verwendung des Körpers. In: Kamper, D., Rittner, V. (Hrsg.): Zur Geschichte des Körpers. Perspektiven der Anthropologie. Hanser, München, 1976.
Bosse, K., Gieler, U.: Seelische Faktoren bei Hautkrankheiten. Beiträge zur psychosomatischen Dermatologie. Huber, Bern, 1987.
Bosse, K.: Dermatologie. In: von Uexküll, Th. (Hrsg.): Psychosomatische Medizin, 4. Aufl., pp 1032–1051. Urban Schwarzenberg, München 1990.
Boszormenyi-Nagy, I.: Unsichtbare Bindungen. Klett-Cotta, Stuttgart, 1981.
Boyar, R., Finkelstein, J., Roffwarg, H., Kapen, S., Weitzman, E., Hellman, L.: Synchronization of augmented luteinizing hormone secretion with sleep during puberty. New England J. Med. 287, 582–586, 1972.
Braun, H.: Sozialverteilung einiger Psychosomatosen im Kindes- und Jugendalter. Praxis Kinderpsychologie und Kinderpsychiatrie 34, 269–276, 1985.
Braun-Falco, O., Ring, J.: Zur Therapie des atopischen Ekzems. Der Hautarzt 35, 447–454, 1984.
Bridges, R. N., Goldberg, D. P.: Somatic presentation of DSM-III psychiatric disorders in primary care. J. Psychosom. Res. 29, 563–569, 1985.
Bürgin, D.: Das Kind, die lebensbedrohende Krankheit und der Tod. H. Huber, Bern, 1978.
Bürgin, D.: Konversionsneurosen. Der Kassenarzt 22/44, 5066-5078, 1982(a).
Bürgin, D.: Über einige Aspekte der pränatalen Entwicklung. In: Nissen, G. (Hrsg.): Psychiatrie des Säuglings- und des frühen Kindesalters, pp 23–55. H. Huber, Bern, 1982(b).
Bürgin, D.: Entwicklungsstörungen in der Adoleszenz. Zentralblatt für Jugendrecht, 73. Jhrg., Nr. 4, 128–133, 1986.
Bürgin, D.: Psychische Störungen bei Kindern und Jugendlichen. Vorübergehende Episoden oder Fatum? In: Nissen, G. (Hrsg.): Prognose psychischer Krankheiten im Kindes- und Jugendalter, pp 16–34. H. Huber, Bern, 1987.
Bürgin, D. (Hrsg.): Beziehungskrisen in der Adoleszenz. H. Huber, Bern, 1988.
Bürgin, D.: Liaisonpsychiatrische Aspekte im Bereich der Kinder- und Jugendpsychiatrie. Schweiz. Rundschau Med. (PRAXIS) 79, No. 25, 804–808, 1990 a.
Bürgin, D.: Die Bedeutung der prä- und postnatalen Bewegungsentwicklung für die Etablierung des Mutter-Kind-Dialoges. In: Pachler, M. J., Strassburg, H. M. (Hrsg.): Der unruhige Säugling. Fortschritte der Sozialpädiatrie 13, 171–179, 1990 b.
Bürgin, D.: Zur Schwierigkeit ganzheitlich psychosomatischen Denkens. In: Wiesse, J. (Hrsg.) 1990 c, pag. 179–186.
Bürgin, D., Rost, B.: Pädiatrie. In: Uexküll v., Th. (Hrsg.): Psychosomatische Medizin, 4. Auflage, pp 1000–1031. Urban u. Schwarzenberg, München, Wien, Baltimore, 1990.
Bürgin, D.: Kinder- und jugendpsychiatrischer Liaisondienst an einer Kinderklinik. In: Uexküll v., Th. (Hrsg.): Integrierte psychosomatische Medizin, pp 315–326. Schattauer, Stuttgart, New York, 1992.

Burke, P., Meyer, V., Kocoshis, S., Orenstein, D., Chandra, R., Sauer, J.: Obsessive-Compulsive Symptoms in Childhood Inflammatory Bowel Disease and Cystic Fibrosis. J. amer. acad. Child Adolesc. Psychiatry 28, 525–527, 1989 a.

Burke, P., Meyer, V., Kocoshis, S., Orenstein, D., Chandra, R., Nord, D., Sauer, J., Cohen, E.: Depression and Anxiety in Pediatric Inflammatory Disease and Cystic Fibrosis. J. Amer. Acad. Child Adolesc. Psychiatry 28, 948–951, 1989 b.

Burke, P., Kocoshis, S., Chandra, R., Whiteway, M., Sauer, J.: Determinants of Depression in Recent Onset Pediatric Inflammatory Bowel Disease. J. Amer. Acad. Child Adolesc. Psychiatry 29, 608–610, 1990.

Campbell, M., Spencer, E. K.: Psychopharmacology in Child and Adolescent Psychiatry. A Review of the Past Five Years. J. Amer. Acad. Child Adolesc. Psychiatry 27, 3, 269–279, 1988.

Chess, St., Hassibi, M.: Enuresis. In: Principle and practice of child Psychiatry. Plenum Press, New York, 1986.

Cohen, D. J., Shaywitz, B. A., Caparulo, J. G., Young, M., Bowes, B.: Chronic, multiple tics of Gilles de la Tourette's disease. CSF acid monoamnie metabolites after probenacid administration. Arch. Gen. Psychiat. 35, 1978.

Comings, D. E.: Tourette Snydrome and Human Behavior. Hope Press, Duarte, 1990.

Comings, D. E., Comings, B. G.: A Controlled Study of Tourette Syndrome.
I. Attention-Deficit Disorder, Learning Disorders, and School Problems. Am. J. Hum. Gent. 41, 701–741, 1987 a.
II. Conduct. Am. J. Hum. Genet. 41, 742–760, 1987 b.
III. Phobias and Panic Attacks. Am. J. Hum. Genet. 41, 761–781, 1987 c.
IV. Obsessions, Compulsions, and Schizoid Behaviors. Am. J. Hum. Genet. 41, 782–803, 1987 d.

Condon, J. T.: Altered cognitive functioning in pregnant women: a shift towards primary process thinking. Brit. J. med. Psychol. 60, 329–334, 1987.

Condrau, C.: Einführung in die Psychosomatik. Suva Rehabilitation 4, 8–25, 1989.

Corbett, J. A., Turpin, G.: Tics and Tourette's Syndrome. In: Rutter, M., Hersov, L. (Eds.): Child and Adolescent Psychiatry, pp 516–525. Blackwell Scientific Publ., Oxford, 1985.

Crawford, J.: Introductory comments. J. pediatrics. April, 687–690, 1989.

Crisp, A. H.: Mündl. Mitteilung, Symposium International: Les troubles des conduites alimentaires, Paris, 1991.

De Boor, C.: Die Colitis ulcerosa als psychosomatisches Syndrom. Psyche 18, 2, 107–119, 1966.

Deutsch, F.: On the mysterious leap from the mind to the body. IUP, New York, 1959.

Dilling, H., Mombour, W., Schmidt, M. H. (Hrsg.): Internationale Klassifikation psychischer Störungen. Huber, Bern, 1991.

Douglas, J.: Early disturbing events and later enuresis. In: Kolvin, I., MacKeith, R., Meadow, S. (Eds.): Bladder Control and Enuresis. Clinics in Developmental Medical Publications, London, 48/49, 109–117, 1973.

Drömann, S.: Psychopathologie und Therapie von Kindern und Jugendlichen mit Morbus Crohn. In: Remschmidt, H. (Hrsg.): Psychotherapie mit Kindern, Jugendlichen und Familien. Enke, Stuttgart, 1984.

DSM-III-R: Diagnostisches und Statistisches Manual Psychischer Störungen, 3. Revision. Deutsche Bearbeitung und Einführung von H.-U. Wittchen, H. Sass, M. Zaudig und K. Köhler. Beltz, Weinheim/Basel, 1989.

Dührssen, A.: Psychogene Erkrankungen bei Kindern und Jugendlichen. Vandenhoeck u. Ruprecht, Göttingen, 1978.

Edell B. H., Motta, R. W.: The Emotional Adjustment of Children With Tourette's Syndrome. J. Psychology 123, 1, 51–57, 1989.

Edgcumbe, R.: The psychoanalytic view of the development of Encopresis. Bull. Hampstead Clinic 1, 57–61, 1978.

Eggers, C., Fernholz, D.: Hysterie und Konversion, Klassifikation und Therapie. In: Nissen, G. (Hrsg.): Psychogene Psychosyndrome, pp. 119–131. Huber, Bern, Stuttgart, Toronto, 1991.

Emde, R.: Anaclitic depression. A follow-up from infancy to puberty. Psychoanal. Study Child 37, 67–94, 1982.

Emde, R.: Development terminable and interminable.
- I: Innate and motivational factors from infancy. Int. J. Psychoanal. 69/1, 23–42, 1988.
- II: Recent psychoanalytic theory and therapeutic considerations. Int. J. Psychoanal. 69/2, 283-296, 1988.

Enck, P., Kränzle, U., Schwiese, J., Lübke, H. J., Erckenbrecht, J. F., Wienbeck, M., Stromeyer, G.: Biofeedback-Behandlung bei Stuhlinkontinenz. Dsch. med. Wschr., 113, 1789–1794, 1988.

Erdheim, M.: Körper und Kultur. Suva Rehabilitation 4, 26–31, 1989.

Ermann, M.: Somatische und psychosomatische Medizin. In: Wiesse, J. (Hrsg.), 1990, pag. 24–30.

Essen, J., Peckham, C.: Nocturnal enuresis in childhood. Develop. Med. Child Neurol. 18, 577–589, 1976.

Fain, M.: In: Kreisler, L., Fain, M., Soulé, M.: L'enfant et son corps. PUF, Paris, 1974.

Fawzy, F. I. et al.: A structured psychiatric intervention for cancer patients II. Changes over time in immunologic measures. Arch. Gen. Psychiat. 47, 729–735, 1990.

Feiereis, H.: Colitis ulcerosa. In: Uexküll v., Th. (Hrsg.): Psychosomatische Medizin, pp 782–792. Urban Schwarzenberg, München, 1990 a.

Feiereis, H.: Morbus Crohn, In: Uexküll v., Th. (Hrsg.): Psychosomatische Medizin, pp 798–814. Urban Schwarzenberg, München, 1990 b.

Ferenczi, S.: Psychoanalytische Betrachtungen über den Tic. (1921) In: Ferenczi, S.: Schriften zur Psychoanalyse II, pp 39–69. S. Fischer, Frankfurt, 1970.

Ferenczi, S.: Versuch einer Genitaltheorie. (1924) In: Schriften zur Psychoanalyse, Bd II. Fischer, Frankfurt, 1970.

Fergusson, D. M., Horwood, L. J., Shannon, F. T.: Secondary enuresis in a birth cohort of New Zealand children. Pediatr. Perinat. Epidemiol. 4, 53–63, 1990.

Fliegel, St., Groeger, M., Künzel, R., Schulte, D.: Verhaltenstherapeutische Standardmethoden, 2. Auflage. Psych. Verlags-Union, München, 1989.

Foliot, Ch.: L'asthme de l'enfant. In: Lebovici, S. et al., 1985, pag. 571–578.

Foxman, B., Valdez, R. B., Brook, R. H.: Childhood enuresis: Prevalence, perceived impact, and prescribed treatments. Pediatrics 77, 482–487, 1986.

Frank, H.: Ein Beitrag zur Rolle des Vaters bei psychosomatischen Erkrankungen im Kindesalter. Praxis Psychother. Psychosom. 33, 242–248, 1988.

Freud, A.: Wege und Irrwege in der Kinderentwicklung. Klett, Stuttgart, 1968.

Freud, S.: (1894) Die Abwehrneuropsychosen. GW Bd I, pp. 59–74. S. Fischer, Frankfurt, 1952.

Freud, S.: (1916) Über Triebumsetzungen, insbesondere der Analerotik. GW Bd X, pp 402–410. S. Fischer, Frankfurt, 1952.

Freud, S.: (1908) Charakter und Analerotik. GW Bd VII, pp 203–209. S. Fischer, Frankfurt, 1952.

Friedman, S. B., Mason, J. W., Hamburg, D. A.: Urinary 17-hydroxy corticosteroid levels in parents of children with neoplastic disease. Psychosom. Med. 25, 364, 1963.

Friedman, S. B.: Conversion symptoms in adolescents. Pediatric Clin. North America 20, 873–882, 1973.

Friessem, D. H.: Psychiatrische und psychosomatische Erkrankungen ausländischer Arbeiter in der BRD. Ein Beitrag zur Psychiatrie der Migration. Psychiatr. Neurol. med. Psychologie 26, 78–90, 1974.

Friman, P. C., Methews, J. R., Finney, J. W., Christophersen, E. R., Leibowitz, J. M.: Do encopretic children have clinical significant behavior problems? Pediatrics 82, 407–409, 1988.

Gabel, S., Hegedus, A. M., Wald, A., Chandra, R., Chiponis, D.: Pevalence of behavior problems and mental health utilaziation among encopretic children: implications for behavioral pediatrics. J. Dev. Behav. Pediat. 7 (5), 293–297, 1986.

Gadow, K. D.: Pediatric Psychopharmacotherapy: a Review of Recent Research. J. Child Psychol. Psychiat. 33/1, 153–195, 1992.

Garmezy, N., Rutter, M.: Acute reaction to stress. In: Rutter, M., Hersov, I. (Eds.): Child and adolescent psychiatry, pp 152–176. Blackwell, Oxford, 1985.

Geissler, W.: Nachuntersuchungen von Jungerwachsenen nach Mehrfach-Tic-Symptomatik im Kindesalter. Psychiat. Neurol. med. Psychol., 36, 11, 667–673, 1984.

Geissler, W.: Der Voraussagewert einer multiaxialen Diagnose für die spätere Sozialbewährung kindlicher Enkopretiker. Nervenarzt 56, 275–278, 1985.

Gerard, M. W.: The Psychogenic Tic in Ego Development. Psychoanal. Study Child, 2, 133–162, 1946.

Gerlinghoff, M., Backmund, H., Mai, N.: Magersucht. Auseinandersetzung mit einer Krankheit. Psychologie Verlags-Union, München/Weinheim, 1988.

Gilles de la Tourette, G.: Etude sur une Affection Nerveuse Caractérisée par de l'Incordination Motorice Accompagnée d'Echolalie et de Coprolalie. Archives de Neurologie 9, 19–42, 158–200, 1885.

Glaser, H.: Die Zukunft der Arbeitsgesellschaft und ihre Bedeutung für die Gesundheit. In: Wiesse, J. (Hrsg.) 1990, pag. 206–213.

Glicklich, L. B.: A historical account of enuresis. Pediatrics 8, 1159–1174, 1951.

Goy, R. W., McEwen, B. S.: Sexual differentiation of the brain. MIT Press, Cambridge, Mass., 1980.

Gröbe, H.: Psychobiologie als Bindeglied zwischen Seele und Körper. In: Wiesse, J. (Hrsg.) 1990, pag. 31–39.

Grossman, H. Y., Mostofsky, D. I., Harrison, R. H.: Psychological Aspects of Gilles de la Tourette Syndrome. J. Clin. Psychology 42, 1, 228–235, 1986.

Grüttner, R.: Morbus Crohn im Kindes- und Jugendalter. Pädiatr. Praxis 40, 601-610, 1990.

Haefliger, J.: Der verlorene Verlust. Suva Rehabilitation 4, 74–82, 1989.

Hallgren, B.: Enuresis. A clinical and genetic study. Acta Psychiatr. Scand. 32, 114 ff., 1957.

Hallgren, B.: Enuresis in twins. Acta Psych. Neuro. Scand. 35, 73–90, 1969.

Halliday, S., Meadow, S. R., Berg, I.: Successful management of daytime enuresis using alarm procedures: randomaly controlled trail. Arch. Dis. Child 62, 132–137, 1987.

Harbauer, H., Schmidt, M.: Enuresis. In: Harbauer, H., Schmidt, M. (Hrsg.): Kinder- und Jugendpsychiatrie, 3. Auflage, pp 172–178. Deutscher Ärzteverlag, Köln, 1984(a).

Harbauer, H., Schmidt, M.: Enkopresis. In: Harbauer, H., Schmidt, M. (Hrsg.): Kinder- und Jugendpsychiatrie, 3. Auflage, pp 178–180. Deutscher Ärzteverlag, Köln, 1984(b).

Harms, H. L.: Medical Treatment of Chronic Inflammatory Bowel Disease. In: Hadziselimovic, F., Herzog, B., Bürgin-Wolff, A. (Hrsg.): Inflammatory Bowel Disease and Coeliac Disease in Children, pp 87–98. Kluwer, Dordrecht, Boston, London, 1990.

Haug-Schnabel, G.: Zur Enuresis-Therapie. Der Kinderarzt 16, 1105–1115, 1985.

Haug-Schnabel, G.: Kinderreaktionen auf Einnäßzwischenfälle. Psychol. Erz. Unterr. 36, 125–133, 1989.

Haug-Schnabel, G.: Das Enuresis-Gespräch. Acta Pädopsychiatrica 53, 45–53, 1990 a.

Haug-Schnabel, G.: Enuresis: Aktuelles zu einem alten Problem. Akt. Urol 21, 259–266, 1990 b.

Haug-Schnabel, G.: Zur Biologie der Enuresis – Ein Beispiel für Verhaltensstörungen als Modifikation biologisch sinnvoller Verhaltenselemente durch ungünstige Umweltbedingungen. Zool. Jb. Physiol. 2, 233–255, 1991.

Heberle, B.: Ethnomedizinische und psychosoziale Aspekte zur Rentenbegutachtung von Arbeitsemigranten. Suva Rehabilitation 4, 43–50, 1989.

Henry, I. P., Stephens, P. M.: Stress, health and the social environment. A sociobiologic approach to medicine. Springer, New York, 1977.

Herzog, B.: Indications for Surgery in Inflammatory Bowel Disease. In: Hadziselimovic, F., Herzog, B., Bürgin-Wolff, A. (Hrsg.): Inflammatory Bowel Disease and Coeliac Disease in Children, pp 117–129. Kluwer, Dordrecht, Boston, London, 1990.

Heutink, P. et al.: Study of the Heredity of Gilles de la Tourette Syndrome. Am. J. Hum. Gen., Linkage Mapping and RFLPs, 47, 3, Supplement, p. A 183, 1990.

Hinman, A.: Conversion hysteria in childhood. Amer. J. Disease Children 92, 42–45, 1958.

Hoag, J. M., Norriss, N. G., Himeno, E. T., Jacobs, J.: The encopretic child and his family. J. Amer. Acad. Child Psychiat. 10, 242–256, 1971.

Hofman, D.: Die Klinik des Asthma bronchiale im Kindesalter. Monatsschrift für Kinderheilkunde 131, 125–127, 1983.

Holland, A. J., Hall, A., Murray, R., Russell, G. F. M., Crisp, A. H.: Anorexia nervosa: a study of 34-twin-pairs and one set of triplets. Brit. J. Psychiatry 145, 414–419, 1984.

Holmes, D. et al.: Social dominance, immunity and depression in adolescents. Presented at the Amer. Psychiat. Assoc. 142nd annual meeting, San Francisco 1989.

Hürter, A., Piske-Keyser, K.: Das gemeinsame Muster physiologischer und beziehungsdynamischer Prozesse bei einer langjährigen Enkopresis. Praxis Kinderpsychol. Kinderpsychiat. 38(5), 171–177, 1989.

Irwin, M. et al.: Live events, depressive symptoms and immune function. Amer. J. Psychiatry 144, 437–441, 1987.

Jehle, P., Schröder, E.: Harnzurückhaltung als Behandlung des nächtlichen Einnässens. Praxis Kinderpsychol. Kinderpsychiat. 36, 49–55, 1987.

Jones, B., Gerrad, J., Skokeir, M., Houston, C.: Reassessment urinary tract infection in girls: relation to enuresis. Cand. med. Ass. J. 106–127, 1972.
Kammerer, E.: Enuresis. In: Remschmidt, H., Schmidt, M. H., (Hrsg.): Kinder- und Jugendpsychiatrie, Band 3, pp 83–95. Thieme, Stuttgart, 1985.
Keilbach, H.: Untersuchung an acht Kindern mit der Hauptsymptomatik Einkoten. Praxis Kinderpsychol. Kinderpsychiat. 26, 117–127, 1977.
Kemper, W.: Bettnässerleiden Enuresis. Reinhardt, München, 1969.
Kirschner, B. S.: Special Aspects of Inflammatory Bowel Disease in Children. In: Hadziselimovic, F., Herzog, B., Bürgin-Wolff, A. (Hrsg.): Inflammatory Bowel Disease and Coeliac Disease in Children, pp 59–65. Kluwer, Dordrecht, Boston, London, 1990.
Kliman, G.: Notfälle in der pädiatrischen Praxis. Hippokrates Stuttgart, 1973.
Klosterhalfen, W., Klosterhalfen, S.: Psychoimmunologie. In: Uexküll v., Th.: Psychosomatische Medizin. Urban & Schwarzenberg, München 1990, pp. 195–211.
Knölker, U.: Psychotherapie bei Colitis ulcerosa in der Adoleszenz. Praxis Kinderpsychol. Kinderpsychiatr. 35, 8–16, 1986.
Kog, E., Vertommen, H., Vandereycken, W.: Minuchin's psychosomatic family model revised: a concept validation study using a multitrait-multimethod approach. Family process, 26(2), 235–253, 1987.
Kolata, G.: Puberty mystery solved. Science 223, 272, 1984.
Kratky-Dunitz, M., Scheer, P. J.: Psychosomatische Aspekte der Enkopresis, Monatsschrift Kinderheilk. 136, 630–635, 1988.
Kreisler, L., Fain, M., Soulé, M.: L'enfant et son corps. PUF, Paris, 1974.
Kreisler, L.: L'enfant psychosomatique. PUF, Paris, 1976.
Kreisler, L.: Conduite à tenir devant l'insomnie d'un adolescent. Der informierte Arzt 1, 55–58, 1981 a.
Kreisler, L.: L'enfant du désordre psychosomatique. Rencontre clinique. Toulouse, Privat, 1981 b.
Kreisler, L.: (a) La pathologie psychosomatique, pp. 423–443. (b) La clinique psychosomatique du nourrisson, pp. 695–712. In: Lebovici, S. et al., 1985.
Kretschmer, E.: Über Hysterie. Thieme, Leipzig, 1923.
Krisch, K.: Enkopresis. H. Huber, Bern, 1985.
Lask, B., Jenkins, J., Nabarro, L., Booth, I.: Psychosocial sequelae of stoma surgery for inflammatory bowel disease in childhood. Gut 28, 1257–1260, 1987.
Lask, B., Fosson, A.: Childhood illness: the psychosomatic approach. J. Wiley, Chichester, 1989.
Lebovici, S., Diatkine, R., Soulé, M. (Eds.): Traité de psychiatrie de l'enfant et de l'adolescent, Vol. II. PUF, Paris, 1985.
Leckman, J. F. et al.: Perinatal Factors in the Expression of Tourette's Syndrome: An Exploratory Study. J. Amer. Acad. Child Adolesc. Psychiatry 29, 2, 220–226, 1990.
Lehmkuhl, U.: Psychogene Gangstörung und transkultureller Konflikt. Acta Paedopsychiatr. 49, 211–219, 1983.
Leibig, T., Wilke, E., Feiereis, H.: Zur Persönlichkeitsstruktur von Patienten mit Colitis ulcerosa und Morbus Crohn, eine testpsychologische Untersuchung während der Krankheitsremission. Zschr. psychosom. Med. 31, 380–392, 1985.
Liatowitsch, A.: Rückenbeschwerden als Ausdruck verdrängter Trauer. Suva Rehabilitation 4, 64–73, 1989.
Liedtke, R.: Familiäre Sozialisation und psychosomatische Krankheit. Springer, London, Paris, Tokyo, 1987.

Linn, M. W., Linn, B. S., Jensen, J.: Stressful events, dysphoric mood and immune responsiveness. Psychol. Rep. 54, 219–222, 1984.
Lipowski, Z. J.: Somatization: the concept and its clinical application. Am. J. Psychiat. 145/11, 1358–1368, 1988.
Locke, S. E., Kraus, L., Leserman, J.: Life change stress, psychiatric symptoms and natural killer cell activity. Psychosom. Med. 46, 441–453, 1984.
Lucas, A. R.: Tic: Gilles de la Tourette's Syndrome. In: Nohspitz, J. D. (Ed.): Basic Handbook of Child Psychiatry, pp 667–684. Basic Book Inc., New York, 1987.
Magni, G., Bernasconi, G., Mauro, P., D'Odorico, A., Sturniolo, C., Canton, G., Martin, A.: Psychiatric Diagnoses in Ulcerative Colitis. Brit. J. Psychiatry 158, 413–415, 1991.
Mahler, M. S.: A Psychoanalytic Evaluation of Tic in Psychopathology of Children. Psychoanal. Study Child 3/4, 279–310, 1949.
Maizels, M., Firlit, C.: Guide to the history in enuretic children. AFP 33, 205–209, 1986.
Maloney, M.: Diagnosing hysterical conversion reactions in children. J. Pediatrics 97, 1016–1020, 1980.
Mansdorf, I. J.: Assertiveness Training in the Treatment of a Child's Tics. J. Behav. Ther. Exp. Psychiat. 17, 1, 29–32, 1986.
Mansour, A., Khachaturian, H., Lewis, M. E., Akil, H., Watson, S. J.: Anatomy of CNS opioid receptors. Trends in Neurosci. 11, 308–314, 1988.
Marty, P., M'Uzan de, M.: La pensée opératoire. Rev. Franc. Psychan. 17, 345–356 (Suppl.), 1963.
Mattejat, F., Quaschner, K.: Zur ambulanten Behandlung von Enuretikern. Zeitschr. Kinder- und Jugendpsychiatrie 13, 212–229, 1985.
McEwen, B. S.: Neural gonadal steroid actions. Science 211, 1303–1312, 1981.
Micheli, F. et al.: Treatment of Tourette's Syndrome with Calcium Antagonists. Clin. Neuropharmacology 13, 1, 77–83, 1990.
Mille, Ch.: Enuresie. Diagnostic, principes du traitment. Rev. Prat. (Paris), 40, 6, 581–583, 1990.
Miller, K., Goldberg, St., Atkin, B.: Nocturnal enuresis: Experience with long-term use of intranasally administered desmopressin. J. Pediatrics, April, 723–726, 1989.
Minuchin, S.: Families and family therapies. Harvard University Press, Cambride, 1974.
Minuchin, S., Baker, L., Rosman, B. L., Liebman, R., Milman, L., Todd, T. C.: A conceptual model of psychosomatic illness in children: family organisation and family therapy. Arch. Gen. Psychiatry 32, 1031–1038, 1975.
Minuchin, S., Rosman, B. L., Baker, L.: Psychosomatic families: anorexia nervosa in context. Harvard University Press, Cambridge, 1978.
Miok, D.: Mit 5 Quaddeln Implectol geheilt. Tips und Tricks für die Praxis. Medical Tribune, Klinik-Ausgabe, Nr. 11, 3, 7, Juni, 1983.
Mitscherlich, A.: Zur psychoanalytischen Auffassung psychosomatischer Krankheitsentstehung. Psyche 7, 10, 561–578, 1954.
Moffatt, M. E., Kato, C., Pless, I. B.: Improvements in self-concept after treatment of nocturnal enuresis: randomized controlled trial. J. Pediatrics 110, 447–452, 1987.
Moffat, M. E.: Nocturnal enuresis: psychologic complications of treatment and non treatment. J. Pediatrics, 697–704, 1989.

Müller-Eckhard, H.: Die Krankheit, nicht krank sein zu können. Klett, Stuttgart, 1954.
Muschg, A.: Was mir fehlt. Plädoyer eines Psychosomatikers für die Heilkunst. In: Wiesse, J. (Hrsg.) 1990, pag. 189–205.
Naor, S. et al.: Correlation between emotional reaction to loss of a unborn child and lymphocyte response to mitogenic stimulation in women. Isr. J. Psychiatry Relat. Sci 20, 231–239, 1983.
Neal, B. W.: Nocturnal enuresis in children. Australian Family Physician 18, 978–979, 982–983, 1989.
Nørgaard, J., Rittig, S., Djurhuus, C.: Nocturnal enuresis: An approach to treatment based on pathogenesis. J. Pediatrics, April, 705–710, 1989.
North, C., Clouse, R., Spitznagel, E., Alpers, D.: The Relation of Ulcerativ Colitis to Psychiatric Factors: A Review of Findings and Methods. Am. J. Psychiatry 147, 974–981, 1990.
Ogden, Th. H.: Projective identification and psychotherapeutic technique. Jason Aronson, New York, 1982.
Olds, D.: Brain-Centered Psychology: A Semiotic Approach. Psychoanalysis and Contemporary Science 13, 331–363, 1990.
Overbeck, G.: Familien mit psychosomatisch kranken Kindern. Vandenhoeck & Ruprecht, Göttingen, 1985.
Parry-Jones, B. and Parry-Jones, W. L. L.: Pica: symptom or eating disorder? a historical assessment. Brit. J. Psychiat. 160, 341–354, 1992.
Pauls, D. L. et al.: Familial Pattern and Transmission of Gilles de la Tourette Syndrome and Multiple Tics. Arch. Gen. Psychiatry 38, 1091–1093, 1981.
Pauls, D. L. et al.: The Risk of Tourette's Syndrome and Chronic Multiple Tics among Relatives of Tourette's Syndrome Patients Obtained by Direct Interview. J. Amer. Acad. Child Psychiatry 23, 2, 134–137, 1984.
Pena, A. S.: Genetics of Inflammatory Bowel Disease. In: Hadziselimovic, F., Herzog, B., Bürgin-Wolff, A. (Hrsg.): Inflammatory Bowel Disease and Coeliac Disease in Children, pp 45–58. Kluwer, Dordrecht, Boston, London, 1990.
Petri, H.: Erziehung unter nuklearer Bedrohung: In: Feldmann-Bange, G. und Krüger, J.-J. (Hrsg.): Gewalt und Erziehung. Psychiatrie Verlag, Bonn, 1986.
Plomin, R.: Development, genetics and psychology. Hillsdale, New York, Lawrence Erlbaum, 1986.
Polak, H.: More About Enuresis. Public Health 101, 185–190, 1987.
Prader, A.: Die Pubertät und ihre Störungen aus endokrinologischer Sicht. In: Nissen, G. (Hrsg.): Psychiatrie des Pubertätsalters. H. Huber, Bern, 1985, pp. 17–27.
Probst, B., von Wieterheim, J., Wilke, E., Feiereis, H.: Soziale Integration von Morbus Crohn- und Colitis ulcerosa-Patienten. Zschr. psychosom. Med. 36, 258–275, 1990.
Quinton, D., Rutter, M.: Parenting behaviour of children raised «in care». In: Nicol, A. R.: Longitudinal studies in child psychology and psychiatry. Wiley, Chichester, 1984.
Rabe, F.: Die Kombination hysterischer und epileptischer Anfälle (Das Problem der «Hysteroepilepsie» in neuer Sicht). Springer, Berlin/Heidelberg/New York, 1970.
Rangell, L.: Die Konversion. Psyche 23, 121–147, 1969.
Rapoport, J., Mikkelsen, E., Zavardil, A, Nee, L., Gruenau, C., Mendelson, W., Gillin, C.: Childhood enuresis. II. Psychopathology, tricyclic concentration in plasma, and antienuretic effect. Arch. Gen. Psych. 37, 146–52, 1980.

Ratzoni, G., Hermesh, H., Brandt, N., Lauffer, M., Munitz, H.: Clomipramine Efficacy for Tics, Obsessions, and Compulsions in Tourette's Syndrome and Obsessive-Compulsive Disorder: A Case Study. Biol. Psychiatry 27, 95–98, 1990.

Reinhard, H. G.: Zur Daseinsbewältigung bei Kindern mit Enkopresis. Praxis Kinderpsychol. Kinderpsychiatr. 34, 183–187, 1985.

Reinhard, H. G.: Daseinsbewältigung bei Enuresis. Acta Pädopsychiatrica 52, 65–70, 1989.

Remschmidt, H., Schmidt, M. (Hrsg.): Multiaxiales Klassifikationsschema für psychiatrische Erkrankungen im Kindes- und Jugendalter nach Rutter, Shaffer und Sturge. Mit einem synoptischen Vergleich zum DSM-III, 2. rev. Auflage. H. Huber, Bern, 1986.

Remschmidt, H., Wienand, F., Wewetzer, C.: Der Langzeitverlauf der Anorexia nervosa. Monatsschr. Kinderheilk. 136, 726–731, 1988.

Remschmidt, H., Herpertz-Dahlmann, B.: Bulimia nervosa im Jugendalter. Monatsschr. Kinderheilk. 136, 712–717, 1988.

Retzer, A.: Migräne im Kontext. In: Wiesse, J. (Hrsg.), 1990, pag. 135–145.

Richter, H. E.: Der schwierige Weg einer kritischen Psychosomatik. Psychother. Psychosom. med. Psychol. 40, 318–323, 1990.

Riddle, M. A. et al.: Tourette's Syndrome: Clinical and Neurochemical Correlates. J. Amer. Acad. Child Adolesc. Psychiatry 27, 4, 409–412, 1988.

Riddle, M. A. et al.: Fluoxetine Treatment of Children and Adolescents with Tourette's and Obsessive Compulsive Disorders: Preliminary Clinical Experience. J. Amer. Acad. Child Adolesc. Psychiatry 29, 1, 45–48, 1990.

Riedesser, P., v. Klitzing, K.: Konversionsneurotische Symptome bei Ausländerkindern. In: Zauner, J., Biermann, G. (Hrsg.): Klinische Psychosomatik von Kindern und Jugendlichen, pp 259–265. Reinhardt, München, Basel, 1986.

Robinson, A. (Buchbesprechung): Comings, D. E.: Tourette Syndrome and Human Behavior. Hope Press, Duarte, 1990. In: Am. J. Hum. Genet. 47, 363, 1990.

Ross, A. O. Das Sonderkind. Hippokrates, Stuttgart, 1967.

Rothenberger, A.: Therapie der Tic-Störungen. Zschr. Kinder-Jugendpsychiatr. 12, 284–301, 1984.

Rushton, H. G.: Nocturnal enuresis: Epidemiology, evaluation and currently available treatment options. J. Pediatrics, 691–696, 1989.

Rutter, M. L., Yule, W., Graham, P. J.: Enuresis and behavioural deviance: some epidemiological considerations. In: Kolvin, I., MacKeith, R., Meadow, S. R. (Eds.): Bladder Control and Enuresis. Clinics Develop. Med. 48/49, 137–147, 1973.

Rutter, M.: Helping troubled children. Plenum Press, N.Y., 1975.

Rutter, M., Cox, A.: Other family influences. In: Rutter, M., Hersov, I. (Eds.): Child and adolescent psychiatry, pp 58–81. Blackwell Oxford, 1985.

Rutter, M., Bolton, P., Harrington, R., Le Couteur, A., MacDonald, H., Simenoff, E.: Genetic factors in child psychiatric disorders I. A review of research strategies. J. Child Psychol. Psychiat. 31/1, 3–37, 1990a.

Rutter, M., MacDonald, H., Le Couteur, A., Harrington, R., Bolton, P., Bailey, A.: Genetic factors in child psychiatric disorders II. Empirical findings. J. Child Psychol. Psychiat. 31/1, 39–83, 1990b.

Sandler, J. (Ed.): Projection, identification, projective identification, IUP, Conn. 1987.

Sandler, J.: Das Konzept der projektiven Identifizierung. Zeitschr. psychoanal. Theorie und Praxis III/2, 147–164, 1988.

Sebeok, Th.: Theorie und Geschichte der Semiotik. Reibek, 1979.
Seebach-Herberth, J., Elzer, M., Koppai, J., Jordan, J.: Selbst- und Fremdwahrnehmung von Eltern mit einem psychosomatisch kranken Kind im Giessen-Test. In: Overbeck, G. (Hrsg.): Familien mit psychosomatisch kranken Kindern, pp 187–208. Vandenhoeck Ruprecht, Göttingen, 1985.
Shaffer, D.: Enuresis. In: Rutter, M., Hersov, L. (Eds.): Child and Adolescent Psychiatry, Modern approaches, second ed., pp 465–481. Blackwell Scientific, Oxford, 1985.
Shaffer, D.: Nocturnal Enuresis: Its Investigation and Treatment. In: Shaffer, D., Ehrhardt, A. A., Greenhill, L. L. (Eds.): The Clinical Guide of Child Psychiatry, pp 29–47. The Free Press. London, 1985.
Shapiro, Th., Huebner, H. F.: Motorische Störungen. In: Remschmidt, H., Schmidt, M. (Hrsg.): Kinder- und Jugendpsychiatrie in Klinik und Praxis, Bd. II, pp 70–76. Thieme, Stuttgart, New York, 1985.
Silver, H., Kempe, H.: Handbook of Pediatrics. Medical book, Lange, 1987.
Singer, H. S., Rosenberg, L. A.: Development of Behavioral and Emotional Problems in Tourette Syndrome. Pediatric Neurol. 5, 1, 41–44, 1989.
Soulé, M.: Das Kind im Kopf. In: Stork, J. (Hrsg.): Neue Wege im Verständnis der allerfrühesten Entwicklung des Kindes, pp 20–81. Fromann u. Holzboog, Stuttgart, 1989.
Soulé, M.; Lauzanne, K.: Les troubles de la défécation: encopresie, megacolon foncionnel de l'enfant. In: Lebovici, S., Diatkine, R., Soulé, M. (Eds.): Traité de psychiatrie de l'enfant et de l'adolescent, Vol. II, 527–535. PUF, Paris, 1985.
Sperling, M.: Notes on the treatment of enuresis. In: Sperling, M., The major neurosis and behavior disorders in children, pp 315–337. Aronson, J., New York, 1982.
Spiel, W.: Enuresis. In: Spiel, W., Spiel, G. (Hrsg.): Kompendium der Kinder- und Jugendneuropsychiatrie, pp 257–260. Reinhard, München, 1987 (a).
Spiel, W.: Enkopresis. In: Spiel, W., Spiel, G. (Hrsg.): Kompendium der Kinder- und Jugendneuropsychiatrie, pp 260. Reinhard, München, 1987 (b).
Spitz, R. A.: Vom Säugling zum Kleinkind. Klett, Stuttgart, 1967.
Sverd, J., Curley, A. D., Jandorf, L., Volkersz, L.: Behavior Disorders and Attention Deficits in Boys with Tourette Syndrome. J. Amer. Acad. Child Adolesc. Psychiatry 27, 4, 413–417, 1988.
Schattner-Meinke, U.: Über die psychoanalytische Behandlung eines 10jährigen Jungen mit Gilles de la Tourette-Syndrom. Praxis Kinderpsychol. Kinderpsychiat. 34, 57–63, 1985.
Schiff, M., Lewontin, R.: Education and class: the irrelevance of IQ genetic studies. Clarendon Press, Oxford, 1986.
Schleifer, S. J., Keller, S. E., Camerino, M., Thornton, J. C., Stein, M.: Suppression of lymphocyte stimulation following bereavement. JAMA 250, 374–377, 1983.
Schleifer, S. J., Keller, S. E., Bond, R. N., Cohen, J., Stein, M.: Major depressive disorder and immunity: role of age, sex, severity and hospitalisation. Arch. Gen. Psychiat. 46, 81–87, 1989.
Schleiffer, R.: Zur Indikation einer Psychotherapie bei atopischer Dermatitis im Kindesalter. Aktuelle Dermatol. 14, 17–20, 1988.
Schmit, G., Sulé, M.: L'énurésie. In: Lebovici, S., Diatkine, R., Soulé, M. (Eds.): Traité de psychiatrie de l'enfant et de l'adolescent, Bd. II, pp 507–526. PUF, Paris, 1985.

Schulte, M. J., Böhme-Bloem, Ch.: Bulimie. Entwicklungsgeschichte und Therapie aus psychoanalytischer Sicht. Thieme, Stuttgart, 1990.
Schur, M.: Comments on the metapsychology of the somatization. Psychoanal. Study Child 10, 119–164, 1955.
Stansfeld, J.: Enuresis and Urinary Tract Infection. In: Kolvin, I., MacKeith, R., Meadow, R. (Eds.): Bladder Control and Enuresis. Heinemann, London, 1973.
Stegat, H.: Apparative Verhaltenstherapie der Enuresis und Behandlungsbetreuung. Der Kinderarzt 3, 442–447, 1990.
Steinhausen, H. C.: Enkopresis. In: Remschmidt, H., Schmidt, M. H. (Hrsg.): Kinder- und Jugendpsychiatrie in Klinik und Praxis, Bd. III, pp 96–101. Thieme, Stuttgart, New York, 1985.
Steinhausen, H. C., Gobel, D.: Enuresis in child psychiatric clinic patients. J. Amer. Acad. Child Adol. Psychiatry 28, 279–281, 1989.
Steinmüller, A., Steinhausen, H. C.: Der Verlauf der Enkopresis im Kindesalter. Praxis Kinderpsychol. Kinderpsychiatr. 39 (3), 74–79, 1990.
Stern, D.: Mutter und Kind, die erste Beziehung. Klett, Stuttgart, 1979.
Stern, D.: Affect attunement. In: Call, J. D. et al. (Eds.): Frontiers of infant psychiatry, Vol. II, pag. 3–13. Basic books, N.Y., 1984.
Stern, D.: The interpersonal world of the infant. Basic books, N.Y., 1985.
Stern, H. P., Prince, M. T., Stroh, S. E.: Encopresis responsive to non-psychiatric interventions with remittance of familial psychopathology. Clin. Pediatr.-(Phil) 27 (8), 400–402, 1988.
Stierlin, H.: Eltern und Kinder im Prozeß der Ablösung. Suhrkamp, Frankfurt, 1975.
Stierlin, H.: Status der Gegenseitigkeit: Die 5. Perspektive des Heidelberger familiendynamischen Konzepts. Familiendynamik 4, 106–116, 1979.
Stierlin, H.: Delegation und Familie. Suhrkamp, Frankfurt, 1982.
Stierlin, H.: Zur Familienpsychosomatik heute. Psychother. Psychosom. Med. Psychol. 40, 357–362, 1990.
Strunk, P.: Enuresis. In: Eggers, C., Lempp, R., Nissen, G., Strunk, P. (Hrsg.): Kinder- und Jugendpsychiatrie, pp 247–255. Springer, Berlin, Heidelberg, 1989.
Strunk, P.: Enkopresis. In: Eggers, C., Lempp, R., Nissen, G., Strunk, P. (Hrsg.): Kinder- und Jugendpsychiatrie, pp 255–262. Springer, Berlin, Heidelberg, 1989.
Tizard, J.: Race and IQ: the limits of probability. New behavior 1, 6–9, 1975.
Troup, C., Hodgson, N.: Nocturnal functional bladder capacity in enuretic children. J. Urology 105, 129–132, 1971.
Uexküll, J. v.: Theoretische Biologie. Paetel, Berlin, 1920.
Uexküll, Th. v.: Was ist Psychosomatik? Unpublizierter Vortrag KJUP, Basel, 1990 a.
Uexküll, Th. v., Wesiak, W.: Wissenschaftstheorie und psychosomatische Medizin. In: Uexküll, Th. v., Adler, R., Herrmann, J. M., Köhle, K., Schönecke, O. W., Wesiak, W. (Hrsg.): Psychosomatische Medizin. 4. Aufl. Urban Schwarzenberg, München, 1990 b.
Uexküll, Th. v.: Medizin als Umgang von Menschen mit Menschen. In: Wiesse, J. (Hrsg.), 1990 c, pag. 13–23.
Uexküll, Th. v., Adler, R., Bertram, W., Haag, A., Herrmann, J. M., Köhle, K. (Hrsg.): Integrierte Psychosomatische Medizin. Schattauer, Stuttgart, New York, 1992.
Urban, H.: Polyphäne Tics und frühe Störung der Ich-Entwicklung. Zschr. Kinder-Jugendpsychiat. 13, 241–252, 1985.
Urech. Ed.: Die «Hysteroepilepsie» im Kindesalter. Dissertation, Basel, 1988.

Voigt, K. H., Fehm, H. L.: Psychoneuroendokrinologie. In: Uexküll, Th.: Psychosomatische Medizin. Urban Schwarzenberg, München, 1990, pp. 180–194.
v. Weizsäcker, V.: Der Gestaltkreis. Thieme, Stuttgart, 1950.
von Wietersheim, J., Köhler, T., Verthein, U.: Studien zur Live-event-Forschung über den Wert der sogenannten Life-Change-Units zur Gewichtung einzelner Lebensereignisse. Zschr. differentielle diagnostische Psychologie 10, 3, 181–186, 1989.
Wallis, H.: Interkulturelle Rollenkonflikte islamischer weiblicher Gastarbeiterkinder. 5. Pappenburger Symposium, Nestle-Schriften, München, 1980.
Weakland, J. H.: Family somatics – a neglected edge. Family Process 16, 263–273, 1977.
Wiesse, J.: Zur Bedeutung von Objektbeziehung und Familiendynamik bei psychosomatischen Störungen im Kindes- und Jugendalter. In: Wiesse, J. (Hrsg.) 1990, pp. 159–169.
Wiesse, J. (Hrsg.): Psychosomatische Medizin in Kindheit und Adoleszenz. Vandenhoeck und Ruprecht, Göttingen, 1990.
Wille, A.: Die Enkopresis im Kindes- und Jugendalter. Springer, Berlin, Heidelberg, 1984.
Willi, J., Grossmann, S.: Epidemiology of Anorexia nervosa in a defined region of Switzerland. Am. J. Psychiatry 140, 564–567, 1983.
Winnicott, D. W.: Symptoms tolerance in paediatrics. Proc. Roy. Soc. Med. 46, 675, 1953.
Winnicott, D. W.: Primäre Mütterlichkeit. Psyche 14, 393–399, 1960.
Winnicott, D. W.: Die therapeutische Arbeit mit Kindern. Kindler, München, 1973.
Winnicott, D. W.: Reifungsprozesse und fördernde Umwelt. Kindler, München, 1974, [(a) pag. 194; (b) pag. 177/78; (c) pag. 76; (d) pag. 61, 110–111].
Winnicott, D. W.: Von der Kinderheilkunde zur Psychoanalyse. Kindler, München, 1976, pag. 198/99.
Winnicott, D. W.: Familie und individuelle Entwicklung. Kindler, München, 1978, pag. 148.
Wirsching, M.: Familienpsychosomatik. In: Wiesse, J. (Hrsg.): 1990, pag. 170–178.
Wolters, W.: Encopresis. Psychother. Psychosom. 19, 266–287, 1971.
Wolters, W.: The influence of environmental factors on encopretic children. Acta. Paedopsychatrica 43, 159–172, 1978.
Wood, B., Watkins, J., Boyle, J., Nogueira, J., Zimand, E., Carrol, L.: Psychological Functioning in Children with Crohn's Disease and Ulcertaive Colitis: Implications for Models of Psychobiological Interaction. J. Amer. Acad. Child Adolesc. Psychiatry 26, 5, 774–781, 1987.
Wood, B., Watkins, J., Boyle, J., Nogueira, J., Zimand, E., Carrol, L.: The «Psychosomatic Familiy» Model: An Empirical and Theoretical Analysis. Fam. Proc. 28, 399–417, 1989.
Wright, L.: Outcome of a standardized program for treating psychogenic encopresis. Profess. Psychol. 6, 453–456, 1975.
Zimand, E., Wood, B.: Implications of Contrasting Patterns of Divorce in Families of Children with Gastrointestinal Disorders. Familiy System Med. 4, 3, 385–397, 1986.
Zwiebel, R.: Einige klinische Anmerkungen zur Theorie der projektiven Identifizierung. Zeitschr. psychoanal. Theorie und Praxis III/2, 165–186, 1988.

Register

Abhängigkeit 186, 198
Abklärungsuntersuchung 52, 54
Abläufe, interpersonelle 67
–, kreisförmige 6
Abwehrleistungen 15
Abwehrmechanismen 157
–, anal-narzißtische 163
Abwehroperation 49
Abwehrorganisation 43
Abwehrvorgänge 56
Adipositas 107, 122, 135, 144, 148, 164
Adoleszenz 40, 43, 46, 48, 109, 130, 140, 166, 172, 215, 227, 232, 246
Adoleszenzentwicklung 48
Adoleszenzkrise 136
Affektive Einstimmung 32
Aggravation 80
Aggression 157
Aggressionsbereitschaft 196
Aggressionsproblematik 226
Aggressionsverarbeitung 46
Aggressivität 235, 241, 242
–, innere 239
Aktivität 28
Alkoholismus 234
Allergien 168
Alopecia areata 176
Ambitendenz 171, 172
Ambivalenz 186, 209, 210
Amenorrhoe 136, 137
Amnesie 78
Ängste 219
Anorexia Nervosa 107, 108, 130, 135, 138, 139, 147, 153

Anorexie 13, 94, 138, 144, 148, 149
–, frühkindliche 108, 114
Anpassungsleistungen 15
Antidepressiva 149, 246
Anus Praeter 153, 163
Appetitzügler 131, 137, 147
Aspekte, genetische 233
–, neuroendokrinologische 15
Asthma bronchiale 166, 174, 177, 179
Asthmaanfall 175
Asthma-Familien 157
Atemprobleme 175
Atonie, depressive 44
Atopie-Syndrom 166
atopische Erkrankungen 177
atopisches Ekzem 177
Auffassung, dualistische 4
Aufmerksamkeitsdefizitstörungen 234
Aufmerksamkeitsentzug 189, 219
autogenes Training 162
Automatisierung 237
Autonomie 198
Autonomieentwicklung 71
Bauchschmerzen 93, 96, 147, 151
–, rezidivierende 156
Bedrohung, existentielle 170, 171, 173
Behandlung, familientherapeutische 245
–, psychopharmakologische 143
–, psychotherapeutische 163, 175
Behinderung, geistige 190
Beinlähmung, hysterische 54
Beinparese 96
Belastung 14, 15, 21, 24, 106, 214
–, psychosoziale 78
Belastungen, psychische 206
Belastungsfaktoren 54

Belastungsregression 219
Belastungsreize 21
belle indifférence 84, 88, 96
Besetzung, narzißstische 55
Besetzungsabzug 26
Betreuung, psychotherapeutische 207
Bewegungen, emotionale 163
Bewegungsstörungen 79
–, parkinsonoide 246
Beziehungsarmut 157
Beziehungsentwicklung 101
Beziehungsformen, narzißtische 46
Beziehungsrealitäten 71
Beziehungsstörungen 53
Biofeedbackprogramme 225
bio-psycho-soziales Feld 49
Biotechnik 5
Blasenfunktionsstörungen 94
Blasenkapazität 191
Blasenstretching 203
Blasentrainingsprogramm 182
Borderline-Patienten 56
Borderline-Syndrom 47, 136
Botschaft, verkörperte 9
Bulimarexie 130, 136, 138
Bulimia Nervosa 107, 108, 145, 146
Bulimie 144, 148, 149
Clinch, maligner 71
Colitis ulcerosa 151, 163, 164
Colitis-Familien 157
Corticosteroide 152, 156
Cortisol 21
Darmerkrankungen, entzündliche 151
Daumenlutschen 120, 219
Dekompensation 38, 45
Dekompensationszeichen 44
Depersonalisation 46
Depersonalisierung 36
Depression, anaklitische 39
Depressionen 155, 234, 235
depressive Verstimmungen 153, 187
Deprivation, emotionale 116
De-Privation, emotionale 39, 120
Dermatitis atopica 166, 176, 177
Desillusionierung 36
Desmopressin 204
Desomatisierung 36, 45, 56

Dialog, emotionaler 26, 37, 120, 122
Dilemma, moralisches 33
Dispositionen, genetische 220
Diuretika-Abusus 136
Dopamin 234, 245
Doppelgänger 45
Drei-Monats-Kolik 118
Durchfall 93, 151
Dyade 36
Dysfunktion, minimale cerebrale 190
Dystrophie 116, 119, 120
Einflüsse, genetische 11
Einkoten 186, 212, 215, 218, 223, 228
Einnässen 180, 192
Einstimmung, affektive (affect attunement) 30, 168
Einzelbehandlung, psychotherapeutische 209
Einzelpsychotherapie 144, 226, 227
Eisenmangel 121
Eltern 66, 67, 88
Elternberatung 89, 243
Elterngespräche 227
Elternschaft 64
–, emotionale 26
Empfindungsstörungen 79
endoskopische Diagnostik 152
Enkopresis 175, 185, 211, 212, 214, 215, 216, 217, 221, 223, 224, 227, 228
–, primäre 213, 215, 220
–, sekundäre 213, 215, 217
Enkopretiker-Mutter 222
Enkopretiker-Vater 222
Entgegenkommen, somatisches 85
Entwicklung 1, 52
–, neurotische 160
Entwicklungsbiologie 1
Entwicklungskrise 227
Entwicklungspathologie 1
Entwicklungsplan 28
Entwicklungsprozeß 52, 198
Entwicklungspsychologie 26
Entwicklungspsychopathologie 1
Entwicklungsrückstand 190
Entwicklungsverzögerung 190
Enuresis 180, 185, 213, 215, 219, 220, 221, 228

–, diurna 53, 184, 185
–, diurna et nocturna 185, 208, 209, 211
–, nocturna 53, 184, 185, 228
–, primäre 187, 188, 193, 199, 200, 207, 208, 210
–, sekundäre 184, 185, 187, 188, 190, 199, 200, 226
Enuretiker-Familien 193
Epilepsie 189
Erblindungsangst 90
Erbrechen 60, 93, 108, 135, 137, 146
Erfahrung, traumatische 125
Erkundung im Sozialbezug (social referencing) 30, 31
Ernährungsprobleme beim Kleinkind 102
Ernährungsprobleme beim Säugling 102
Eßprobleme 219
Eßschwierigkeiten 113, 117, 174, 238
Eßstörung 99, 108, 140
Exanthem, urtikarielles 96
Faktoren, genetische 124
–, hereditäre 11
–, protektive 15, 54
–, soziokulturelle 55, 140
–, traumatisierende 43
Familie 66, 115
Familien, psychosomatische 70
Familiencharakteristika 55
Familiendynamik 64
Familiengeheimnis 91
Familienmythen 65, 69
Familientherapie 144, 246
Familientradition 242
family relation test 157
Feed-back-Schlaufen 20
Feld, bio-psycho-soziales 49
Fibrose, zystische 155
Fixierungen, psychosomatische 45
Flüssigkeitseinschränkung 202
Freßanfälle 146
Freßattacken 146, 147
Freß-Brech-Attacken 145
Freß-Brech-Protokolle 149
Freß-Brech-Sucht 148
Frühdyskinesien 246
Fugue 78

Funktionsstörung 37
Funktionszusammenbruch 37
Gangstörung 92, 93
Gastarbeiterfamilien 81
Gedeihstörungen 114
Gegenübertragungsprobleme 162
Gegenübertragungsreaktionen 157
genetische Disposition 188
– Faktoren 27
Genotyp 12
Gespräch, diagnostisches 65
Gestaltwandel 79
Gesundheit 3
Gesundheitsideal 73
Gesundungstendenzen 205
Giessen-Test 157
Gilles de la Tourette-Syndrom 13, 232
Glaubenssysteme 65
Gleichgewicht, narzißtisches 41, 47
grundlegende Emotionen 30
Grundmuster, genetische 99
Halsweh 93
Haltung, ambivalente 198
Harmonisierung 72
Harnwegsinfekte 182, 191
Hauterkrankungen 176
Herzstörungen, funktionelle 93
Hilfe, psychotherapeutische 210
Hilfs-Ich 169
Hirschsprung'sche Krankheit 214
Homöostase 43
–, familial-narzißtische 157
Homovanillinsäure 234
Hormone 18, 23
Hormonsubstitution 182
Hospitalismus 44
Hyperaktivität 235
Hyperventilationskrisen 93
Hypochondrie 58, 235
Hypophyse 20
Hypophysenhinterlappen 18
Hypothalamus 18
Ich-Defekt 45, 236
Ich-Entwicklung 85, 238
Ich-Fragmentierung 45
Ich-Funktionen 37, 54
Ich-Kontrolle 236
Ich-Leistungen 45

Ich-Leistungen, integrative 197
Ich-Regression, partielle 84
Ich-Reife 85
Ich-Schwäche 236
Ich-Störungen 45
Ich-Struktur 197
Idealisierung 26, 27
Identifikation, partielle, totale 67
–, primäre 169
Identifikationen 67
Identifikationen mit dem Aggressor 54
Identifikationen, projektive 48, 49, 142
Identifikationsprozesse 198
Identifikationsvorgänge 83
Identität 41
Identitätsentwicklung 142
Identitätsfindung 40
Identitätswandel 40
imaginiertes Kind 26
Imipramin 204
Imitation 32
Immunabwehr 23
Immunisierung, psychologische 15
Immunmodulation, konditionierte 25
Immunprozesse 23
Immunsystem 23, 25
indifférence, belle 48
Individuation 198
–, zweite 46
Individuations-Separations-Phase 46
Inkontinenz 182
Interaktion, pathogene 37
–, soziale 29
Intersubjektivität 32, 34
Introjektion 49, 169
Kalzium-Antagonisten 245
Karenz 44
Katatonie 235
Kernselbst 30
Kindheit, früheste 28
Klassifikation 56
Klassifikationssysteme 56
Klingelhose 203
Klingelmatratze 203
Kolektomie 153
Kollapsanfälle 96
Kommunikation, verbale 65
Kommunikationsangebot 6

Kommunikationsform, pathogene 49
Kommunikationsstil 72
Kommunikationssystem 6, 69
Komorbiditäten 12
Konflikt, ödipaler 237
Konflikte, familiale 244
–, infantile 244
Konfliktlösung 42
Konfliktnässen 181, 184, 185, 193, 196
Konfliktvermeidung 72
Kontext, kooperativer 51
–, sozio-kultureller 123
Konversion 77
Konversion, familiale Besonderheiten 86
Konversion, Ort der 47
Konversionsbegriff 77
Konversionshysterie 77
Konversionsmechanismen 47, 83
Konversionsmodalitäten, phallisch-genitale 86
Konversionsmodalitäten, prägenitale 86
Konversionsneurose 48, 58, 77
konversionsneurotische Syndrome 79
Konversionsreaktion 77
Konversionsstörung 57, 77
Konversionssymptome 47, 60, 77, 83, 235, 237
Konversionsvorgang 42, 47, 85
Kopfschmerzen 93, 135, 139
Koprolalie 230, 232
Körper 3, 46, 50, 138, 160
Körper, Überbesetzung des 46
Körpergefühl, Verlust des 46
Körperselbst 45, 46, 126, 139
Körpersprache 6, 47, 72, 236
–, symbolische 80
Kotschmieren 218
Kräfte, zentrifugale 69
–, zentripetale 69, 96
Krampfanfälle 79
Krankheit 3, 5, 9, 10, 50, 52
Krankheiten, genetische 234
–, psychosomatische 1
Krankheitsgewinn 161
–, primärer 84, 88, 197, 206
–, sekundärer 48, 84, 88, 164, 206, 241
Krankheitsmanifestationen 52
Krankheitsverarbeitung 165

Krankheitsverhalten, chronifiziertes 89
Kranksein 9
Kreislaufkollaps 93
Kreisprozesse 66
Krisenintervention 244
Kurztherapie 244
Lähmungserscheinungen 96
Läsionen 52
Laxantien 139, 146
Laxantien-Abusus 136
Leiden 54
Leistungsstörungen 219
Lernstörungen 219, 234
Loyalitäten 68
–, unsichtbare 69
Loyalitätskonflikte 224
Lymphozyten 23
Machtkampf 163, 218
Maltherapie 246
Mangel 15
–, emotionaler 115
Mangelentwicklung, emotionale 125
manische Störungen 234
Mankos, emotionale 44
Marker, genetischer 12
Maßnahmen, psychotherapeutische 173
–, stationäre psychotherapeutische 246
Megacolon congenitum 220
–, aganglionäres 213
–, funktionelles 214
–, idiopathisches 220
–, organisches 214
Migrantenkinder 81
Migrationsbewegungen 7
Milchschorf 177
Milieu 53
Minderwuchs 114
Modellvorstellungen 42
Morbus Crohn 139, 151
Morphinalkaloide 19
Müdigkeit 93
Mutter-Kind-Beziehung 106
Mütterlichkeit, primäre 100, 168
Nabelkolik 118
nächtliches Wecken 203
Nägelbeißen 53, 219
Nahrungsaufnahme 99
Nahrungsverweigerung 107, 110, 112

Narzißmus 40
–, primärer 38
Neugeborene 27
Neugierde, soziale 104
Neurodermitis 176, 177, 179
Neurodermitis atopica 174
Neurohormone 23
Neuroleptika 246
Neuropeptide 18, 19, 23
Neurose 236
–, infantile 237
–, narzißtische 47, 136
Neurotransmitter 23, 234
Neurotransmittersubstanzen 19
Nosologie 55
Objektbesetzung 55
Objektbeziehung 161, 168
–, narzißtische 46
Objektkonstanz, emotionale 101
Objektrepräsentanzen 37, 45
Objektverluste 36
Obstipation 93, 213, 218, 219, 224, 226, 228
Ohrenweh 93
Opioide 19
organische Läsion 37
Organminderwertigkeit 188
Organneurose 236
Organveränderungen 161
Organwahl 47
Panikattacken 59, 234
Parentifikation 68
passage à l'acte 229
Pathophysiologie 55
Pavor nocturnus 240
pensée opératoire 44, 56
Personalisierung 35
Persönlichkeitsstörungen, narzißtische 125
Persönlichkeitsstruktur 54
Persönlichkeitsstruktur, prämorbide 155
Perspektive 49, 50, 51
Phobien 234
Pica 107, 108, 121
Polilalie 230
Prädisposition, genetische 152
–, prägenitale 161
primäre Mütterlichkeit 27

Primärprozeß 84
Privation 38
Progression 39
Projektion 161
Prozeß, psychotherapeutischer 144, 150, 209
Pseudoappendizitis 96
Psychasthenie 235
Psychobiologie 14
Psychodramagruppe 245
Psychodynamik 4
Psychoimmunologie 176
Psychoneuroimmunologie 23
Psychopathie 235
Psychopharmaka 20, 89
Psychopharmakotherapie 245
Psychose 236
psychosomatische Dekompensation 38, 39
Psychotherapie 89, 112, 132, 149, 160, 163, 164, 178, 179, 208, 244
Pubertät 20, 47, 81, 84, 106, 137, 169, 173, 190, 241
Pubertät bei Knaben/Mädchen 22
Reaktion, anorektische 143
Reaktionsbildungen 217
reales Kind 26
Regelkreise, neuroendokrine 17
Regression 39, 161, 169, 173, 214
–, Wunsch nach 199
Regulationsmechanismen 14
Regulationssystem, narzißtisches 41
Regurgitieren 119
Rehabilitationsprogramm 94
Reifeverzögerung 201
Reifung 1
Reifungsprozeß 52, 198
Reifungsverzögerung 205, 207
Reinlichkeitsenwicklung 197
Reinlichkeitserziehung 194, 195, 197, 198, 200, 216, 224, 225
Reizüberflutung 118
Reizüberlastung 37
Reizzufuhr, übermäßige 43
Resomatisierung 36
Ressourcen 206, 210
Rezeptoren 18
Rhinitis vasomotorica 166

Rhinitis, allergische 177
Rhythmik, pulsatile 20
Rituale 3, 40
Rollenzuschreibung 68, 69
Rückkoppelungsprozesse 66
Rumination 119
Ruminationsstörung 107
Sauberkeitserziehung 198, 199, 223, 239
Sauberkeitstraining 195
Säugling 27, 36
Säuglinge, überansprechbare 38
schizoides Verhalten 234
Schizophrenie 235
Schlafbedürfnis 93
Schlafepilepsie 182
Schlafprobleme 219
Schlaftiefe 188, 189
Schluckstörungen 94
Schmerz, körperlich-seelischer 8
Schmerzempfindlichkeit 7
Schmerzempfindung 19
Schmerzen 7, 60, 93
Schmerzregistrierung 19
Schmerzsignale 7
Schmerzstörung, somatoforme 62
Schmerzweiterleitung 19
Schulprobleme 234
seelische Belastung 52
Sehstörungen 135
sekundärer Krankheitsgewinn 247
Selbst 46
–, Entwicklung des 130
–, falsches 31, 34, 48, 68
–, grandioses 46
–, Lokalisierung im Körper 35
–, wahres 34, 150
Selbständigkeit 186
Selbstanteile 49
Selbstbesetzung 144
Selbstentwicklung 40, 142
Selbstgefühl 141, 144
–, Störung im 46
Selbstheilungskräfte 10
Selbstheilungsversuch 42, 43, 84
Selbstkonzept 140, 235
Selbstregulation 29
Selbstregulationsfunktionen 197

Selbstrepräsentanz 30, 32, 37, 45
–, Entwicklung der 173
Selbstspiegelung 46
Selbstunwertgefühle 141
Selbstverfügung 195
Selbstvertrauen 187
Selbstwertgefühl 47, 129, 187, 201
Selbstwertkrisen 178
Sensibilitätsstörungen 79
Separations-/Individuationsprozeß 168
Serotonin-Wiederaufnahmehemmer 245
sexuelle Anomalien 234
Signalsubstanzen 16
Signalsystem, affektives 30
Signalübermittlung 18
Simulation 47, 48, 80
Simulieren 88
Somatisierung 59, 70, 85, 161
Somatisierungsstörung 58, 77
Somatodynamik 4
somatoforme Störung 57, 62
Spannungsabfuhr 42
Sphinktertraining 203
Spiegelbeziehung 46
Spiegelbild 45
Spieleifernässen 181, 184, 185, 192, 196, 201, 207
Spieltherapie 225
Sprache 6
Sprache des Körpers 4
Störung, intrapsychische 67
–, körperdysmorphe 57
–, Körperschema 137
–, narzißtische 41
–, präödipale 237
–, somatoforme 167
Störungen der Objektbeziehungen 45
Störungen, dissoziative 78
–, dysthyme 155
–, funktionelle 47, 52
Strategie, coping 59
Streß 14, 21, 192, 200
Streßeinwirkungen 23
Streßfaktoren 194
Strukturdefizit 44
Stupor 79
Suggestive Verfahren 244
Symbol 4, 48

Symbolcharakter 7
Symbole, verbale 84
Symbolfunktion 105
Symbolsysteme 4
Symptom 9, 53, 54, 78, 81, 197, 201, 212
Symptombehandlung 74
Symptombeurteilung 53
Symptombildung 9, 47, 54, 57
Symptome, psychosomatische 42
Symptomheilung 224
Symptom-Traditionen 86
Symptomverschiebung 109, 205
Symptomwahl 71, 197
Syndrom, anorektisches 136
System, dopaminerges 245
–, familiales 64, 66
–, noradrenerges 245
Temperament 12
Theorien, psychosomatische 5
Tic, motorischer 240
Tic-Behandlungen, verhaltenstherapeutische 244
Tic-Erkrankung 238, 243
Tic, chronisch multipler 234
–, motorischer 230
–, multipler 239
–, vokaler 230
Tic-Störung, chronische motorische 231, 244
–, vokale 231, 244
–, vorübergehende 230, 343
Tic-Störungen 230, 242
Tic-Symptomatik 238
Tic-Syndrom 239
Torticollis 93
Tourette-Syndrom 231, 234, 235, 241, 245, 246
toxisches Megacolon 152
Trance- und Besessenheitszustände 79
Trauerreaktionen, pathologische 82
Trauma 15, 37, 236
Traumatisierung 43
Trennung 164, 171
Trennungsängste 47, 97, 158, 210, 227
Trennungserlebnisse 82, 158, 192, 200, 223
Triangulation 168

Übelkeit 93
Übererregbarkeit, psychische 167
Überforderung 201
–, akute, chronische 84
–, emotionale 200
Überforderungssituation 14
Überlaufenkopresis 214
Überlaufinkontinenz 213
Überträgerstoffe 18
Übertragung 68, 245
Übertragungsbeziehung 144, 164
Umformung, transmodale 33
Urolithiasis 155
Urticaria 176
Verdrängung, zweiphasige 161
Verdrängungen 84
Verhaltensänderungen 53
Verhaltensstörungen 234
Verhaltenssynchronizität 29
Verinnerlichung 240
Verletzlichkeit 38, 56
Verletzungen, narzißtische 82
Verleugnung 157
Verlust 15, 45
Verlustängste 82
Verlusterlebnis 8, 158
Verlustreaktion 8
Vermächtnisse, transgenerationale 69
Vernichtungsängste 47

Verschiebung 169
Verstümmelungen 89
Verweigerungshaltung 140
Visusverlust 97
Visusverminderungen 89
Vorbewußtes 56
Vorgehensweisen, gruppentherapeutische 245
Vulnerabilität 12, 43, 54, 70, 140, 169, 200
–, narzißtische 148
Wachstumsretardierung 151
Wachstumsrückstand 114, 120
Wahnideen 234
Wahrnehmung, propriozeptive 102, 103, 104
Wir-Gefühl 33
Wirklichkeitskonstrukte 71
Wutanfälle 219
Zeichen 6
Zeichenprozesse 6
Zeichensystem 7
Zentralnervensystem 20, 21, 23
Zustände, somnambule 96
Zuwendungsbedürfnis 196
Zwänge 234
zwanghaftes Verhalten 235
Zwangskrankheit 13
Zwangssymptome 155, 237
Zwangstendenzen 240

BUCHTIPS

Adler/Hemmeler
Anamnese und Körperuntersuchung
Der biologische, psychische und soziale Zugang zum Patienten
3. Aufl. 1992. XVI, 348 S., zahlr. Abb., kt. DM 62,-

Kruse
Praxisratgeber Sozialpsychiatrie
als integraler Bestandteil therapeutischer Konzepte
1992. X, 100 S., kt. DM 29,80

Rothenberger
Wenn Kinder Tics entwickeln
Beginn einer komplexen kinderpsychiatrischen Störung
1991. XII, 295 S., 18 Abb., 8 Tab., zahlr. Übersichten, kt. DM 64,-

Douglas/Richman
Mein Kind will nicht schlafen
Förderung und Formung des Schlafverhaltens - ein praktischer Ratgeber für Eltern von Vorschulkindern
2. Aufl. 1993. Etwa 136 S., kt. etwa DM 19,80

Göllnitz
Neuropsychiatrie des Kindes- und Jugendalters
5. Aufl. 1992. 673 S., 125 Abb., 45 Tab., geb. DM 198,-

Heigl-Evers/Heigl/Ott
Lehrbuch der Psychotherapie
1992. XXIV, 574 S., 8 Abb., 4 Tab., geb. DM 98,- (UTB für Wissenschaft Große Reihe)

Alvin
Musik für das behinderte Kind und Musiktherapie für das autistische Kind
1988. XII, 237 S., 5 Abb., 16 Notenbeispiele, kt. DM 44,-

Schulte/Spranger/Feer
Lehrbuch der Kinderheilkunde
Erkrankungen im Kindes- und Jugendalter
27. Aufl. 1993. XXXVI, 977 S., 500 Abb., 298 Tab., geb DM 136,-

Preisänderungen vorbehalten

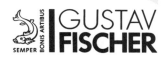

BUCHTIPS

Moser
Erbliche neuromuskuläre Erkrankungen beim Kind
Medizinische, psychosoziale und genetische Aspekte
1992. X, 159 S., 95 Abb., 8 Tab., kt. DM 58,–

Berner Datenbuch der Pädiatrie
Praktische Richtlinien, Therapie, Ernährungsgrundlagen, Referenzwerte. Aus der Medizinischen Universitäts-Kinderklinik, Bern
4. Aufl. 1992. XX, 775 S., 60 Abb., zahlr. Tab., kt. DM 49,–

Wahn/Seger/Wahn
Pädiatrische Allergologie und Immunologie
1987. XII, 589 S., 156 z. T. farb. Abb., 164 Tab., geb. DM 110,-

Theil u. a.
Asthma - Ekzem - Nahrungsmittelallergie
Ein Ratgeber für Kinder und Eltern
2. Aufl. 1991. XII, 148 S., 73 Abb., 2 Tab., kt. DM 19,80

Preisänderungen vorbehalten

Schmitt/Solbach/Eichenwald
Antibiotika und Infektionskrankheiten in der Pädiatrie
2. Aufl. 1993. XVI, 631 S., geb. DM 78,-

Steiniger/von Mühlendahl
Pädiatrische Notfälle
1991. 507 S., 47 Abb., 76 Tab., geb. DM 98,–

Schönberger
Kinderheilkunde
Für medizinische Fachberufe
1992. XXVI, 622 S., mit 364 z.T. mehrfarb. Abb., 42 Tab., geb. DM 78,–

Jährig
Das Kind in der Allgemeinpraxis
2. Aufl. 1991. 624 S., 74 Abb., 86 Tab., geb. DM 98,–

Dittmer/Schulte-Wissermann
Arzneiverordnung für das Kindesalter
5. Aufl. 1993. Etwa 320 S., 39 Tab., geb. etwa DM 48,-

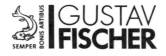
GUSTAV FISCHER